职业教育新形态教材
农业高等职业教育本科系列教材
第二批国家级职业教育教师教学创新团队建设成果

中药制剂检测技术

ZHONGYAO ZHIJI JIANCE JISHU

莫 迎 孙良广 主编

中国农业出版社
北 京

内容简介

中药制剂检测技术是职业本科中药制药专业的核心课程。该课程以立德树人为根本，以职业能力培养为重点，要求学生掌握中药制剂检测的规范操作技术，逐渐养成尊重原始记录的习惯，形成"质量第一"的意识，严格控制药品质量，为未来从事药品生产、质量控制相关岗位工作奠定知识、技能与素质基础。本教材紧紧围绕中药制剂质量标准的检测项目设计教材内容，各种检测技术和应用实例均参照《中华人民共和国药典》(2020年版)。

全书包括中药制剂检测基本知识、中药制剂常规检测技术、中药典型剂型质量检测与药品质量标准制定三大模块，共九个项目、三十七个任务、二十二个技能实训项目。在各项目中设"知识目标""能力目标""素养目标""任务导入"等部分，使教材更具实操性，理论与实践结合更紧密，能力提升与价值引领更同步。

本教材可供中药学、中药制药、中药材生产与加工等专业职业教育本科层次的师生教学使用，也可供医药行业相关从业人员继续教育和培训使用。

编 写 人 员

主 编　莫　迎　孙良广

副主编　李海冬　廖　强　李　立

编　者　（以姓氏笔画为序）

韦　环　孙良广　苏　涛　李　立

李海冬　莫　迎　黄诗娅　蒋红芝

廖　浩　廖　强

审　稿　罗达龙　黄卫萍

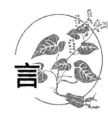

前　言

2019 年 2 月，国务院印发了《国家职业教育改革实施方案》，明确了"职业教育与普通教育是两种不同教育类型，具有同等重要地位"，提出了本科层次职业教育试点。2022 年 5 月 1 日，新修订的《中华人民共和国职业教育法》正式施行，为推进我国职业教育持续快速发展奠定坚实的基础。我国本科层次职业教育的快速发展，使得职业教育本科层次的教材建设显得尤为迫切。

为贯彻中华人民共和国国民经济和社会发展第十四个五年规划和 2035 年远景目标纲要、《中华人民共和国职业教育法》《国家职业教育改革实施方案》《加快推进教育现代化实施方案（2018—2022 年）》，深入贯彻落实中共中央办公厅、国务院办公厅《关于推动现代职业教育高质量发展的意见》、教育部《职业教育专业目录（2021年）》等文件精神，进一步推动高等职业教育教学改革，推进职业教育领域"三全育人"综合改革试点工作，及时将新技术、新工艺、新规范融入教学标准和教学内容，本教材力求内容与工作岗位的紧密结合，突出知识和技能的实际应用，突出"知行合一""工学结合"的教学思想，体现职业活动的真实性。

同时，为了贯彻党的二十大精神，落实国务院《国家职业教育改革实施方案》，编者将"以立德树人为根本任务，以为党育人、为国育才为根本目标，以服务中华民族伟大复兴为重要使命"的战略部署要求贯彻于教材的整个编写过程中，统筹职业教育、高等教育，推进职普融通、产教融合、科教融汇，不断培养高素质技术技能人才。

全教材共分为中药制剂检测基本知识、中药制剂常规检测技术、中药典型剂型质量检测与药品标准制定三大模块，共九个项目，三十七个任务，二十二个技能实训项目。在各项目中设"知识目标""能力目标""素养目标""任务导入"等部分，使教材更具有实操性，理论与实践结合更紧密，能力提升与价值引领更同步。教材定位明确，特点鲜明，主要体现在以下几点。

1. 落实立德树人，融入课程思政　本教材内容将职业素养、专业知识和实践能力的培养融为一体，在教学内容中渗透我国医药事业人才必备的职业素养要求，润物细无声，让学生在掌握专业知识和实践技能的同时逐渐养成良好的职业道德和行为准则。

2. 适应发展需求，体现职教特色　根据《中华人民共和国职业教育法》对人才培养的目标要求，坚持现代职教改革方向，以岗位需求为目标，以就业方向为向导，以能力培养为核心，培养高素质、高技能的综合型专业人才。

3. 紧跟行业发展，更新专业知识　结合行业发展的最新动态，调整教材内容。例如根据《中华人民共和国药典》（2020 年版）的药品标准编写相关案例，使教材紧密结合我国当前的行业标准要求，保证教学内容与时俱进。

4. 强化产学结合，注重技能培养　本教材吸纳了具有丰富从业经验的药品检验机构专家参与编写，保证教学内容既能体现实际岗位对知识与技能的要求，又能体现岗位用人的素质要求，使教学内容与实际岗位紧密衔接。

5. 突出"纸数"融合，活用多媒体技术　本教材配套了大量数字资源，包括教学课件、图片、视频、习题库等，应用现代多媒体技术进行立体化教学，满足数字时代对教学改革的要求，促进师生互动，丰富教学手段。

6. 培养创新意识，提高综合素质　本教材通过大量的实训案例，引导学生独立思考、客观判断，帮助学生培养创新思维，提高学生创新能力、实践能力以及解决复杂问题的能力，同时培养精益求精、锲而不舍的职业精神。

本教材由高校、科研院所、药品生产企业等多家单位的一线工作人员编写而成，具体编写分工如下：南宁市食品药品检验所廖强编写模块一、模块二项目一、模块三项目二；广西农业职业技术大学蒋红芝编写模块二项目二；广西农业职业技术大学莫迎编写模块二项目三任务一至任务九；广西-东盟食品检验检测中心韦环编写模块二项目三任务十；广西农业职业技术大学孙良广负责模块二项目四；广西农业职业技术大学李海冬负责模块二项目五；广西壮族自治区食品药品检验所李立负责模块三项目一；广西壮族自治区食品药品审评查验中心廖浩负责视频剪辑、图片编辑；广西农业职业技术大学黄诗娅、桂林三金大健康产业有限公司苏涛负责全书目标检测和配套课件的制作。全书由梧州市食品药品检验所罗达龙、广西农业职业技术大学黄卫萍负责审稿。

本教材编写受到各位编者所在院校和单位领导的大力支持和帮助，在此一并致谢。由于编者水平所限，书中疏漏或不妥之处在所难免，敬请读者批评指正，以便修订完善，共同打造精品教材。

编　者

2023 年 3 月

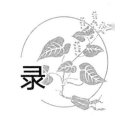

目　录

模块三　中药典型剂型质量检测与药品标准制定

模块一

中药制剂检测基本知识

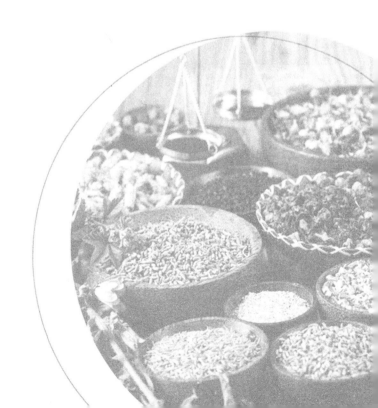

中药制剂检测基本知识概述

知识目标

1. 掌握中药制剂、中药制剂检测、药品标准的概念,《中华人民共和国药典》(以下简称《中国药典》)的结构、主要内容以及凡例的有关规定,中药制剂检测的依据和基本程序,药品质量标准主要内容。

2. 熟悉中药制剂检测的特点和药品标准分类。

3. 了解中药制剂检测的现状和发展趋势。

能力目标

1. 熟练应用《中国药典》查找相关药品标准。

2. 学会按照药品标准开展中药制剂检测,正确规范书写原始记录和编制药品报告书。

素养目标

1. 弘扬中医药文化,培养学生坚定文化自信和专业自信,铸就中医药振兴之魂。

2. 能够按照药品标准进行中药制剂检测,培养学生讲规矩、讲原则,遵守国家法律法规,树立药品质量第一的观念和药品安全意识。

任务一　中药制剂检测分类与特点

任务导入

2020年7月,药品监管部门监测发现,天津市某药业生产的口服药小败毒膏出现聚集性不良反应信号。天津市药监局立即对涉案批次药品采取风险控制措施,并深入开展调查。经查,该公司在生产小败毒膏过程中,误将生产外用药的原料颠茄流浸膏用于该涉案批次小败毒膏生产,导致所含成分与国家药品标准规定不符。

◆ **思考:**按照上述案例所述,若小败毒膏(成品)检测结果符合规定,是否就

视频:中药制剂检测基本知识

可认为其为合格品？为什么？

中药制剂是指在中医药理论的指导下，按规定的处方和制法，将中药饮片加工制成的具有一定剂型和规格，用于防病治病的药品。由于中药制剂在我国广泛应用于临床，其质量的优劣直接影响人民群众的健康与生命安危，对其质量必须严格管理和控制，因此，国家对每种药品制定了质量标准。药品标准是药品生产、供应、使用、检验和管理部门共同遵循的法定依据。

中药制剂检测是指以中医药理论为指导，以相应的中药制剂质量标准为依据，运用各种分析理论和方法，检测中药制剂质量的一门应用科学。

一、中药制剂检测分类

中药制剂检测包括药品生产检验、药品验收检验以及药品监督和仲裁检验。

1. 药品生产检验 由制药企业承担，即第一方检验。药品生产检验主要是对药品内在质量进行检验，包括进厂原辅料、包装材料、工艺用水、成品的质量检验及质量稳定性考察等。

2. 药品验收检验 由药品经营企业承担，即第二方检验，首次经营品种应进行药品内在质量的检验。

3. 药品监督和仲裁检验 由各级药品检验所承担。国家依法设置的药品检验机构包括中国食品药品检定研究院，省、自治区、直辖市药品检验所，市（地）、自治州、盟药品检验所，县、市、旗药品检验所。

药品检验所的药品检验分为抽验、委托检验、复核检验、审批检验、仲裁检验和进出口检验等，进口药品由国家批准授权的口岸药品检验所进行检验。

二、中药制剂检测特点

中药制剂一般由单味、几味甚至十几味药按适当的工艺方法制成，化学成分较为复杂。因此，中药制剂样品常需要进行提取、分离、富集等处理，尽可能除去非待测成分特别是干扰性成分，进而得到较纯的供试品溶液。

一般中药制剂的原料均需要提取或粉碎入药，制剂中所含药材的外部性状特征被破坏，难以辨认和鉴定，容易掺杂，使品质不纯，《中国药典》对含饮片粉末的中药制剂均采用了专属性较强的显微鉴别，并对显微特征进行了归属标注，确保其质量。

由于中药制剂待测成分分离困难且普遍含量较低，有效成分具有非单一性，经典的检测方法难以客观准确地反映制剂的内在质量。现阶段，中药制剂检测普遍使用高灵敏度、高分辨率的仪器分析技术，特别是具有分离和分析双功能的色谱法，专属性和准确性均得到很大提高。薄层色谱法、薄层扫描法、高效液相色谱法、气相色谱法已被《中国药典》收载，成为药品检测的法定方法。

三、影响中药制剂质量的因素

影响中药制剂质量的因素很多，主要包括原料、生产工艺、包装等方面。

1. 原料 中药制剂的原料是饮片，饮片的质量优劣直接关系到中药制剂的质量。饮片大部分来源于生物，活性成分含量的高低与药材产地、采收时间、药用部位和加工方法等密切相关。饮片在投料前应按药品标准进行检测，合格的才可以投料。中药制剂质量受原料的影响最大，只有饮片的质量好，中药制剂的质量才能好。

2. 生产工艺 在中药制剂生产中，应根据不同产品，设计合理的制剂工艺，严格遵守操作规程，使活性成分尽可能完全转移至中药制剂中，确保中药制剂质量。例如石淋通片，虽然广金钱草的化学成分已知，但其活性成分目前尚未明确，故采用水提醇沉法除去无效成分，使产品能保持饮片的所有综合成分。

3. 包装 中药制剂的包装应能保证药品的质量，并便于医疗使用。盛装药品的各种容器（包括塞子等）均应无毒、洁净，与内容药品不发生化学反应，且不影响药品的质量和检测。

4. 其他 辅料及贮藏条件亦会影响中药制剂的质量。目前中药剂型种类多，所用辅料（如蜂蜜、蜂蜡、硬脂酸镁、羧甲淀粉钠、糊精等）多种多样，一定要检测其质量，合格的才可以投料。

中药制剂的贮藏应符合药品标准规定，避免尘土、异物进入及潮湿、高温、氧化、光照等环境因素对制剂质量的影响。中药制剂一般要求在密封（闭）、阴凉、干燥条件下贮藏，例如保心片等大多数中药制剂，其贮藏条件为"密封"；少数中药制剂由于所含活性成分的性质或剂型要求，规定了相适宜的贮藏条件，如感冒止咳糖浆的贮藏条件为"密封、置阴凉处"，银黄颗粒的贮藏条件为"密封、防潮"，九一散贮藏条件为"密封、避光、防潮"，注射用血栓通的贮藏条件为"密封、遮光、置阴凉处"。

任务二 药品标准

任务导入

近年来，《中国药典》已经建立并执行了药品标准的退出制度。根据《中国药典》2020年版的要求，野生资源枯竭、商品匮乏、存在明显安全性、伦理等问题的品种（如化石类、人类胎盘类、动物粪便类等），以及基础研究薄弱的品种从药典中退出或不再收入药典。《中国药典》2020年版一部中，穿山甲、马兜铃、天仙藤、黄连羊肝丸四个品种未被继续收录。

视频：
药品标准

◆ 思考：

1. 穿山甲、马兜铃、天仙藤、黄连羊肝丸未被《中国药典》2020年版一部继续收录的原因是什么？

2. 中药制剂检测的主要法定依据是什么？

药品标准是国家对药品质量、规格及检验方法所做的技术规定，是药品生产部门、供应部门、使用部门、检验部门和管理部门共同遵循的法定依据。

一、药品标准分类

药品标准内容主要包括：①药品的名称、成分或处方的组成以及药品的作用、用途、用法和用量、注意事项、贮藏方法等基本信息；②制剂的辅料及制法；③含量及其检查、检验方法；④允许的杂质及其限量要求；⑤中药材、中成药、化学原料药及其制剂、生物制品等根据其各自特点设置的不同项目。

我国现行的国家药品标准体系的组成是以《中国药典》为核心，部（局）颁标准为外延，药品注册标准为基础的。三种药品标准是相互依存、互相提高的关系。

（一）《中国药典》

《中华人民共和国药典》（简称《中国药典》），其英文名称是 Pharmacopoeia of the People's Republic of China，英文简称为 Chinese Pharmacopoeia，英文缩写为 ChP。《中国药典》是药品生产和管理的法典，依据《中华人民共和国药品管理法》，由国家药典委员会组织制定。1953 年颁布第一部《中国药典》，此后陆续颁布了 1963 年版、1977 年版、1985年版、1990 年版、1995 年版、2000 年版、2005 年版、2010 年版、2015 年版和 2020 年版，迄今为止已出版了十一版，2020 年版为第十一版药典。《中国药典》的新版本一经颁布实施，其同品种或相关内容的上版药典标准或原国家药品标准即停止使用。

《中国药典》2020 年版由一部、二部、三部、四部及增补本组成。其中一部收载中药（包括药材和饮片、植物油脂和提取物、成方制剂和单味制剂），二部收载化学药品，三部收载生物制品及相关通用技术要求，四部收载通用技术要求和药用辅料。各版本药典收载品种数量变化趋势见图 1-1-1。除特别注明版次外，以下《中国药典》均指《中国药典》2020 年版。

《中国药典》主要由凡例、通用技术要求和品种正文构成。《中国药典》各品种项下收载的内容为品种正文。药典收载的凡例与通则对未载入药典的其他药品标准具有同等效力。

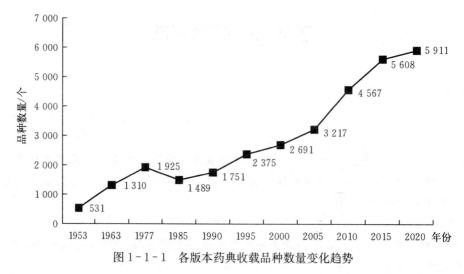

图 1-1-1 各版本药典收载品种数量变化趋势

（二）部（局）颁标准

《中华人民共和国卫生部药品标准》简称《部颁药品标准》，主要收载来源清楚、疗效确切、药典未收载的常用药品。1986 年以来，国家卫生部先后颁布了中药成方制剂（1～20册）及藏药第一册、蒙药分册、维吾尔药分册。

为了强化药品管理，保证用药的安全、有效，国家药品监督管理局从 1996 年开始对中药地方标准进行整顿，对其中临床常用、疗效较好、生产地区较多的品种进行质量标准的修订、统一、整理和提高工作，并编入《国家食品药品监督管理局国家药品标准》（简称《局颁药品标准》）。

（三）药品注册标准

自 2007 年 10 月 1 日起，随着《药品注册管理办法》的修订，我国批准的新药质量标准由国家食品药品监督管理总局批准给新药申请人特定使用，称为"药品注册标准"，生产该药品的药品生产企业必须执行该注册标准。

（四）企业标准

企业标准是对企业范围内需要协调、统一的技术要求、管理要求和工作要求制定的标准。已有国家标准的，国家鼓励企业制定严于国家标准或行业标准的企业标准，在企业内部适用。鼓励采用国际标准或国际先进标准。

二、《中国药典》（一部）解读

（一）《中国药典》一部结构

《中国药典》一部主要包括凡例、品名目次、正文品种和索引四个部分。

1. 凡例 是为正确使用《中国药典》，对品种正文、通用技术要求以及药品质量检验和检定中有关共性问题的统一规定和基本要求。凡例中的有关规定具有法定约束力。

2. 品名目次 是指各部药典所载的品种，例如一部列有药材及饮片，成方制剂和单味制剂，植物油脂和提取物三个部分。

3. 正文品种 品种项下收载的内容统称为正文。正文所设各项规定是针对符合《药品生产质量管理规范》的产品而言。任何违反《药品生产质量管理规范》或有未经批准添加物质所生产的药品，即使其符合《中国药典》或按照《中国药典》未检出其添加物质或相关杂质，亦不能认为其符合规定。正文项下根据制剂品种和剂型的不同，按顺序主要列有品名、来源、处方、制法、性状、鉴别、检查、浸出物、特征图谱或指纹图谱、含量测定、性味与归经、功能与主治、用法与用量、注意、规格、贮藏等项目，其中品名、来源、处方、制法、性状、鉴别、检查、浸出物、特征图谱或指纹图谱、含量测定、规格等项内容是评价和控制药品标准的依据，具有严格的法律效力，而用法与用量、注意、贮藏等项内容为指导性条文。

4. 索引 可帮助使用者快速查询各有关药物品种。包括中文索引、汉语拼音索引、拉丁名索引。

（二）《中国药典》一部凡例简介

凡例中有关药品质量检定的项目规定包括：名称及编排，项目与要求，检验方法和限度，对照品、对照药材、对照提取物、标准品，计量，精确度，试药、试液、指示剂，动物试验，说明书、包装、标签等。

1. 性状 性状项下记载药品的外观、溶解度以及物理常数等，在一定程度上反映药品的质量特性。

（1）外观是对药品的色泽和外表感官的描述。

（2）溶解度是药品的一种物理性质，体现的是各品种在选用的部分溶剂及其在该溶剂中的溶解性能，可供精制或制备溶液时参考。操作时除另有规定外，称取研成细粉的供试品或量取液体供试品，置于 25 ℃±2 ℃一定容量的溶剂中，每隔 5 min 强力振摇 30 s，观察 30 min 内的溶解情况，如无目视可见的颗粒或液滴时，则视为完全溶解。药品的近似溶解度相关名词术语见表 1-1-1。

表 1-1-1　药品的近似溶解度的名词术语

溶解度	溶质量/(g 或 ml①)	溶剂量/ml	溶解情况
极易溶解	1	<1	完全溶解
易溶	1	1~<10	完全溶解
溶解	1	10~<30	完全溶解
略溶	1	30~<100	完全溶解
微溶	1	100~<1 000	完全溶解
极微溶解	1	1 000~<10 000	完全溶解
几乎不溶或不溶	1	10 000	不能完全溶解

（3）物理常数包括相对密度、馏程、熔点、凝点、比旋度、折光率、黏度、吸收系数、碘值、皂化值和酸值等，其测定结果不仅对药品具有鉴别意义，也可以反映药品的纯度，是评价药品质量的主要指标之一。

2. 贮藏　为避免药品污染或降解而对药品贮存与保管的基本要求，除另有规定外，未规定贮藏温度的一般是指常温贮藏。贮藏术语见表 1-1-2。

表 1-1-2　贮藏术语

贮藏术语	含义
遮光	用不透光的容器进行包装，例如棕色容器
避光	避免日光直射
密闭	将容器密闭，以防止尘土及异物进入
密封	将容器密封，以防止风化、吸潮、挥发或异物进入
熔封或严封	将容器熔封或用适宜的材料严封，以防止空气与水分的侵入，并防止污染
阴凉处	不超过 20 ℃
凉暗处	避光并不超过 20 ℃
冷处	2~10 ℃
常温（室温）	10~30 ℃

3. 检测方法和限度

（1）《中国药典》正文收载的所有品种，均应按规定的方法进行检验。采用《中国药典》规定的方法进行检验时，应对方法的适用性进行确认。如采用其他方法，应进行方法学验证，并与规定的方法比对，根据试验结果选择使用，但应以现行《中国药典》规定的方法为准。

（2）《中国药典》中规定的各种纯度、限度数值以及制剂的重（装）量差异，包括上限和下限两个数值本身及中间数值。规定的这些数值不论是百分数还是绝对数字，其最后一位数字都是有效位。

试验结果在运算过程中，可比规定的有效数字多保留一位数，而后根据有效数字的修约规定进舍至规定有效位。计算所得的最后数值或测定读数值均可按修约规则进舍至规定的有效位。取此数值与标准中规定的限度数值比较，以判断是否符合规定的限度。

---

① 根据《中国药典》规定，本教材使用的体积的法定计量单位名称和符号如下：
升（L）、毫升（ml）、微升（μl）。——编者注

（3）药材、饮片、植物油脂和提取物的含量（％）均按重量计。成方制剂与单味药制剂的含量，除另有规定外，一般按每一计量单位（1片、1丸、1袋、1 ml等）的重量计；单一成分制剂如规定上限为100％以上时，系指用《中国药典》规定的分析方法测定时可能达到的数值，它为药典规定的限度或允许偏差，并非真实含量；如未规定上限时，系指不超过101.0％。

制剂的含量限度范围，是根据该药味含量的多少、测定方法、生产过程和贮存期间可能产生的偏差或变化而制定的，生产中应按处方量或成分标示量100％投料。

4. 对照品、对照药材、对照提取物、标准品　系指用于鉴别、检查、含量测定的标准物质。对照品应按其使用说明书上规定的方法处理后按标示含量使用。

对照品与标准品的建立或变更批号，应与国际对照品、国际标准品或原批号对照品、标准品进行对比，并经过一定的工作程序进行标定和技术审定。

对照品、对照药材、对照提取物和标准品均应附有使用说明书，标明批号、用途、使用期限、贮存条件和装量等。

5. 计量　药品检验中使用的计量仪器均应符合国务院质量技术监督部门的规定。

（1）滴定液和试液、温度、符号或缩写、溶液等项目的名词术语见表1-1-3。

表1-1-3　滴定液和试液、温度、符号或缩写、溶液等项目的名词术语

术语/符号或缩写	含义/表示形式
滴定液	XXX滴定液（YYYmol/L）（需精密标定）
试液	YYYmol/L XXX滴定液（不需精密标定）
水浴温度	除另有规定外，均指温度98～100 ℃
热水	系指70～80 ℃
微温或温水	系指40～50 ℃
室温（常温）	系指10～30 ℃
冷水	系指2～10 ℃
冰浴	系指约0 ℃
放冷	系指放冷至室温
液体的滴	系指在20 ℃时，以20滴为1.0 ml水进行换算
溶液后标示的"1→10"等符号	指1.0 g固体溶质或1.0 ml液体溶质加入溶剂使成10 ml的溶液；未指明用何种溶剂时，均指用水作为溶剂。两种或两种以上的液体混合物，名称间使用"-"隔开，其后括号内所示的"："符号，系指各液体混合时的体积或重量比例
％	重量百分比，系指重量的比例 溶液百分比，系指溶液100 ml中含有溶质若干克 乙醇的百分比，系指在20 ℃时容量的比例
％（g/g）	表示溶液100 g中含有溶质若干克
％（ml/ml）	表示溶液100 ml中含有溶质若干毫升
％（ml/g）	表示溶液100 g中含有溶质若干毫升
％（g/ml）	表示溶液100 ml中含有溶质若干克
ppm	表示百万分比，系指重量或体积的比例
ppb	表示十亿分比，系指重量或体积的比例

（2）药筛及粉末分等。《中国药典》所使用的药筛，需选用国家标准的R40/3系列，药筛分等见表1-1-4，粉末分等见表1-1-5。

表 1-1-4　药筛分等

筛号	筛孔内径（平均值）	目号
一号筛	2 000 $\mu m \pm 70$ μm	10 目
二号筛	850 $\mu m \pm 29$ μm	24 目
三号筛	355 $\mu m \pm 13$ μm	50 目
四号筛	250 $\mu m \pm 9.9$ μm	65 目
五号筛	180 $\mu m \pm 7.6$ μm	80 目
六号筛	150 $\mu m \pm 6.6$ μm	100 目
七号筛	125 $\mu m \pm 5.8$ μm	120 目
八号筛	90 $\mu m \pm 4.6$ μm	150 目
九号筛	75 $\mu m \pm 4.1$ μm	200 目

表 1-1-5　粉末分等

粉末分等	粉末粗细要求
最粗粉	全部通过一号筛，但混有能通过三号筛不超过 20% 的粉末
粗粉	全部通过二号筛，但混有能通过四号筛不超过 40% 的粉末
中粉	全部通过四号筛，但混有能通过五号筛不超过 60% 的粉末
细粉	全部通过五号筛，并含能通过六号筛不少于 95% 的粉末
最细粉	全部通过六号筛，并含能通过七号筛不少于 95% 的粉末
极细粉	全部通过八号筛，并含能通过九号筛不少于 95% 的粉末

（3）乙醇。未指明浓度时，均系指 95%（ml/ml）的乙醇。

6. 精确度　《中国药典》规定的取用量准确度和试验精密度，有关要求如下：称量试验中供试品与试药等"称重"或"量取"的量，均以阿拉伯数字表示，其精确度可根据数值的有效数位来确定。取用量精确度见表 1-1-6，精确度有关术语见表 1-1-7。

表 1-1-6　取用量精确度

取用量	取用量范围
0.1 g	0.06～0.14 g
2 g	1.5～2.5 g
2.0 g	1.95～2.05 g
2.00 g	1.995～2.005 g

表 1-1-7　精确度有关术语

术语	含义
精密称定	系指称取重量应准确至所取重量的千分之一
称定	系指称取重量应准确至所取重量的百分之一
精密量取	系指量取体积的准确度应符合国家标准中对该体积移液管的精度要求
量取	系指可用量筒或按照量取体积的有效数位选用量具
"约"若干	系指取用量不得超过规定量的 ±10%
恒重	除另有规定外，系指供试品连续两次干燥或炽灼后称重的差异在 0.3 mg 以下的重量；干燥至恒重的第二次及以后各次称重均应在规定条件下继续干燥 1 h 后进行；炽灼至恒重的第二次称重应在继续炽灼 30 min 后进行

（续）

术语	含义
按干燥品（或无水物，或无溶剂）计算	除另有规定外，应取未经干燥（或未去水，未去溶剂）的供试品进行试验，并将计算中的取用量按［检查］项下测得的干燥失重（或水分，或溶剂）扣除
空白试验	系指在不加供试品或以等量溶剂替代供试液的情况下，按同法操作所得的结果；含量测定中的"并将滴定结果用空白试验校正"系指按供试品所耗滴定液的量（ml）与空白试验中所耗滴定液的量（ml）之差进行计算
试验温度	未注明者，系指在室温下进行；温度对试验结果有显著影响者，除另有规定外，均指25℃±2℃

7. 试药、试液、指示剂

（1）试验用的试药，除另有规定外，均应根据通则试药项下的规定，选用不同等级并符合国家标准或国务院有关行政主管部门规定的试剂标准。试液、缓冲液、指示剂、指示液、滴定液等，均应符合通则的规定或按照通则的规定制备。

（2）进行酸碱性试验时，如未指明用何种指示剂，均系指石蕊试纸。

（3）试验用水除另有规定外，均系指纯化水。酸碱度检查所用的水，均系指新沸并放冷至室温的水。

技能实训　查阅《中国药典》

一、实训目的
（1）掌握《中国药典》的基本结构。
（2）熟练查阅《中国药典》。

二、实训内容及评价
（1）请按要求查阅《中国药典》2020年版，并将查阅结果记录于表1-1-8中。

表1-1-8　查阅结果记录

查阅内容	查阅位置（第几部）	查阅页数	分值	得分
避光			5	
四号筛			5	
冰浴			5	
片剂常规项目			5	
胶囊剂常规项目			5	
干燥失重测定法			5	
薄层色谱法			5	
稀盐酸的制备			5	
藿香正气水药品标准			5	
维C银翘片药品标准			5	

（2）请查阅《中国药典》2020年版一部中复方丹参片的药品标准，并按要求填写于表1-1-9中。

表1-1-9 查阅结果记录

查阅内容	内容描述	分值	得分
性状：性状描述		5	
鉴别1：仪器		5	
鉴别2：			
对照品		5	
试药		5	
试液		5	
检查：应检查项目		5	
含量测定——三七：			
仪器		5	
对照品		5	
供试品制备方法		5	
系统适应性		5	

📝 目标检测

一、单项选择题

1. 药品生产、供应、使用、检验和管理部门共同遵循的法定依据是（　　）。
   A. 药品标准　　　　　　　　　　　B. 药品通则
   C. 药品说明书　　　　　　　　　　D. 检验报告

扫码看答案

2. 《中国药典》规定，滴定液正确表示方法为（　　）。
   A. 盐酸滴定液（0.102 3 mol/L）　　B. 盐酸滴定液 0.102 3 mol/L
   C. 0.102 3 mol/L 盐酸滴定液　　　　D. （0.102 3 mol/L）盐酸滴定液

3. 最粗粉要求全部能过（　　）号筛。
   A. 一　　　　　　B. 二　　　　　　C. 三　　　　　　D. 四

4. 药典规定，常温指（　　）。
   A. 10～20 ℃　　B. 10～30 ℃　　C. 20～30 ℃　　D. 0～20 ℃

5. （　　）表示溶液 100 ml 中含有溶质若干毫升。
   A. %（g/g）　　B. %（ml/ml）　　C. %（ml/g）　　D. %（g/ml）

6. （　　）系指称取重量应准确至所取重量的千分之一。
   A. 称定　　　　　B. 量取　　　　　C. 精密称定　　　D. 精密量取

7. 乙醇未指明浓度时，均系指（　　）（ml/ml）的乙醇。
   A. 50%　　　　　B. 80%　　　　　C. 75%　　　　　D. 95%

8. 下列哪个不是国家药品标准（　　）。
   A. 《中国药典》　　　　　　　　　B. 部（局）颁标准
   C. 药品注册标准　　　　　　　　　D. 企业标准

9. 截至2022年，《中国药典》一共发布了（　　）版。
   A. 九　　　　　　B. 十　　　　　　C. 十一　　　　　D. 十二

10. 下列（　　）不是《中国药典》一部收载的内容。
    A. 中药材　　　　　B. 中药饮片　　　　　C. 中药提取物　　　　D. 生物制剂
11. 检验药品的根本目的是（　　）。
    A. 保证药品安全　　　　　　　　　　B. 保证药品价格优惠
    C. 保证药品有效　　　　　　　　　　D. 保证药品质量安全、有效
12. 《中国药典》对含饮片粉末的中药制剂采用专属性较强的（　　）鉴别。
    A. 性状　　　　　　B. 显微　　　　　　C. 化学　　　　　　D. 物理

二、多项选择题

1. 中药制剂检测技术常用的分析方法有哪些？（　　）
   A. 鉴别技术　　　　　B. 常规检查技术　　　　C. 杂质检查技术
   D. 含量测定技术　　　E. 生物检查技术
2. 以下属于药品标准的内容有哪些？（　　）
   A. 药品名称　　　　　B. 用法和用量　　　　　C. 注意事项
   D. 贮藏　　　　　　　E. 含量测定
3. 国家药品标准包括哪些？（　　）
   A. 《中国药典》　　　　B. 《部颁标准》　　　　C. 药品注册标准
   D. 《局颁药品标准》　　E. 企业标准
4. 《中国药典》由（　　）组成。
   A. 一部　　　　　　　B. 二部　　　　　　　　C. 三部
   D. 四部　　　　　　　E. 增补本
5. 药品检测的法定方法有（　　）。
   A. 薄层色谱法　　　　B. 薄层扫描法　　　　　C. 高效液相色谱法
   D. 气相色谱法　　　　E. 显微鉴别法
6. 药品的物理常数包括（　　）。
   A. 相对密度　　　　　B. 熔点　　　　　　　　C. 折光率
   D. 吸收系数　　　　　E. 碘值

三、判断题

1. 外观性状是对药品的色泽和外表感官的描述。　　　　　　　　　　　（　　）
2. 除另有规定外，恒重是指供试品连续两次干燥或炽灼后称重的差异在 0.3 mg 以下的重量。　　　　　　　　　　　　　　　　　　　　　　　　　　　　　　（　　）
3. 酸碱性试验所用的指示剂，不包括石蕊试纸。　　　　　　　　　　　（　　）
4. 团体标准是对企业范围内需要协调、统一的技术要求、管理要求和工作要求制定的标准。　　　　　　　　　　　　　　　　　　　　　　　　　　　　　　　（　　）
5. 《中国药典》一部主要收载化学药品。　　　　　　　　　　　　　　（　　）

四、简答题

1. 药品标准内容主要包括什么？
2. 什么是中药制剂检测技术？

知识拓展：
国外药典概况

中药制剂检测基本程序

中药制剂检测是中药制剂质量控制的一个重要环节，其流程一般包括取样、供试样品的制备、性状观测、鉴别、检查、含量测定、书写检验记录与检验报告。

任务一 取样与检验

任务导入

《中华人民共和国药品管理法》第四十七条规定药品生产企业应当对药品进行质量检验。不符合国家药品标准的，不得出厂。药品生产企业应当建立药品出厂放行规程，明确出厂放行的标准、条件。符合标准、条件的，经质量受权人签字后方可放行。

◆ **思考：**

1. 药品出厂检验的重要意义是什么？
2. 如何进行规范取样以确保检验结果的准确性？

一、取样

取样是指从一批产品（包括原辅料、中间品及成品）中，按照取样规则抽取一定数量并具有代表性的样品。

（一）取样要求

取样时，应当对药品贮存条件和温湿度等外部环境开展必要的记录。直接接触药品的取样工具及存储工具，应不能与样品发生化学作用，使用前应洗净并干燥，样品的选择一般应当遵循随机原则。抽取样品前，应核对样品的品名、产地、规格等级进行查验并检查包装的完整性、清洁程度以及有无污染等情况，详细记录。凡有异常情况的包件，应单独取样检验。

（二）取样数目和取样量

（1）取样数目。同批药材和饮片包件、中间品和成品取样数目见表1-2-1。

表1-2-1 同批药材和饮片包件、中间品和成品取样数目

样品总量（件数 n）	取样数量
药材、饮片 $n<5$	逐件取样
药材、饮片 $5\leqslant n\leqslant 99$	随机抽取5件
药材、饮片 $100\leqslant n\leqslant 1\,000$	按总数5%比例抽取
药材、饮片 $n>1\,000$	按总数5%比例抽取，超过部分按1%比例取样
贵重药材、饮片	逐件取样
成品、中间品（$n\leqslant 3$）	逐件取样
成品、中间品（$3<n\leqslant 300$）	$\sqrt{n}+1$
成品、中间品（$n>300$）	$\frac{\sqrt{n}}{2}+1$，随机取样

（2）取样量。中药制剂一般为3倍全检量，即1/3供实验室分析用，另1/3供复核不合格样品用，其余1/3供留样保存，留样保存至产品失效后1年。

二、供试样品的制备

中药制剂检测时，一般均需要将样品制成供试品溶液，然后再按规定的方法进行检测。由于中药制剂的剂型多为固体，故一般供理化检验的供试品溶液制备包含了粉碎（或分散）、提取、分离、富集等操作。处理的原则是最大限度地保证待测组分不受干扰，以提高分析结果的准确度。

中药制剂中对待测成分的提取，通常有溶剂提取法、水蒸气蒸馏法、升华法等。

（一）溶剂提取法

溶剂提取法是根据中药制剂中各类化学组分的溶解性能，选择合适的溶剂将待测组分提取的方法，在选择溶剂时一般以"相似相溶"为原则。根据化学物质极性的大小，在中药制剂提取中常见的溶剂有甲醇、乙醇、乙酸乙酯、正己烷、三氯甲烷等。溶剂提取法主要分为以下几种：

1. 浸渍提取法 取适量的样品置于具塞容器中，加入一定量的溶剂，摇匀，密塞，在一定温度下进行浸泡提取，浸泡期间经常振摇。例如沉香、七厘散的浸出物测定。在中药制剂的常规检验中，取用量、溶剂种类和用量、浸泡时间、浸泡温度等均按照各品种项下的规

定执行。

2. 回流提取法 取一定量的样品置圆底烧瓶中，加入一定量的有机溶剂（溶剂需浸没过样品），连接回流冷凝器，加热回流提取，放冷，滤过，即可得到提取溶液。此法操作简单、提取效率高，但提取杂质较多，适用于对热稳定的待测成分的提取。

3. 连续回流提取法 取一定量的样品置于索氏提取器中，加入一定量的有机溶剂，连接回流冷凝器，加热并连续回流至提取完全。此法操作简单，提取效率高，不需要滤过，而且提取杂质少，适用于对热稳定的待测组分的提取。

4. 超声波提取法 取一定量的样品置于锥形瓶中，加入一定量的溶剂，置于超声波振荡器进行提取，超声的频率和功率按各品种项下要求执行，提取时间一般为 30 min 内。该方法由于提取效率高、耗时短，在供试样品的制备中广泛使用。

（二）水蒸气蒸馏法

本法适用于有挥发性、能随水蒸气蒸馏而不与水反应的待测组分提取，常见的有挥发油、某些小分子的生物碱（如麻黄碱、烟碱、槟榔碱等）和某些小分子的酚类物质（如丹皮酚等）。

（三）升华法

固体物质遇热直接气化，遇冷后又重新凝结成固体的过程称为升华。中药制剂中某些成分（如大黄酚、冰片、咖啡因、樟脑等）具有升华性。由于升华会对待测组分造成一定量的损失，故在中药制剂的检验中，一般用于定性检测。

三、性状观测

药品性状是检测的重要组成部分，在一定程度上反映药品的质量特性。其主要包括外观、质地、断面、臭、味、溶解度以及物理常数等。外观是对药品的色泽和外表感官的描述。

制剂的外观性状与原料质量、制剂工艺、包装以及贮存等有关，由于外观、嗅、味属一般性描述，没有相对应的法定方法，一般可根据生产条件不同而有差异。

四、鉴别

中药制剂检验中常见的鉴别项目为经验鉴别、显微鉴别和理化鉴别。显微鉴别一般均指经过一定方法制备后在显微镜下观察处方组成药物粉末的特征。理化鉴别包括物理鉴别、化学鉴别、光谱鉴别、色谱鉴别等方法。

五、检查

检查项下规定的项目要求系指药品或在加工、生产和贮藏过程中可能含有并需要控制的物质或其限度指标，包括安全性、有效性、均一性与纯度等方面要求。

各类制剂，除另有规定外，均应符合各制剂通则项下有关的各项规定。制剂通则中的"单剂量包装"系指按规定一次服用的包装剂量。

六、含量测定

含量测定是控制中药制剂内在质量的重要方法，是保证中药制剂有效、安全的根本措施。含量测定通常是对中药制剂中的活性成分或毒性成分进行测定。当检测成分为活性成分时，可只规定下限；当检测成分为毒性成分时，只规定上限；当检测成分既为活性成分，又是毒性成分时，须规定上、下限。某些制剂以有效部分或总成分的含量来控制药品的质量，例如总生物碱、总黄酮、总皂苷、挥发油、总氮量等的测定。

任务二　检验记录与检验报告

任务导入

2017 年，广西某饮片厂因严重违反《药品生产质量管理规范》被监管部门依法收回药品 GMP 证书，其主要违法行为：一是现场发现的原药材、半成品及成品，企业均无法提供其生产记录、检验记录、检验报告；二是企业无法提供销售的饮片对应品种批次的生产记录和检验记录。

◆ 思考：

1. 该厂生产的中药饮片有没有质量安全隐患？

2. 为何检验记录的缺失会导致如此严重的后果？

一、检验记录

检验记录是出具检验报告的原始依据，是对检验报告数据真实性的溯源，它保证了药品检验工作的科学性和规范性。检验记录一般需要使用碳素笔或者蓝黑笔书写。检验记录需要按页编号，按规定进行归档保存，保证资料完整性，不得随意泄露。在做药品检验时，应遵循以下几条原则：

（1）检验记录必须在规定的记录纸或记录表格即时填写，完整记录检测项目内容，严禁将记录写在空白纸或笔记本事后誊抄或补记。

（2）检测前，需要将样品信息、样品编号、检测依据与所填的检测卡进行核对。

（3）检测过程中，可按检测顺序依次记录各检测项目及其内容，应及时、完整地记录。如发现错误需修正，可用单线划去并保持原有字迹可辨认，不能涂改或故意掩饰原有字迹，再在修改处旁签名或盖章标识，并签日期。

（4）检验完成后，应将记录逐页编号，并对检品做出明确结论。

二、检验报告

药品检验报告是具有法律效力的技术文件，它是对药品质量做出的技术鉴定报告，要求遵守以下原则：依据准确、数据无误、结论明确、文字简洁、书写清晰、格式规范。每一份检验报告只针对一个批号。检验报告关键信息汇总见表 1-2-2，检验报告内容页示例见表 1-2-3。

"检验结果"合格时不做说明，不合格时需在结果后加写"不符合规定"。全检合格时，结论写"本品按××检验，结果符合规定"，如非全项检验。合格时结论写"本品按××检验上述项目，结果符合规定"。项目检验结果中只要有一项不符合规定，结论即判定为不符合规定。

表 1-2-2 检验报告关键信息汇总

信息名称	规范要求
报告编号	要求具有识别性和唯一性
检品名称	按样品包装实样上的通用名称填写
检品编号	要求具有识别性和唯一性
来源	按样品包装实样上的生产单位、送检部门岗位填写
批号	按样品包装实样上的批号填写
规格	按样品包装实样上的规格填写
剂型	按样品包装实样上的剂型填写。如片剂、胶囊剂、注射剂等
有效期	样品的有效期截止日期，以"年、月、日"或"年、月"表示，必须与样品实样一致
检品数量	一般以最小独立包装规格单位为样品数量单位，如某样品包装规格为 10 支/盒，样品数量为 10 盒，那样品数量应为 100 支
收样日期	接收样品日期
检验日期	开始检验日期
检验依据	样品检验所需的质量标准。如《中国药典》2020 年版一部

表 1-2-3 检验报告内容页示例

报告编号：第　页　共　页

检品名称		检品编号		生产日期/有效期	
送检部门		批号		送检日期	
剂型/规格		检品数量		检验日期	
检验依据					
检验项目	标准规定			检验结果	
【性状】	应为黄色至棕褐色的颗粒；味甜				
【鉴别】					
薄层鉴别	应检出与黄芩苷对照品相应的斑点				
薄层鉴别	应检出与甘草对照药材相应的斑点				
薄层鉴别	应检出与柴胡对照药材相应的斑点				
【检查】					
水分	应不得超过 8.0%				
粒度	不能通过一号筛与通过五号筛的总和不得超过 15%				
溶化性	应符合规定				
装量差异	应符合规定				
【含量测定】					
黄芩苷	每袋含黄芩以黄芩苷（$C_{21}H_{18}O_{11}$）计，应不得少于 20.0 mg				
检验结果					
审核者：		复核者：		检验者：	

技能实训　检验流程及原始记录编写

一、实训目的

1. 熟练掌握检验流程、取样步骤及方法。
2. 熟悉检验原始记录编写内容、注意事项、报告书关键信息等。
3. 了解检验报告格式要求、内容。

视频：
检验程序

二、实训内容及评价

（1）某药厂原料仓库内存放有人工牛黄10袋，每袋1 kg，当时取样温度为24 ℃，湿度65%，现需要检验用量10 g，请列举取样过程并做描述（实训考核评价见表1-2-4）。

表1-2-4　实训考核评价

评价项目	评价内容	内容描述	分值	得分
取样环境	温湿度		10	
取样数量	取样件数		10	
取样数量	取样量		20	
取样方式	取样工具		20	
	使用的取样方法		20	
取样后	封存		20	

（2）根据《中国药典》2020年版一部第504页三七片含量测定项下内容编写原始记录。

按照高效液相色谱法（通则0512）测定。

色谱条件与系统适用性试验：以十八烷基硅烷键合硅胶为填充剂；以乙腈为流动相A，以水为流动相B，按标准中的规定进行梯度洗脱；检测波长为203 nm。理论板数按三七皂苷R1（$C_{47}H_{80}O_{18}$）峰计算应不低于4 000。

对照品溶液的制备：取人参皂苷Rg1（$C_{42}H_{72}O_{14}$）对照品、人参皂苷Rb1（$C_{54}H_{92}O_{23}$）对照品和三七皂苷R1对照品适量，精密称定，加甲醇制成每毫升含人参皂苷Rg1 0.4 mg、人参皂苷Rb1 0.4 mg、三七皂苷R1 0.1 mg的混合溶液，即得。

供试品溶液的制备：取三七片10片，精密称定，研细，取约0.8 g，精密称定，置于具塞锥形瓶中，精密加入甲醇50 mL，称定重量，放置过夜，置80 ℃水浴中加热回流2 h，放冷，再称定重量，用甲醇补足减失的重量，摇匀，滤过，取续滤液，即得。

测定法：分别精密吸取对照品溶液与供试品溶液各10 μl，注入液相色谱仪，测定，即得。本品每片含三七以人参皂苷Rg1、人参皂苷Rb1和三七皂苷R1的总量计，小片不得少于10.0 mg，大片不得少于20.0 mg。

目标检测

一、单项选择题

1. 贵重药材取样时应（　　）。

A. 随机抽取 5 件

B. 按总数 5% 比例抽取

C. 按总数 5% 比例抽取，超过部分按 1% 比例取样

D. 逐件取样

扫码看答案

2. （　　）是控制中药制剂内在质量的重要方法，是保证中药制剂有效、安全的根本措施。

A. 鉴别　　　　　　　B. 检查　　　　　　　C. 含量测定　　　　　D. 提取

3. 制剂通则中的（　　）是指按规定一次服用的包装剂量。

A. 单剂量包装　　　B. 多剂量包装　　　C. 内包装　　　　D. 外包装

4. 取样时发现异常的包件，应该（　　）。

A. 检查内包装　　　B. 单独取样检查　　C. 检查外包装　　D. 不检查

5. 中药制剂（　　）鉴别一般均指经过一定方法制备后在显微镜下观察处方组成药物粉末的特征。

A. 理化　　　　　　B. 光谱　　　　　　C. 薄层　　　　　D. 显微

6. 检验记录发现错误需修正，修正方式为（　　）。

A. 单线划去保持原有字迹

B. 涂改

C. 双线划去保持原有字迹

D. 单线划去保持原有字迹，在修改处旁签名或盖章标识，并签日期

二、判断题

1. 每一份检验报告书只针对一个批号。（　　）

2. 中药制剂检验流程一般包括取样、供试样品的制备、性状检验、鉴别、检查、含量测定、检验记录和检验报告书几个部分。（　　）

3. 样品留样保存至产品失效后 5 年。（　　）

4. 药品检验报告要求做到依据准确、数据无误、结论明确。（　　）

5. 中药制剂一般为 3 倍全检量，即 2/3 供实验室分析用，另 1/3 供复核不合格样品用。（　　）

三、简答题

1. 在做药品检验时，检验记录应遵循的原则是什么？

2. 某药品生产企业检验员小李，需要对复方丹参片（成品）进行取样检查，请问在取样检查过程中，应该注意什么？

模块二

中药制剂常规检测技术

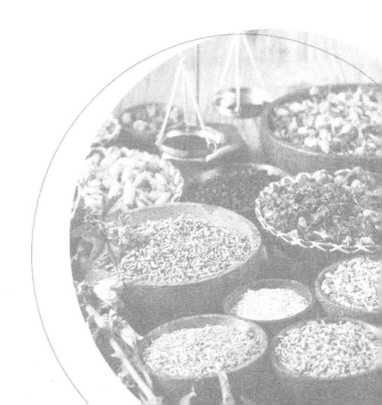

中药制剂鉴别法

知识目标

1. 掌握性状观测、化学反应鉴别法、光谱鉴别法、色谱鉴别法的主要内容和基本方法。
2. 熟悉薄层板的制作方法，熟练应用薄层色谱法鉴别中药制剂。
3. 了解中药制剂鉴别的意义。

能力目标

1. 熟练掌握性状观测法、常见化学反应鉴别法、薄层色谱法的基本操作。
2. 能够按照药品标准，独立完成鉴别任务。

素养目标

1. 通过学习中药制剂鉴别的概念，培养学生遵循诚信精神，认识诚实守信的重要性。
2. 通过学习中药制剂鉴别方法，培养学生传承与创新精神，传承优秀中医药文化，勇于开拓创新，推动检测技术现代化。
3. 通过学习中药制剂鉴别的重要意义，培养学生一丝不苟、求真务实的科学态度，激发学生去伪存真、探求真知的科学精神。

中药制剂的化学成分非常复杂，干扰因素多，因此在鉴别中药制剂处方原料药的投料情况时，需要通过多种手段和方法对药物的组织学特征、化学特征、物理特征等进行甄别，从而判断该制剂质量的真伪优劣。常见的鉴别方法包括性状观测法、显微鉴别法、化学反应鉴别法、光谱鉴别法、色谱鉴别法等，其中色谱鉴别法包括薄层色谱法、高效液相色谱法、气相色谱法等鉴别方法。

任务一　性状观测法

任务导入

2020年6月28日，某省药监局A检查分局收到省药监局《药品核查函》及B市药品检验院检验报告，标示 C 公司生产的一批次通便灵胶囊的"性状"和"水分"两项项目不符合标准规定，核查发现该批次不合格药品内容物已严重吸潮，胶囊壳有发生变形现象。

◆ 思考：
1. 中药制剂性状检查的重要意义是什么？
2. 中药制剂性状检查项目不合格的主要影响因素有哪些？

视频：性状

一、性状概述

药品性状包括其外观、质地、断面、臭、味、溶解度以及物理常数等，在一定程度上反映药品的质量特性。中药制剂的性状往往与投入的原料质量及生产工艺有关，原料药材质量有保证，生产工艺恒定，则成品的性状应该是基本一致的，故制剂的性状在一定程度上可反映药品的质量特性。外用药和剧毒药可不描述味。物理常数包括相对密度、馏程、熔点、凝点、比旋度、折光率、黏度、吸收系数、碘值、皂化值和酸值等。

制剂的性状系指除去包装、包衣或胶囊壳后的色泽、形状、形态、表面特征、质地及气味等方面特征，是判断中药制剂真伪的一种最直观的方式，性状检查特征见表 2-1-1。

表 2-1-1 性状检查特征

检查项目	特征内容描述
色泽	常与制剂的品种、原料、所含成分、工艺、贮藏时间等有关，一般较为固定，从单一色到组合色不等，当以两种色调复合描述制剂的色泽时，应以后面一种颜色为主，如红棕色
形态	例如液体的形态包括黏稠液体、液体、澄清液体、澄明液体等。制剂的性状和形态若发生改变，常与变质、掺杂等因素有关
形状	制剂的形状与生产设备的模具有关，如栓剂可分为球形、圆锥形、鱼雷形、卵形、鸭嘴形等，胶囊剂应写明除去胶囊后内容物的形状
气	可分为香、芳香、清香、腥、臭、特异、气微、芳香浓郁等
味	可分为甜、酸、苦、涩、辛、凉、咸、辣、麻等，口尝制剂时，要取少量有代表性的样品，咀嚼至少 1 min，使舌头充分与药液接触，以便能更准确地判断药味
其他	光泽感、滑腻感、火试、水试等，如含有滑石的制剂用手捻有滑腻感

需要注意的是在中药制剂中，不同的剂型，其性状描述不一定相同。在描述制剂性状特征时，应以中医药理论为指导，以传统中医药术语进行描述。

二、应用实例

（一）中药制剂中常见剂型及性状描述举例

中药制剂常见剂型及性状描述见表 2-1-2。

表 2-1-2 中药制剂常见剂型及性状描述

剂型	性状描述	实例
片剂	圆形或异形的片状固体制剂，片剂外观应完整光洁、色泽均匀，有适宜的硬度和耐磨性，片剂应密闭贮存	万通炎康片：本品为薄膜衣片或糖衣片，除去包衣后显黄棕色至棕色；味苦

（续）

剂型	性状描述	实例
丸剂	球形或类球形固体制剂。包括蜜丸、水蜜丸、水丸、糊丸、蜡丸、浓缩丸、滴丸和糖丸等。外观圆整，大小均匀，色泽一致，细腻滋润，软硬适中，无粘连现象	乌鸡白凤丸：本品为黑褐色至黑色的水蜜丸、小蜜丸或大蜜丸；味甜、微苦 复方丹参滴丸：本品为棕色的滴丸，或为薄膜衣滴丸，除去包衣后显黄棕色至棕色；气香，味微苦
颗粒剂	干燥颗粒状制剂。颗粒均匀、色泽一致、无吸潮、软化、结块、潮解等现象	小柴胡颗粒：本品为黄色至棕褐色的颗粒；味甜。或为棕黄色的颗粒；味淡、微辛
胶囊剂	胶囊剂可分为硬胶囊和软胶囊。胶囊剂应整洁，不得有黏结、变形、渗漏或囊壳破裂等现象，并应无异臭	三九胃泰胶囊：本品为硬胶囊，内容物为棕黄色至深棕色的颗粒和粉末；味苦
糖浆剂	浓蔗糖水溶液。除另有规定外，糖浆剂应澄清。在贮存期间不得有发霉、酸败、产生气体或其他变质现象，允许有少量摇之易散的沉淀	川贝枇杷糖浆：本品为棕红色的黏稠液体；气香，味甜、微苦、凉
合剂	口服液体制剂，其单剂量灌装也称为"口服液"。除另有规定外，合剂性状应澄清，允许有少量摇之易散的沉淀	八正合剂：本品为棕褐色的液体；味苦、微甜
酒剂	澄清液体制剂，允许有少量摇之易散的沉淀	三蛇药酒：本品为深红色的澄清液体；气香、微腥，味甜
酊剂	澄清液体制剂，除另有规定外，酊剂应澄清。酊剂组分无显著变化的前提下，久置允许有少量摇之易散的沉淀	云香祛风止痛酊：本品为浅黄棕色至棕色的澄清液体；气芳香，味辛辣而清凉
散剂	粉末状制剂，混合均匀，色泽一致，干燥，疏松	活血止痛散：本品为灰褐色的粉末；气香，味辛、苦、凉
贴膏剂	薄片状柔性制剂，包括凝胶贴膏和橡胶贴膏。膏料应涂布均匀、膏面应光洁、色泽一致、无脱膏和失黏现象，背衬面应平整、洁净、无漏膏现象	乳癖消贴膏：本品为淡黄绿色的片状橡胶膏；气芳香
煎膏剂	半流体制剂，应无焦臭和异味，无糖结晶析出	二冬膏：本品为黄棕色稠厚的半流体；味甜、微苦
注射剂	溶液型注射液应澄清；混悬剂注射液中原料药物粒径应控制在 $15\,\mu m$ 以下，若有沉淀应容易分散均匀；乳状液型注射液不得有相分离现象	丁公藤注射液：本品为棕黄色至棕色的澄明液体
栓剂	将原料药物制成供腔道给药的固体制剂，栓剂外形应完整光滑，有适当的硬度，塞入腔道后应无刺激性，应能融化、软化或溶化	保妇康栓：本品呈乳白色、乳黄色或棕黄色的子弹形
喷雾剂	可分为溶液型、乳状液型或混悬型，溶液型药液应澄清；乳状液型应分散均匀，混悬剂应为稳定的混悬液	九味羌活喷雾剂：本品为喷雾剂，内容物为棕褐色的澄清液体；气香，味苦、辛、微甜

（续）

剂型	性状描述	实例
胶剂	固体块状内服制剂，胶剂应为色泽均匀、无异常臭味的半透明固体。溶于热水后应无异物	阿胶：本品为长方形块、方形块或丁状。棕色至黑褐色，有光泽。质硬而脆，断面光亮，碎片对光照视呈棕色半透明状。气微，味微甘
锭剂	固体制剂，锭剂应平整光滑、色泽一致，无皱缩、飞边、裂隙、变形及空心	紫金锭：本品为暗棕色至褐色的长方形或棍状的块体；气特异，味辛而苦
露剂	芳香水剂，应澄清，不得有沉淀和杂质等。露剂应具有与原有药物相同的气味，不得有异臭	强力枇杷露：本品为棕色至深棕色的液体；气香，味甜
茶剂	内服制剂，可分为块状茶剂、袋装茶剂和煎煮茶剂	复方消食茶：本品为淡棕色至棕色的块状物；味甜

（二）牡荆油胶丸的性状检查

（1）牡荆油胶丸，《中国药典》2020年版一部第1 037页。

[性状] 本品为黄棕色的透明胶丸，内容物为淡黄色至橙黄色的油质液体；有特殊的香气。

检验结果：为黄棕色的透明胶丸，内容物为淡黄色至橙黄色的油质液体；有特殊的香气。

（2）折光率取 [含量测定] 项下的挥发油，依法（通则0622）测定。折光率应为1.485～1.500。

操作方法：使用阿贝折光计进行测定，测定折光率可以区别不同的油类或检查某些药品的纯杂程度。测定用的折光计须能读数至0.000 1，测量范围1.3～1.7，测量后再重复读数2次，3次读数的平均值即为供试品的折光率。测定前，折光计读数应使用校正用棱镜或水进行校正，水的折光率20 ℃时为1.333 0，25 ℃时为1.332 5，40 ℃时为1.330 5。

检验结果：折光率为1.490。

任务二　显微鉴别法

任务导入

《中国药典》2020年版一部的修订是以科学研究与实践经验为基础，其中显微鉴别是基于"辨状论质"合格的代表性样品建立的以相关物质与结构为依据的鉴别特性。生物组织中的显微形态大多状态稳定，部分中成药即便呈粉末状，其基本的显微特征仍然得到保留。

◆ 思考：

1. 显微鉴别法适用于哪些中药制剂的鉴别？

2. 显微鉴别测定内容有哪些？

一、简述

中药制剂的显微鉴别法是指利用显微镜来观察中药制剂中原药材内部的解离组织、细胞形状或内含物的特征，从而达到对制剂组方药材定性的一种鉴别方式。显微鉴别是对中药制剂中组方药材真实性鉴别的重要手段。

显微鉴别法应选取具有代表性的样品进行制片，制片时镜检片一般都是在观察前临时制备的。对于丸剂、散剂、胶囊剂等含药材粉末的成方制剂，可直接装片或选用不同试液制片进行观察；对于中药提取物制成的制剂，一般不能采用显微鉴别法进行观察。

二、处方分析

中药制剂的显微鉴别，应分析处方中的药物，一般选取主药、贵重药或易混乱品种作为重点观察。选用能相互区别、互不干扰且在本制剂中易察见、专属性强的显微特征作为鉴定依据，排除类似的或因加工工艺而消失的特征。

三、显微鉴别制片方法

（一）仪器与用具

显微镜、刀片、放大镜、镊子、解剖刀、剪刀、切片机、乳钵、酒精灯、铁三脚架、石棉网、滴瓶、试管、试管架、滴管、玻璃棒（粗与细）、载玻片、盖玻片、量筒、滤纸、火柴、铅笔、带盖的搪瓷盘等。

（二）常用的试液及作用

1. 水合氯醛试液 能使干缩的细胞膨胀，并可溶解淀粉粒、蛋白质、叶绿素（体）、树脂、挥发油等，能较清晰地观察组织结构及草酸钙结晶。水合氯醛透化后需滴加甘油乙醇液，以防止水合氯醛析出结晶而影响观察。注意：菊糖显微特征用水合氯醛装片不加热观察；淀粉粒显微特征不能加水合氯醛进行观察。

2. 甘油醋酸试液 此液为常用封藏液。专用于观察淀粉粒形态，可使淀粉粒保持原形，便于测量其大小。

3. 甘油乙醇试液 此液既是封藏液，也是软化剂。常用于保存植物性材料及临时切片，有软化组织的作用。

4. 苏丹Ⅲ试液 此液可使木栓化、角质化细胞壁及脂肪油、挥发油、树脂等染成红色或淡红色，在使用中稍放置或微热，效果更好。

5. 碘试液 此液可使淀粉粒染成蓝色或紫色，也可使蛋白质或糊粉粒染成棕色或黄棕色。

6. 间苯三酚试液 此液与盐酸合用，可使木化细胞壁染成红色或紫红色。此液应置于玻璃塞瓶内，在暗处保存。

7. 氯化锌碘试液 此液用于检查木质化细胞壁与纤维素细胞壁，木质化细胞壁显黄棕色，纤维素细胞壁显蓝色或紫色。

8. 硝酸汞试液（米隆氏试液） 此液可使糊粉粒染成砖红色。

（三）操作方法

1. 供试品粉末制备 根据剂型不同，分别处理供试品。部分剂型粉末制备方法见表 2 - 1 - 3。

表 2 - 1 - 3　部分制剂粉末制备方法

剂型	供试品粉末制备方法
胶囊剂、散剂	取适量粉末混匀（应研细），装片
片剂	取 2～3 片（包衣者去除包衣），研细后取少量粉末装片
水丸、水蜜丸、浓缩丸	在乳钵中研成粉末，取适量粉末装片
蜜丸	取蜜丸切开，从切面由外至中央挑取适量，用水脱蜜后，吸取沉淀物少量装片
锭剂	取 1～2 锭，置乳钵中研成粉末后取适量粉末装片

2. 制片　挑取供试品粉末（必要时过四号或五号筛）少许，置载玻片上，根据需观察的植物特征滴加甘油醋酸试液、水合氯醛试液或其他适宜的试液，盖上盖玻片。必要时，加热透化。根据观察对象不同，分别制 1～5 片。

3. 观察　在观察时，通过移动显微镜的载物台，用"之"字的轨迹进行转移视野。也可使用记号笔将盖玻片分为九宫格，观察 9 个视野，直至找到标准规定的所有显微特征。可借助偏光装置寻找和观察，尤其是观察淀粉粒、结晶、纤维、石细胞、导管等显微特征。药材粉末各部位显微特征观察要点见表 2 - 1 - 4。

表 2 - 1 - 4　药材粉末各部位显微特征观察要点

部位	关注的显微组织	特征要点
根类	木栓组织碎片	表面观多为多角形细胞，排列紧密
	导管	直径、节的长短、末梢壁的穿孔及增厚壁的纹理类型
	草酸钙	结晶晶形
根茎类	淀粉粒	淀粉粒的形状，根茎类淀粉粒相对根要稍大
	鳞叶组织	有鳞叶组织，退化的鳞叶表皮细胞大多狭长
	细胞壁	平直或波状弯曲
茎类	表皮细胞及垂周壁	表皮细胞及垂周壁的形状，气孔的类型，毛茸的类型及形态
	管胞	形态
	导管	导管的类型、直径、长短
	纤维	形状、直径、长短、有无晶纤维等
	草酸钙结晶	多为方晶及簇晶，单子叶植物偶见针晶
	薄壁组织碎片、石细胞	可见
皮类	纤维	直径、长短及形状，是否成束存在，细胞壁厚薄、木化与否，能否看到胞腔及壁孔等
	细胞壁	细胞壁厚薄、木化与否，能否看到胞腔及壁孔等
	石细胞	石细胞的形状、细胞壁增厚情况
	草酸钙结晶	多为方晶及簇晶，砂晶及针晶较少
	皮类药材粉末	不应含有木质部组织，如导管、管胞等
木类	导管、管胞	可见
	木纤维、木射线	可见
	木薄壁细胞	可见
	木栓细胞、绿色组织	不应有
	细胞壁	通常均木化

（续）

部位	关注的显微组织	特征要点
花类	苞片及花萼	构造类同叶片，表面上可见到气孔及毛茸
	花冠	上表皮细胞常呈乳头状或绒毛状突起而无气孔，下表皮细胞常不呈乳头状，细胞壁微波状弯曲。维管束组织细小
	雄蕊	(1) 花粉囊内壁细胞的壁不均匀地增厚，呈网状、螺旋状、环纹状及点状等 (2) 花粉粒具有圆形、长圆形或多面形等多种形状 通常具有内外两层壁，外壁多数具有各种雕纹
	雌蕊	柱头的表皮细胞呈乳头状凸起，或分化呈绒毛状
叶类	表皮	上下表皮细胞的形状、大小，角质层的形态，垂周壁的形状、厚度或增厚情况，有无气孔、毛茸等
	气孔	气孔的形状、大小、形式，保卫细胞的形状及内含物，副卫细胞的数目、大小、形状
	毛茸	注意毛茸的种类
	非腺毛	注意细胞的数目、形状、长短、大小、细胞壁的厚薄及表面形态等。多数为单列性多细胞毛，少数为单细胞毛。形状一般呈长圆锥形或线形；细胞壁一般较薄，外壁表面大都光滑
	腺毛	注意头部的形状、大小、细胞的数目、排列情况，以及柄部的长短、细胞数目及行列数目等
果实类	果皮细胞	形状、大小
	外果皮	外果皮上可能有非腺毛及腺毛，注意长短、形状
	中果皮内分泌组织	油细胞、油室、油管、石细胞等
	内果皮石细胞	大小、细胞壁的厚薄，如为镶嵌层，则应注意其排列形式

4. 测量 测量是应用显微量尺在显微镜下测量细胞及细胞内含物等大小的一种方法，是中药制剂显微鉴别的重要手段之一。测量可用目镜测微尺进行。

（四）记录

组织特征的记录，应以从外至内的次序进行。对于有鉴别意义的特征，除用文字详细描述组织特征外，还可根据需要用 HB、4H 或 6H 铅笔绘制简图，或使用显微成像系统进行拍照，并标出各特征组织的名称、放大倍数或加比例尺。

粉末显微鉴别时，先记录原粉末的色泽、气味，然后边观察、边记录。通常以先多数后少数的顺序描述显微特征，并在报告中标明"多见""少见""偶见"等数量字眼。应注意记录标准规定以外的异常显微特征，并根据药材和饮片的基原、成方制剂的处方和制作方法综合分析是否存在掺伪的可能，必要时可使用对照药材或已经鉴定品种的药材作为对照进行判断。

（五）结果判定

规定的显微特征全部检出，判为符合规定；否则，判为不符合规定。

四、应用实例——牛黄解毒片的显微鉴别

《中国药典》2020 年版一部第 694 页。

[鉴别] 取本品，置显微镜下观察：草酸钙簇晶大，直径60～140 μm（大黄）。不规则团块，金黄色或橙黄色，有光泽（雄黄）。

1. 处方及制法 由人工牛黄5 g、雄黄50 g、石膏200 g、大黄200 g、黄芩150 g、桔梗100 g、冰片25 g、甘草50 g制成，以上八味，雄黄水飞成极细粉，大黄粉碎成细粉，人工牛黄、冰片研细，其余四味加水煎煮二次，每次2 h，滤过，合并滤液，滤液浓缩成稠膏或干燥成干浸膏，加入大黄、雄黄粉末，制粒，干燥，再加入人工牛黄、冰片粉末，混匀，压制成1 000片（大片）或1 500片（小片），或包糖衣或薄膜衣，即得。

2. 处方分析 黄芩、甘草、桔梗、冰片四味药材经过水煮、滤过、浓缩至稠膏或干燥成干浸膏投料，它们的显微特征已不存在，应首先被排除；剩下药物中，人工牛黄虽然属于主要和贵重药物，但由于投料量很少，显微特征不易察觉而被排除；剩下的石膏、大黄、雄黄，由于雄黄和石膏同属矿物类药，石膏的显微特征抗干扰并不强，故标准仅选取大黄的草酸钙簇晶和雄黄的不规则碎块作为牛黄解毒片的显微特征。

3. 结果 牛黄解毒片显微特征见图2-1-1。

彩图：
牛黄解毒片
显微特征

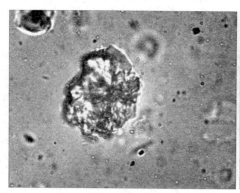
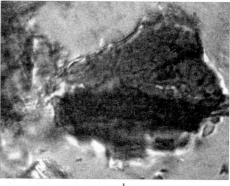

a   b

图2-1-1 牛黄解毒片显微特征
a. 草酸钙簇晶（大黄） b. 不规则团块（雄黄）

任务三 化学反应鉴别法

任务导入

中成药名方参茸保胎丸，具有滋养肝肾、补血安胎之功效。在《中华人民共和国药典》1995年版一部中其[鉴别]（1）、[鉴别]（2）均为化学反应鉴别，经过数次修订至2020年版，其[鉴别]（1）、[鉴别]（2）仍保留原来的化学反应鉴别。

◆ 思考：

1. 中药制剂采用化学反应鉴别法的原理是什么？
2. 化学反应鉴别法测定的主要成分有哪些？

一、简述

化学反应鉴别法是根据中药制剂中不同物质的特性，使用化学方法把指标性成分通过产生特殊的颜色、气味、沉淀或荧光等现象进行辨别推断制剂中某种化学成分有无的方法。化学反应鉴别法操作较简单，但由于中药制剂的成分复杂、干扰因素多，故一般需对样品进行纯化分离，去除干扰物质以改善该方法的专属性。

二、操作方法及应用

(一)样品提取方式

片剂、丸剂、散剂、胶囊剂等固体制剂可以根据鉴别对象不同采用不同溶剂进行提取。化学反应鉴别法样品常见提取方法见表2-1-5。

表2-1-5　化学反应鉴别法样品常见提取方法

提取方法	提取的物质
50%～70%乙醇回流提取	大多数的化学成分
酸性乙醇回流提取	酚类、有机酸、生物碱等
水室温浸泡	氨基酸、蛋白质
60℃热水提取	单糖、多糖、皂苷、鞣质及其苷类
水蒸气蒸馏法提取	挥发性成分
乙醚提取	酯类、苷元
升华法	升华的成分，如游离蒽醌苷元等

液体制剂如注射剂、酒剂、合剂、酊剂、糖浆剂等，可以直接取样，也可以参照上述方法进行提取或萃取。

(二)化学反应鉴别法的应用

1. 一般化学反应鉴别法 主要用于制剂中含有生物碱、黄酮类、蒽醌类、皂苷类、香豆素、内酯、挥发油、糖类、氨基酸、蛋白质及矿物类等成分的鉴别，一般化学反应鉴别法在中药制剂中的常见应用见表2-1-6。

表2-1-6　一般化学反应鉴别法在中药制剂中的常见应用

中药所含成分类型	常见的化学反应及现象	常见的中药饮片	中药制剂举例
生物碱类化合物	(1) 碘化铋钾反应产生红棕色沉淀 (2) 碘化汞钾反应产生类白色沉淀 (3) 硅钨酸反应产生白色沉淀 (4) 苦味酸反应产生黄色结晶性沉淀	黄连、乌头、附子、防己、北豆根、罂粟、延胡索、洋金花、颠茄、马钱子、苦参、苦豆子、贝母、川贝母、浙贝母	川贝雪梨膏、止喘灵注射液、马钱子散、牛黄蛇胆川贝液、石淋通片、黄杨宁片、小儿肺热平胶囊
黄酮类化合物	盐酸-镁粉反应产生紫红色	黄芩、葛根、银杏叶、槐花、陈皮、山楂、槐米	大山楂丸、参茸保胎丸、复方金钱草颗粒

（续）

中药所含 成分类型	常见的化学反应及现象	常见的中药饮片	中药制剂举例
蒽醌类 化合物	碱液反应（Borntrager 反应）呈红色	大黄、丹参、紫草、虎杖、决明子、何首乌、番泻叶	一清胶囊、十五味沉香丸、复方丹参片
皂苷类	（1）泡沫反应产生持久性泡沫（15 min 以上） （2）醋酐-浓硫酸反应甾体皂苷呈现污绿色，三萜皂苷呈现红色、红紫色 （3）三氯化锑或五氯化锑反应呈紫蓝色 （4）氯仿-浓硫酸反应氯仿层出现红色或蓝色，硫酸层出现绿色荧光	人参、甘草、黄芪、柴胡、知母、三七、桔梗、远志、麦冬	地奥心血康胶囊、柴胡口服液、养心定悸膏
香豆素、内酯和酚类	（1）氯亚氨基-2,6-二氯醌反应（Gibbs 反应）呈现蓝色 （2）异羟肟酸铁反应呈红色	白芷、秦皮、独活、柴胡、补骨脂、蛇床子、前胡、茵陈、牡丹皮	养阴清肺膏、前列舒丸
挥发性成分	香草醛-浓硫酸反应呈红色或红紫色	薄荷、冰片、藿香、当归、荆芥、防风、白芷、陈皮、肉桂	万应锭、牛黄解毒片、养心定悸膏
矿物药	（1）朱砂（主含 HgS）：铜片反应 （2）石膏、牡蛎、海螵蛸等（钙盐）：草酸铵反应 （3）雄黄①氯化钡沉淀法（检出硫）②硫化氢反应（检出砷）	朱砂、石膏、雄黄、牡蛎、海螵蛸	三黄片、癫痫平片
动物药	茚三酮反应呈红紫色	牛黄、麝香、熊胆、蟾蜍	血美安胶囊、参茸保胎丸

2. 升华鉴别法　中药制剂中某些具有升华性质的成分，通过一定温度下加热，将其升华使与其他成分分离后，凝结在另一个地方，利用升华物的理化性质进行鉴别。此法操作简便迅速，专属性较强。常用鉴别升华物的方法有：①利用显微镜观察晶型；②在可见光下观察颜色；③在紫外灯下观察荧光；④加入适当的试液与升华物发生显色反应。

3. 荧光鉴别法　中药制剂中的某些化学成分包括黄酮类、蒽醌类、香豆素类等，它们经化学试剂处理后，在可见光或紫外光照射下能发出荧光，或经试剂处理后发出荧光。含有这类成分的中药制剂可用荧光法进行鉴别。通常的操作方法是取制剂的提取液，将其点在滤纸上或试纸上，置于紫外光灯下（365 nm）观察，有时则是先加一定的试剂后再进行观察。

三、应用实例

（一）千柏鼻炎片的化学反应鉴别法

1. 检验依据　千柏鼻炎片，《中国药典》2000 年版一部第 363 页。

［处方］千里光 2 424 g，卷柏 404 g，羌活 16 g，决明子 242 g，麻黄 81 g，川芎 8 g，白芷 8 g。

[鉴别]

(1) 取本品 15 片，除去糖衣，研细，加酸性乙醇 30 ml，置水浴上加热约 20 min，滤过，取滤液 20 ml，置水浴上挥去乙醇后，加稀盐酸 1 ml，加水 10 ml，搅拌，滤过，取滤液各 1 ml，分别加入碘化汞钾试液、碘化铋钾试液和硅钨酸试液 1～2 滴，均生成沉淀。

(2) 取本品 10 片，除去糖衣，研细，加入乙醚 20 ml，振摇使溶解，滤过。取滤液约 2 ml，置白色瓷皿中，低温挥去乙醚，加 1% 香草醛-浓硫酸溶液 1 滴，显蓝紫色至紫红色。

(3) 取 [鉴别] (2) 项下的剩余滤液，加氢氧化钠试液 1 ml，振摇，静置，加入 30% 过氧化氢溶液 1 滴，置于水浴中加热后，显橙红色，加稀盐酸酸化，橙红色应褪去。

2. 应用分析　根据处方中药物组成可以初步判断，千里光：含有酚类；卷柏：含有黄酮类；羌活：含有挥发油；决明子：含有游离羟基蒽醌类；麻黄：含有生物碱（麻黄碱）；川芎：含有挥发油、内酯、生物碱、酚类；白芷：根，主要含有挥发油及香豆素类，[鉴别] (1) 使用了碘化铋钾和碘化汞钾试液，故该法是针对处方中麻黄和川芎的生物碱成分进行的鉴别试验。[鉴别] (2) 使用 1% 香草醛-硫酸溶液进行显色，是对于羌活、白芷中的挥发性成分进行的鉴别。[鉴别] (3) 是针对决明子中游离羟基醌类进行的鉴别。

（二）桂林西瓜霜的化学反应鉴别法（升华鉴别法）

1. 检验依据　桂林西瓜霜，《中国药典》2020 年版一部第 1 438 页，[鉴别] (3)。

[处方] 西瓜霜 50 g，煅硼砂 30 g，黄柏 10 g，黄连 10 g，山豆根 20 g，射干 10 g，浙贝母 10 g，青黛 15 g，冰片 20 g，无患子果（炭）8 g，大黄 5 g，黄芩 20 g，甘草 10 g，薄荷脑 8 g。

[鉴别] 取本品适量，进行微量升华，升华物呈无色或白色无定形结晶，有清香气。取结晶，加数滴乙醇使溶解，加新配制的 1% 香草醛-硫酸溶液 1～2 滴，即显紫色至紫红色。

2. 应用分析　该升华物为处方中冰片的白色升华物，其操作方法为取金属片或载玻片安放在有圆孔（直径约 2 cm）的石棉板上，在金属片上放一小金属圈（内径约 1.5 cm，高约 0.8 cm），对准石棉板上的圆孔，圈内放入预先研细成粉末的中药制剂一薄层，圈上覆盖载玻片，在石棉板下圆孔处用酒精灯缓缓加热，至粉末开始变焦，去火待冷，载玻片上有升华物凝集。将载玻片反转后，取升华物加试液观察反应。

四、注意事项

化学反应鉴别大多取供试品溶液适量置于试管中，加入试剂或试药进行反应，或将供试品溶液置于蒸发皿或坩埚中，挥去溶剂，滴加试液于残留物上进行鉴别。一般化学反应法用于中药制剂鉴别应该注意以下几点：

(1) 慎重使用专属性不好的分析反应，如泡沫生成反应、三氯化铁显色反应等。因为含蛋白质或含羟基等化学官能团成分的中药材或制剂存在较普遍。

(2) 在分析前应对样品进行分离、精制，除去干扰分析反应的物质，借此改善鉴别方法的专属性。具体的分离精制方法要与被鉴别成分的性质、干扰成分的性质等要求相适应。

(3) 采用阴性对照和阳性对照的方式，对拟定的鉴别方法进行反复验证，防止出现假阳性。

(4) 试管加热时，内容物不得超过试管容积的 1/3，试管应倾斜 45°，如需要加热应仔细小心，并使用试管夹，边加热边振摇，试管口不能对着操作者或他人。使用有机溶剂时，不能用明火加热。

（5）试药和试液的加入量、方法和顺序均应按各试验项下的规定。如未做规定，试液应逐滴加入，边加边振摇，并注意观察反应现象。

（6）实验中需要蒸发时，应将试液置于蒸发皿中，在水浴上进行。

五、记录和结果判定

需要在检验记录中详细记录操作过程、样品的取用量、所加试剂的名称与用量（必要时需要记录批号）、反应现象与反应结果（包括生成物的颜色，气体的产生或异嗅，沉淀物的颜色或沉淀物的溶解）等。当使用《中国药典》通则中未收载的试液时，应记录其配制方法或出处。在结论中，如果呈现正反应，可以记录"符合规定"或"正反应"，如果呈现负反应，可以记录"不符合规定"或"负反应"。

任务四　紫外-可见分光光度鉴别法与色谱鉴别法

任务导入

国家药品监督管理局发布的 2021 年第 59 号通告，显示陕西某中药有限公司生产的 2 批次止咳桃花散按国家食品药品监督管理局标准（试行）YBZ07782006 检验［鉴别］（6）薄层色谱项目不符合规定，已要求相关企业和单位采取暂停销售使用、召回等风险控制措施，对不符合规定的原因开展调查并切实进行整改。

◆ 思考：

1. 色谱鉴别方法有哪些？

2. 薄层色谱鉴别的优缺点有哪些？

光谱鉴别法是通过测定被测物质在特定波长处或一定波长范围内的吸光度或发光强度对该物质进行定性鉴别的方法。常用的有紫外-可见分光光度法、红外分光光度法、荧光分光光度法和原子吸收分光光度法等。

色谱鉴别法是利用中药制剂所含化学组分在一定色谱条件下产生特征色谱行为（比移值或保留时间），通过比较色谱行为和检测结果是否与药品标准一致来验证药物真伪的方法，通常包括纸色谱法、薄层色谱法、柱色谱法、气相色谱法、高效液相色谱法等。

本任务主要介绍紫外-可见分光光度法、薄层色谱法、气相色谱法、高效液相色谱法。

一、紫外-可见分光光度法

（一）简述

紫外-可见分光光度法是基于分子的外层电子跃迁所产生的吸收光谱而进行分析的方法，紫外线的吸收主要决定于分子的电子结构，故紫外光谱又称为电子光谱。有机化合物分子结构中如含有共轭体系、芳香环等发色基团，均可在紫外区（190～400 nm）或可见光区（400～800 nm）产生吸收。该法波长一般介于 190～800 nm。在中药制剂中有些药物的化学成分在紫外-可见光区显示特征吸收光谱,利用该吸收光谱的特征可将此法用于中药制剂的药物鉴别、杂质检查和含量测定。一般采用对比吸收光谱的特征数据、吸光度或吸收系数、吸收光谱的一致性等进行鉴别。

(二)操作方法

紫外-可见分光光度法常用的鉴别方法见表2-1-7。

表2-1-7　紫外-可见分光光度法常用的鉴别方法

鉴别方法	含义
规定吸收波长法	是中药制剂最常用的方法,样品经适当处理后,测定其吸收光谱,在一定波长处有最大吸收
对照品对比法	对照品或对照药材及供试品经处理后,将其制成对照品溶液及供试品溶液,分别测定吸收光谱,比较二者吸收光谱的一致性
规定吸收波长和吸光度法	样品经处理后,测定其吸收光谱,在吸收光谱的规定波长下应有若干个吸收峰,并有相应的吸光度值
规定吸收波长和吸光度比值法	样品在一定波长下应产生相应的吸收峰,并且吸光度与对照峰的吸光度比值应在一定的范围之内,此法的条件是要有对照品或参照物
多溶剂光谱法	选用不同极性的溶剂按一定次序提取样品,将样品分为若干个溶剂组,然后测定各组的吸收光谱,根据所得到的特征吸收光谱或导数光谱进行鉴别

1. 检验依据　保心片,《中国药典》2020年版一部第1 348页,[鉴别](1)。

[鉴别]取本品1片,研细,加水100 ml搅拌使溶解,滤过,取滤液1 ml,加水至25 ml,摇匀。照紫外-可见分光光度法(通则0401)测定,在283 nm波长处有最大吸收。

2. 应用分析　将样品加水稀释溶解后,分别在281 nm、282 nm、283 nm、284 nm、285 nm处检查是否有最大紫外吸收,如果一致,则判为符合规定,否则判为不符合规定。

3. 检验结果　在283 nm波长处有最大吸收(符合规定)。

(三)记录

在检验报告中应记录天平等仪器的型号、吸收池的配对情况、狭缝宽度、测定的波长及其吸收值、供试品与对照品的称量及其溶解和稀释情况,核对供试品溶液的最大吸收峰波长是否满足要求。必要时应记录仪器的波长校正情况及样品全波段扫描。

二、薄层色谱法

(一)简述

薄层色谱法系指将供试品溶液和对照标准溶液在同一薄层板一端点样,以适宜的溶剂置于展开缸内展开,再采用适合的显色剂或显色方法显色,将供试品色谱与对照色谱相比较,或用薄层色谱扫描仪进行扫描,以对试样进行定性、定量分析的色谱法。

视频:薄层
色谱鉴别法

薄层色谱法是中药制剂鉴别的常用方法之一,具有设备简单、操作简便快速、展开剂灵活多变等特点。薄层色谱法在中药制剂标准的鉴别中起到了越来越重要的作用,《中国药典》2020年版一部使用薄层色谱法鉴别的项目已有4 000多个。

（二）系统适用性试验

薄层色谱法应按各制剂品种项下进行色谱条件试验和调整，供试品和对照物应达到规定的比移值、检出限、分离度和相对标准偏差等要求。

1. 比移值（R_f 值）　在给定的条件下（吸附剂、展开剂、板层厚度等），化合物移动的距离和展开剂移动的距离之比是一定的，其大小只与化合物本身的结构有关，因此可以根据比移值鉴别化合物。比移值计算示意见图 2-1-2。

除另有规定外，各斑点的比移值介于 0.2～0.8 为宜，其计算公式如下：

$$R_f = \frac{从基线至斑点中心的距离 L_1}{从基线至展开剂前沿的距离 L_0} \qquad (2-1-1)$$

2. 检出限　系指限量检查或杂质检查时，供试品溶液中被测物质能被检出的最低浓度或量。一般采用已知浓度的供试品溶液或对照标准溶液，与稀释若干倍的自身对照标准溶液在规定的色谱条件下，在同一薄层板上点样、展开、检视，后者（稀释若干倍的自身对照标准溶液）显清晰可辨斑点的浓度或量作为检出限。

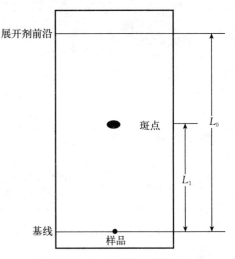

图 2-1-2　比移值计算示意

3. 分离度（或称分离效能）　用于鉴别时，供试品溶液与标准物质溶液色谱中的相邻斑点均应清晰分离。当薄层色谱扫描法用于限量检查和含量测定时，要求定量峰与相邻峰之间有较好的分离度（R），分离度的计算公式如下：

$$R = \frac{2(d_2 - d_1)}{W_1 + W_2} \qquad (2-1-2)$$

式中，d_2 为相邻两峰中后一峰与原点的距离；d_1 为相邻两峰中前一峰与原点的距离；W_1 及 W_2 为相邻两峰各自的峰宽。

除另有规定外，分离度应大于 1.0。

4. 相对标准偏差　薄层扫描含量测定时，同一供试品溶液在同一薄层板上平行点样的待测成分的峰面积测量值的相对标准偏差应不大于 5.0%；需显色后测定的或异板的相对标准偏差应不大于 10.0%。

（三）对照物质和对照方式

薄层色谱法用于鉴别时，需要用已知物质（标准物质）作对照。《中国药典》收载的标准物质有对照品、对照药材和对照提取物三种。

薄层色谱法对照物质对照方式和特点见表 2-1-8。

表 2-1-8　薄层色谱法对照物质对照方式和特点

对照方式	特点
对照品对照	比较对照品色谱和供试品色谱在相同位置上有无相同颜色（或荧光）斑点，检测制剂中是否含有某一有效成分或特征性成分
对照药材对照	比较对照药材色谱和供试品色谱在相同位置上有无相同颜色（或荧光）斑点，检测制剂中是否含有某一药材，增强鉴别的信息量和专属性

（续）

对照方式	特点
对照提取物对照	比较对照提取物色谱和供试品色谱在相同位置上有无相同颜色（或荧光）斑点，检测中药制剂中是否含有某一药材提取物
对照品和对照药材双对照	比较对照品色谱、对照药材色谱与供试品色谱在相同位置上有无相同颜色（或荧光）斑点，检测制剂中是否含有某一有效成分或特征性成分和某一药材
对照品和对照提取物双对照	比较对照品色谱、对照提取物色谱与供试品色谱在相同位置上有无相同颜色（或荧光）斑点，检测制剂中是否含有某一有效成分或特征性成分和某一药材提取物
两种以上对照物质	可同时鉴别多种成分、多种药材或药材提取物

（四）操作方法

1. 薄层板的选择与制备　薄层板有市售薄层板和自制薄层板；支持物有玻璃板、塑料板或铝板等；常用的固定相有硅胶（包括硅胶 G、硅胶 GF_{254}、硅胶 H、硅胶 HF_{254}，其中 F_{254} 表示添加有在紫外光 254 nm 波长下显绿色背景的荧光剂）键合硅胶、微晶纤维素、聚酰胺、氧化铝等。根据固定相粒径大小可分为普通薄层板（10～40 μm）和高效薄层板（5～10 μm），高效薄层板主要适用于分析较难分离的供试品。自制薄层板也可以根据分离需要进行特殊处理或化学改性。市售薄层板和自制薄层板临用前一般在 110 ℃活化 30 min，置干燥器中备用。聚酰胺薄膜不需要活化。铝基片薄层板、塑料薄层板可根据需要剪裁。

2. 点样　在洁净干燥的环境中，用专用毛细管或配合相应的半自动、自动点样器械点样于薄层板上。一般为圆点状或窄细的条带状，点样基线距底边 10～15 mm，高效板一般基线离底边 8～10 mm。圆点状直径一般不大于 4 mm，高效板一般不大于 2 mm。接触点样时注意勿损伤薄层表面。条带状宽度一般为 5～10 mm，高效板条带宽度一般为 4～8 mm，可用专用半自动或自动点样器械喷雾点样。点间距离可视斑点扩散情况以相邻斑点互不干扰为宜，一般不少于 8 mm，高效板供试品间隔不少于 5 mm。

3. 展开　将点好供试品的薄层板放入展开缸中，薄层板浸入展开剂深度一般要求展开剂液面距点样基线约 5 mm，密封。一般上行展开 8～15 cm，高效板上行展开 5～8 cm，展开至规定的展距后立即将薄层板取出，晾干。

薄层板在展开前，需要进行预饱和，目的是消除溶剂蒸气对展开效果的影响。预饱和主要分两个部分：①展开缸的预饱和。在展开之前，使展开剂蒸气在展开缸内饱和，使展开缸中气体和液体达到一定的稳定状态，此时尚未放薄层板，时间大约 10 min。②薄层板的预饱和。在展开缸饱和后，放入已经点样完毕的薄层板，进行饱和处理，使薄层板整体差异性减小。

4. 显色与检视　自身有颜色的斑点可直接在日光下进行检视，在紫外光灯激发下可产生荧光的物质，可在紫外光（254 nm 或 365 nm）下观察荧光斑点。显色后检视。如果斑点不能直接检视，可用喷雾法、熏蒸法或浸渍法或采用其他显色方法显色后，再于可见光或紫外光下检视。薄层板显色时显色剂均匀。浸渍显色操作时应防止显色溶液溶解样品所造成的样品损失和色谱斑点变形。

5. 注意事项

（1）为了得到较清晰的色谱图，供试液的制备要求如下：待测成分应尽可能多地提取出来，杂质要尽可能除去。

（2）点样原点的直径不大于 3 mm，高效薄层板要求原点直径不大于 2 mm。另外，点样量控制在 10 μl 以下，当在一个位置重复多次点样时，须注意尽量不要将原点点成一个空心圈。

（3）大多数药品标准选用的展开剂对相对湿度要求不高，在相对湿度 30%～70% 条件下可获得相对稳定的色谱图。

（4）进行展开操作温度相差较大时（如早晚温差大的地区），会不同程度影响色谱质量，应考虑在有温度控制的环境（如空调房或冰箱）中进行展开。

6. 结果判定 供试品色谱中，在与对照物质色谱相应的位置上，显相同颜色的斑点或荧光斑点，判为符合规定；否则，判为不符合规定。

（五）应用实例——消炎退热颗粒

1. 检验依据 《中国药典》2020 年版一部第 1531 页。

［鉴别］（1）取本品 20 g 或 6 g（无蔗糖），加水 50 ml 使溶解，用乙醚振摇提取 2 次，每次 30 ml，合并乙醚液，挥干，残渣加甲醇 0.5 ml 使溶解，作为供试品溶液。另取靛玉红对照品，加乙醚制成每 1 ml 含 0.5 mg 的溶液，作为对照品溶液。照薄层色谱法（通则 0502）试验，吸取上述两种溶液各 10 μl，分别点于同一硅胶 G 薄层板上，以甲苯-丙酮（4：1）为展开剂，展开，取出，晾干。供试品色谱中，在与对照品色谱相应的位置上，显相同颜色的斑点。

（2）取秦皮乙素对照品，加甲醇制成每 1 ml 含 0.5 mg 的溶液，作为对照品溶液。照薄层色谱法（通则 0502）试验，吸取［鉴别］（1）项下的供试品溶液与上述对照品溶液各 2～5 μl，分别点于同一硅胶 G 薄层板上，以甲苯-乙酸乙酯-甲酸（5：3：1）的上层溶液为展开剂，展开，取出，晾干，置于紫外光灯（波长 365 nm）下检视。供试品色谱中，在与对照品色谱相应的位置上，显相同颜色的荧光斑点。

2. 操作方法 取两块硅胶 G 板进行活化，取样品及对照品按上述方法进行操作，分别制备供试品溶液及对照品溶液，分别进行展开及检视。消炎退热颗粒［鉴别］（1）、［鉴别］（2）薄层色谱图如图 2-1-3 所示。

彩图：消炎退热颗粒［鉴别］(1)、［鉴别］(2) 薄层色谱图

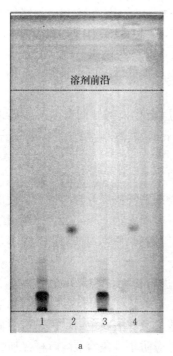

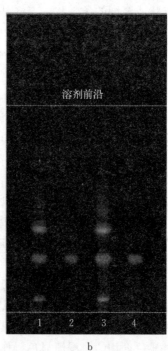

图 2-1-3 消炎退热颗粒［鉴别］（1）、［鉴别］（2）薄层色谱图

a.［鉴别］（1）：1、3 消炎退热颗粒 2、4 靛玉红对照品

b.［鉴别］（2）：1、3 消炎退热颗粒 2、4 秦皮乙素对照品

三、气相色谱法

气相色谱法（GC）系采用惰性气体（N_2、He、Ar 等）为流动相（载气）流经装有填充剂的色谱柱进行分离测定的色谱方法。气相色谱法定性鉴别，是指在同一色谱条件下，将供试品溶液和对照品溶液分别注入气相色谱仪中，供试品应呈现与对照品保留时间相同的色谱峰，从而对样品进行定性鉴别，这种方法也称为保留时间比较法。气相色谱法适用于中药制剂中含有挥发油或挥发性成分（如麝香酮、薄荷醇、冰片、水杨酸甲酯等）的定性鉴别。

《中国药典》2020 年版一部共有 57 个中药制剂品种采用气相色谱法鉴别，例如冰硼散中冰片的鉴别，牛黄抱龙丸中麝香酮的鉴别，麝香跌打风湿膏中冰片、薄荷脑、樟脑、水杨酸甲酯、桂皮醛、丁香酚的鉴别等。其结果的判定主要是比较供试品与对照品的色谱图：供试品色谱图中呈现与对照品色谱峰保留时间相同的色谱峰，判定为符合规定；否则，判定为不符合规定。

四、高效液相色谱法

高效液相色谱法系采用高压输液泵将规定的流动相泵入装有填充剂的色谱柱，对供试品进行分离测定的色谱方法。注入的供试品，由流动相带入色谱柱内，各组分在柱内被分离，并进入检测器检测，由积分仪或数据处理系统记录和处理色谱信号。采用高效液相色谱法进行定性鉴别同气相色谱鉴别法一样，是以待测成分的保留时间作为鉴定依据。高效液相色谱法相比气相色谱法检测范围更广，不受样品挥发性、热稳定性的限制，流动相、固定相、检测器选择多样，所以应用范围比气相色谱法更广。目前中药制剂质量标准中，用高效液相色谱法进行鉴别的品种也正在增多。近年来，以指纹图谱作为鉴别依据的中药制剂品种也不断增多。

在《中国药典》2020 年版中，有多个中药制剂品种采用高效液相色谱法进行鉴别。例如乐儿康糖浆中党参炔苷的鉴别，元胡止痛软胶囊中欧前胡素的鉴别，四物颗粒中毛蕊花糖苷的鉴别，橘红颗粒中贝母素甲、贝母素乙的鉴别，血府逐瘀胶囊中苦杏仁苷的鉴别，牛黄上清丸中黄芩苷、栀子苷、连翘酯苷、芍药苷的鉴别等。

技能实训　复方丹参片薄层色谱鉴别

一、实训目的

1. 能够根据药品标准进行复方丹参片的薄层色谱鉴别。

2. 能够自制薄层板。

3. 能真实记录检验原始数据并完成检验报告书。

二、实训内容及评价

1. 检验依据　《中国药典》2020 年版一部；四部通则 0502。

2. 复方丹参片薄层鉴别操作

[处方] 丹参 450 g，三七 141 g，冰片 8 g。

[鉴别] 取本品 5 片 [规格：①薄膜衣小片，每片重 0.32 g（相当于饮片 0.6 g）；②薄

膜衣大片，每片重0.8g（相当于饮片1.8g）；③糖衣片（相当于饮片0.6g）]，糖衣片除去糖衣，研碎，加乙醚10ml，超声处理5min，滤过，滤液挥干，残渣加乙酸乙酯2ml使溶解，作为供试品溶液。另取丹参酮ⅡA对照品、冰片对照品，分别加乙酸乙酯制成每1ml含0.5mg的溶液，作为对照品溶液。照薄层色谱法（通则0502）试验，吸取上述三种溶液各4μl，分别点于同一硅胶G薄层板上，以甲苯-乙酸乙酯（19∶1）为展开剂，展开，取出，晾干。供试品色谱中，在与丹参酮ⅡA对照品色谱相应的位置上，显相同颜色的斑点；喷以1%香草醛硫酸溶液，在110℃加热数分钟，在与冰片对照品色谱相应的位置上，显相同颜色的斑点。

3. 三黄片薄层鉴别操作

[**处方**] 大黄300g，盐酸小檗碱5g，黄芩浸膏21g。

[**鉴别**]

（1）取本品5片，除去包衣，研细，取0.25g，加甲醇5ml，超声处理5min，滤过，滤液作为供试品溶液。另取盐酸小檗碱对照品，加甲醇制成每1ml含0.2mg的溶液；再取黄芩苷对照品，加甲醇制成每1ml含1mg的溶液，作为对照品溶液。照薄层色谱法（通则0502）试验，吸取上述三种溶液各3～5μl，分别点于同一硅胶GF$_{254}$薄层板上，以乙酸乙酯-丁酮-甲酸-水（10∶7∶1∶1）为展开剂，展开，取出，晾干，分别置紫外光灯（365nm）和紫外光灯（254nm）下检视。供试品色谱中，在与盐酸小檗碱对照品色谱相应的位置上，紫外光（365nm）下显相同颜色的荧光斑点；在与黄芩苷对照品色谱相应的位置上，紫外光（254nm）下显相同颜色的斑点。

（2）取[鉴别]（1）项下的供试品溶液作为供试品溶液。另取大黄对照药材0.2g，加甲醇3ml，超声处理5min，取上清液作为对照药材溶液。照薄层色谱法（通则0502）试验，吸取上述两种溶液各5μl，分别点于同一硅胶G薄层板上，以环己烷-乙酸乙酯-甲酸（12∶3∶0.1）为展开剂，展开，取出，晾干，置紫外光灯（365nm）下检视。供试品色谱中，在与对照药材色谱相应的位置上，显相同颜色的荧光斑点。

三、实训要求

1. 实训前

（1）熟悉自制薄层板的制作过程。

（2）根据实训内容，学会选用仪器、试药，并制定实训步骤。

（3）熟悉显色喷雾、检视等设备使用。

2. 实训时

（1）实训操作应按规范操作。

（2）检验原始记录应按"检验原始记录和报告书"要求记录，薄层图谱拍照。

3. 实训后

（1）仪器应关机复原，清洗使用的玻璃仪器和场所。

（2）填写报告书。

四、实训考核

实训考核评价见表2-1-9。

表 2 - 1 - 9　实训考核评价

评价项目	评价内容	评价标准	分值	得分
实训前	自制薄层板过程	简述过程及规范要求	10	
	仪器、试药准备情况	齐全	10	
实训时	紫外检视灯、显色喷雾瓶	操作规范	15	
	点样、展开、显色	操作规范	20	
	薄层板观察	与对照斑点一致	15	
	检验记录	应符合要求	10	
实训后	清理情况	整洁、规范	10	
	报告书	应符合要求	10	

目标检测

一、单项选择题

1. （　　）可使淀粉粒染成蓝色或紫色。
　　A. 甘油醋酸试液　　　　　　　　　　B. 碘试液
　　C. 苏丹Ⅲ试液　　　　　　　　　　　D. 水合氯醛试液

扫码看答案

2. 大黄鉴别常用的化学反应方法是（　　）。
　　A. 盐酸-镁粉反应，产生紫红色　　　　B. 碱液反应（Borntrager 反应），呈红色
　　C. 泡沫反应，产生持久性泡沫　　　　D. 苦味酸反应，产生黄色结晶性沉淀

3. （　　）是通过对样品进行简单的提取后将提取液点于薄层板上，在展开容器内使用特定的溶剂进行展开，使供试品所含成分分离，所得色谱图与标准物质同法所得的色谱图对比的方法。
　　A. 质谱　　　　　　　　　　　　　　B. 薄层色谱法
　　C. 气相色谱法　　　　　　　　　　　D. 液相色谱法

4. 高效液相色谱法是以待测成分的（　　）作为鉴定依据。
　　A. 峰面积　　　　B. 检测时间　　　　C. 保留时间　　　　D. 相对时间

5. 薄层板常用的固定相有（　　）。
　　A. 硅胶　　　　B. 硅胶 H_{254}　　　　C. 硅胶 G_{254}　　　　D. 硅胶 F_{254}

6. 化学反应实验中需要蒸发时，应将试样置于蒸发皿中，在（　　）进行。
　　A. 水里　　　　B. 明火上　　　　C. 电磁炉上　　　　D. 水浴中

7. 生物碱类化合物与碘化铋钾反应产生（　　）沉淀。
　　A. 绿色　　　　B. 墨绿色　　　　C. 红棕色　　　　D. 黄色

8. 挥发性成分适合采用（　　）提取。
　　A. 浸提法　　　　B. 水蒸气蒸馏法　　　　C. 回流法　　　　D. 煎煮法

9. （　　）是根类药材需要关注的纤维组织。
　　A. 纤维　　　　B. 细胞壁　　　　C. 细胞质　　　　D. 导管

10. 从制剂处方中减少要鉴别的该味药材，剩下其他各味药，按制剂方法处理后，以制剂相同比例、条件、方法提取，所得的提取液，为该味药的（　　）。

  A. 阴性对照液 B. 阳性对照液 C. 双对照液 D. 中性对照液

二、多项选择题

1. 中药制剂检测常用的鉴别方法有（　　）。

  A. 性状检查   B. 显微鉴别法   C. 化学反应鉴别法

  D. 色谱鉴别法   E. 光谱鉴别法

2. 有些中药制剂还需要测定（　　）等物理常数。

  A. 折光率   B. 相对密度   C. 比旋度

  D. 熔点   E. 馏程

3.《中国药典》收载的标准物质有（　　）。

  A. 对照品   B. 对照药材   C. 对照提取物

  D. 中成药   E. 中药饮片

4.（　　）适合采用气相色谱法进行鉴别。

  A. 薄荷脑   B. 麝香酮   C. 广藿香酮

  D. 人参皂苷   E. 鞣酸

5.（　　）等成分经化学试剂处理后，在可见光、紫外光照射下能发出荧光，或经试剂处理后发出荧光。

  A. 多糖   B. 挥发油   C. 蒽醌类

  D. 香豆素类   E. 黄酮类

三、判断题

1. 中药性状包括形状、色泽、表面特征、质地及气味等方面特征。（　　）

2. 比移值（R_f 值）是化合物的物理常数，其是指在给定的条件下（吸附剂、展开剂、板层厚度等），化合物移动的距离和展开剂移动的距离之比是一定的。（　　）

3. 把制剂中要鉴别的某对照药材，按制剂的制法处理后，以制剂相同的比例、条件、方法提取，取得的提取液称为该味药的阴性对照液。（　　）

4. 液相色谱法最适宜中药制剂样品中含有挥发油或挥发性成分的定性鉴别。（　　）

5. 皂苷类成分特有的化学反应是泡沫反应。（　　）

四、简答题

1. 请简述气相色谱法与高效液相色谱法的异同。

2. 薄层色谱法的操作步骤包括哪些？

中药制剂常规检查法

➡ 知识目标

1. 掌握水分测定法、崩解时限检查法、重（装）量差异检查法、相对密度测定法、pH 测定法的原理和方法。

2. 熟悉乙醇量测定法、甲醇量检查法的原理和方法。

➡ 能力目标

1. 熟练掌握崩解时限检查、重（装）量差异检查、水分测定、相对密度测定和 pH 测定的操作技能。

2. 学会乙醇量测定法、甲醇量测定法的操作技能。

➡ 素养目标

1. 培养学生依法检验，实事求是的职业操守。

2. 培养学生团结协作的精神品质。

3. 培养学生认真严谨的科学态度，以及精益求精、精雕细琢的工匠精神。

4. 培养学生关爱生命、严把药品质量关的意识。

常规检查是以各种剂型的基本属性为指标，对药品的有效性、稳定性进行控制和评价的一项检查工作。各类制剂，除另有规定外，均应符合各制剂通则项下有关的各项规定。

剂型的基本属性是保证药品质量的重要因素，是评价药品质量的重要指标。常规检查在一定程度上客观地反映药品的内在质量，是评价药品质量的重要方法之一。

中药制剂的常规检查项目包括水分、重（装）量差异、崩解时限、pH、相对密度、乙醇量、甲醇量等。在《中国药典》四部——制剂通则中，对各种制剂的检查项目做出了相应的规定。对特定的中药制剂进行常规检查时，应选择适宜的方法。

任务一　水分测定法

任务导入

2021年8月16日，四川省药品监督管理局发布3批次药品不符合规定的通告（2021年第9号）。不符合规定品种：奥美拉唑肠溶胶囊、龙眼肉、茯苓皮。不符合规定检测项目：溶出度、水分、总灰分、酸不溶性灰分。其中，龙眼肉水分项目不符合规定。对上述不符合规定药品，四川省药品监督管理部门要求相关企业和单位采取暂停销售使用、召回等风险控制措施，对不符合规定原因开展调查并切实进行整改。

◆ 思考：

水分测定的意义和方法是什么？

水分测定法是指采用规定的方法对中药固体制剂的含水量进行测定的检查方法。药物中水分的存在，可使药物发生水解、霉变等。中药制剂水分的多少，直接影响其理化性质、稳定性及疗效。对中药固体制剂进行水分控制是《中国药典》规定的常规检查项目之一。

《中国药典》规定了丸剂、散剂、颗粒剂、胶囊剂、茶剂等固体制剂应检查水分。除另有规定外，《中国药典》规定这些剂型的水分不得超过一定限量值。

不同剂型的水分限量要求见表2-2-1。

表2-2-1　不同剂型的水分限量要求

项目	剂型	规定限度（不得超过）	备注
丸剂	蜜丸、浓缩蜜丸	15.0%	蜡丸不检查水分
	水蜜丸、浓缩水蜜丸	12.0%	
	水丸、糊丸、浓缩水丸	9.0%	
散剂		9.0%	
颗粒剂		8.0%	
胶剂		15.0%	
胶囊剂	硬胶囊剂	9.0%	内容物为液体或半固体者不检查水分
茶剂	不含糖块状茶剂	12.0%	
	含糖块状茶剂	3.0%	
	袋装茶剂与煎煮茶剂	12.0%	

《中国药典》2020年版通则0832收载的水分测定法有五种：第一法（费休氏法）、第二法（烘干法）、第三法（减压干燥法）、第四法（甲苯法）和第五法（气相色谱法），其中第一法（费休氏法）在中药中极少采用。

下面主要介绍第二法（烘干法）、第三法（减压干燥法）、第四法（甲苯法）和第五法（气相色谱法）。

一、第二法（烘干法）

（一）测定原理

供试品在 $100 \sim 105\ ℃$ 条件下连续干燥，挥尽其中的水分，根据减失的重量，即可计算出供试品的含水量（％）。

视频：水分
测定（烘干法）

本法适用于不含或含少量挥发性成分的中药的水分测定。

（二）操作方法

取供试品 $2 \sim 5\ g$，如果供试品的直径或长度超过 $3\ mm$，在称量前应快速制成直径或长度不超过 $3\ mm$ 的颗粒或碎片，将其平铺于干燥至恒重的扁形称量瓶中，厚度不超过 $5\ mm$，疏松供试品厚度不超过 $10\ mm$，精密称定。开启瓶盖，在 $100 \sim 105\ ℃$ 干燥 $5\ h$，将瓶盖盖好，移至干燥器中，放冷 $30\ min$，精密称定。在 $100 \sim 105\ ℃$ 干燥 $1\ h$，放冷，称重，至连续两次称重的差异不超过 $5\ mg$ 为止。根据减失的重量，计算供试品的含水量（％）。

本法适用于不含或少含挥发性成分的药品。

（三）计算

$$含水量（％）== \frac{W}{W_供} \times 100\% \qquad (2-2-1)$$

式中，W 为减失的水分重量（g）；$W_供$ 为供试品的重量（g）。

（四）注意事项

（1）所用仪器都应干燥。

（2）称量瓶宜先用适宜的方法编码标记，瓶与瓶盖的编码一致；称量瓶放入烘箱的位置，取出冷却、称重的顺序，应先后一致。

（3）若供试品含水量较大，而且含大量糖类，则直接在 $105\ ℃$ 干燥易发生熔化现象，使表面结成一层薄膜，阻碍水分的继续蒸发，此时应先在低温下烘去大部分水分，再在规定温度下干燥至恒重。

（4）干燥器中以硅胶为干燥剂时，干燥剂应及时更换。

（5）减失重量为1％以上者应平行实验2份。

（五）应用实例——双黄连颗粒水分测定

1. 检验依据　《中国药典》2020 年版一部第 777 页。

［检查］应符合颗粒剂项下有关的各项规定（通则 0104）

［水分］照水分测定法（通则 0832）第二法测定，含水量不得超过 8.0%。

2. 测定　取本品约 $2\ g$，依前文“（二）操作方法”操作。

3. 计算　双黄连颗粒水分测定数据见表 $2-2-2$。

表 $2-2-2$　双黄连颗粒水分测定数据

序号	称量瓶恒重 W_1/g	供试品重量 $W_供$/g	（瓶＋供试品）恒重 W_2/g
1	28.559 7	2.051 5	30.564 0
2	29.668 9	2.062 1	31.682 6

计算：

$$含水量_1 = \frac{W_{1-1} + W_{供1} - W_{2-1}}{W_{供1}} \times 100\% = \frac{28.559\ 7 + 2.051\ 5 - 30.564\ 0}{2.051\ 5} \times 100\% = 2.30\%$$

$$含水量_2=\frac{W_{1-2}+W_{供2}-W_{2-2}}{W_{供2}}\times100\%=\frac{29.668\,9+2.062\,1-31.682\,6}{2.062\,1}\times100\%=2.35\%$$

含水量平均值可修约为 2.32%。

4. 结论 符合规定。

二、第三法（减压干燥法）

(一) 测定原理

在减压条件下，水的沸点降低，在室温下即可从供试品中挥出而被干燥剂吸附，根据减失的重量，即可计算出供试品的含水量（%）。

本法适用于含挥发性成分的贵重药材的水分测定。供试品一般要求先破碎并通过二号筛。

(二) 操作方法

取直径 12 cm 左右的培养皿，加入五氧化二磷干燥剂适量，铺成 0.5～1 cm 的厚度，放入直径 30 cm 的减压干燥器中。

取供试品 2～4 g，混合均匀，分别取 0.5～1 g，置于已在供试品同样条件下干燥并称重的称量瓶中，精密称定，打开瓶盖，放入上述减压干燥器中，抽气减压至 2.67 kPa 以下，并持续抽气 30 min，室温放置 24 h。在减压干燥器出口连接无水氯化钙干燥管，打开活塞，待内外压一致，关闭活塞，打开干燥器，盖上瓶盖，取出称量瓶迅速精密称定重量，计算供试品的含水量（%）。

(三) 计算

参照式（2-2-1）。

(四) 注意事项

(1) 所用仪器应干燥。

(2) 宜使用单层玻璃盖的称量瓶。如用玻璃盖为双层中空，在减压时，应先将其取出放至另一普通干燥器中，以免破裂。

(3) 减压干燥器内部为负压，打开前应缓缓旋开进气阀，使干燥空气进入，以免气流吹散供试品。

(4) 五氧化二磷为常用的干燥剂，具有腐蚀性，操作时应注意防护，切勿入口或触目。五氧化二磷在使用时应呈粉末状，如出现结块或液滴时，应进行更换。

视频：水分
测定（甲苯法）

三、第四法（甲苯法）

(一) 基本原理

主要是利用水与甲苯的沸点不同、密度不同且相互不溶的特点，将供试品与甲苯混合蒸馏，水、挥发性成分可随甲苯一同馏出。水与甲苯不相混溶，收集于水分测定管下层，而挥发性成分溶于甲苯，并与其一同收集于水分测定管上层，水与挥发性成分完全分离。根据水在一定温度时的相对密度和水分测定管水的体积读数，可计算供试品的含水量（%）。

本法适用于蜜丸类（大蜜丸、小蜜丸）制剂以及含挥发性成分的药品（如香砂养胃丸、六味地黄丸等）的水分测定。

（二）操作方法

甲苯法仪器装置如图 2-2-1 所示。使用前，全部仪器应清洗干净，并置于烘箱中烘干。

取供试品适量（相当于含水 1~4 ml），精密称定，置于短颈圆底烧瓶中，加甲苯约 200 ml，必要时加入干燥、洁净的无釉小瓷片或玻璃珠数粒，连接仪器，自冷凝管顶端加入甲苯至充满水分测定管的狭细部分。将短颈圆底烧瓶置于电热套中或用其他适宜方法缓缓加热，待甲苯开始沸腾时，调节温度，使每秒馏出 2 滴。待水分完全馏出，即测定管刻度部分的水量不再增加时，将冷凝管内部先用甲苯冲洗，再用饱蘸甲苯的长刷或使用其他适宜的方法，将管壁上附着的甲苯推下，继续蒸馏 5 min，放冷至室温，拆卸装置，如有水黏附在水分测定管的管壁上，可用蘸甲苯的铜丝推下，放置使水分与甲苯完全分离（可加亚甲蓝粉末少量，使水染成蓝色，以便分离观察）。检读水量，并计算供试品的含水量（%）。

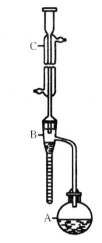

图 2-2-1　甲苯法仪器装置
A. 500 ml 的短颈圆底烧瓶
B. 水分测定管　C. 直形冷凝管
（外管长 40 cm）

（三）计算

$$含水量 = \frac{V}{W_供} \times 100\% \qquad (2-2-2)$$

式中，V 为水的体积（ml）；$W_供$ 为供试品的重量（g）。

（四）注意事项

（1）实验中使用的仪器、器皿应清洁、干燥。

（2）采用甲苯法测定中药的水分时，供试品一般先破碎成直径不超过 3 mm 的颗粒或碎片；颗粒直径和长度在 3 mm 以下的供试品可不破碎。

（3）测定用的甲苯须先加水少量充分振摇后放置，将水层分离弃去，经蒸馏后使用。

（4）蒸馏时严格控制加热温度，防止温度过高造成水分逸失。

（5）操作应在通风橱中进行。

四、第五法（气相色谱法）

（一）基本原理

此法是利用无水乙醇浸提供试品，提取出供试品中的水分，以纯化水为标准对照测定水分含量的方法。

本法适用于气体样品、易挥发或可转化为易挥发物质的液体和固体的水分测定，不适用于难挥发和热不稳定的物质。

（二）操作方法

1. 色谱条件系统适用性试验　用直径为 0.18~0.25 mm 的二乙烯苯-乙基乙烯苯型高分子多孔小球作为载体，或采用极性与之相适应的毛细管柱，柱温为 140~150 ℃，用热导检测器检测。注入无水乙醇，照气相色谱法（通则 0521）测定，应符合下列要求：

（1）理论板数按水峰计算应大于 1 000，理论板数按乙醇峰计算应大于 150。

（2）水和乙醇两峰的分离度应大于 2。

（3）用无水乙醇进样 5 次，水峰面积的相对标准偏差不得大于 3.0％。

2. 对照溶液的制备　取纯化水约 0.2 g，精密称定，置于 25 ml 量瓶中，加无水乙醇至刻度，摇匀，即得。

3. 供试品溶液的制备　取供试品适量（含水约 0.2 g），剪碎或研细，精密称定，置于具塞锥形瓶中，精密加入无水乙醇 50 ml，密塞，混匀，超声处理 20 min，放置 12 h，再超声处理 20 min，密塞放置，待澄清后倾取上清液，即得。

4. 测定法　取无水乙醇、对照溶液及供试品溶液各 1～5 μl，注入气相色谱仪中，测定，即得。

（三）计算

用外标法计算供试品的含水量。计算时应扣除无水乙醇的含水量，方法如下：

对照溶液中实际加入的水的峰面积＝对照溶液中总水峰面积－K×对照溶液中乙醇峰面积

供试品中水的峰面积＝供试品溶液中总水峰面积－K×供试品溶液中乙醇峰面积

$$K = \frac{无水乙醇中水峰面积}{无水乙醇中乙醇峰面积} \qquad (2-2-3)$$

$$含水量 = \frac{对照品溶液浓度×供试品中水的峰面积×供试品溶液体积}{对照品溶液中实际加入的水的峰面积×供试品取样量}$$

$$(2-2-4)$$

（四）注意事项

对照溶液与供试品溶液的配制须用新开启的同一瓶无水乙醇。

任务二　崩解时限检查法

任务导入

视频：崩解
时限检查法

　　1926 年《巴西药典》提出片剂崩解时限有关问题，1930 年《比利时药典》采用振摇法测定片剂崩解度，之后瑞士（1934 年）、芬兰（1937 年）、苏联（1937 年）、埃及（1953 年）、日本（第六改正药局方）以及中国（1953 年）相继采用此法。

　　◆　**思考：**

　　崩解时限检查的目的是什么？

　　崩解是指口服固体制剂［片剂、胶囊剂、丸剂（除蜜丸）、滴丸剂］在规定条件下全部崩解溶散或成碎粒，除不溶性包衣材料或破碎的胶囊壳外，应全部通过筛网。如有少量不能通过筛网，但已软化或轻质上漂且无硬心者，可做符合规定论。崩解时限是指《中国药典》所规定的允许该制剂崩解或溶散的最长时间，它在一定程度上可以间接反映药品的生物利用度。

　　崩解时限检查主要用于易溶性药物的检查，难溶性药物应检查溶出度或释放度。

　　崩解时限检查适用于丸剂（大蜜丸除外）、口服片剂、胶囊剂的崩解时限以及滴丸剂的溶散时限检查。除另有规定外，凡规定检查溶出度、释放度或分散均匀性的制剂，不再进行崩解时限检查。

一、原理

将供试品放入崩解仪内，人工模拟胃肠道蠕动，检查供试品在规定的溶剂、规定时限内能否崩解或溶散并全部通过筛网。

二、方法

（一）吊篮法

1. 仪器装置　升降式崩解仪（主要结构为能升降的金属支架与下端镶有筛网的吊篮，并附有挡板，升降式崩解仪吊篮及挡板结构见图 2-2-2）、1 000 ml 烧杯、温度计（分度值为 1 ℃）。

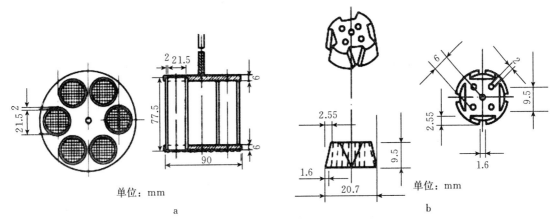

单位：mm

a

单位：mm

b

图 2-2-2　升降式崩解仪吊篮及挡板结构

a. 吊篮结构　b. 挡板结构

2. 操作方法　将吊篮通过上端的不锈钢轴悬挂于支架上，浸入 1 000 ml 烧杯中，并调节吊篮位置使其下降至低点时筛网距烧杯底部 25 mm，烧杯内盛有温度为 37 ℃±1 ℃ 的水，调节水位高度使吊篮上升至高点时筛网在水面下 15 mm 处，吊篮顶部不可浸没于溶液中。

除另有规定外，取供试品 6 片（粒），分别置上述吊篮的玻璃管中，加挡板，启动崩解仪进行检查，各片（粒）均应在规定的时限内全部崩解，如有 1 片不能完全崩解，应另取 6 片复试，均应符合规定。

3. 注意事项

（1）测定过程中，烧杯中的水温（或介质温度）应保持在 37 ℃±1 ℃。

（2）每测试一次后，应清洁吊篮的玻璃内壁及筛网、挡板等，并重新更换水或规定的介质。

（3）操作过程中，当供试品黏附挡板妨碍检查时，应另取供试品 6 片（粒），不加挡板进行检查。

（二）烧杯法

该法适用于泡腾片。

1. 仪器装置　250 ml 烧杯 6 个、温度计（分度值为 1 ℃）、纯化水等。

2. 操作方法　取 6 片泡腾片，分别置 6 个 250 ml 烧杯（内有 200 ml 温度为 20 ℃±5 ℃

的水）中，即有许多气泡放出，当片剂或碎片周围的气体停止逸出时，片剂应溶解或分散在水中，无聚集的颗粒剩留。除另有规定外，各片均应在 5 min 内崩解。如有 1 片不能完全崩解，应另取 6 片复试，均应符合规定。

三、结果判定

各剂型崩解时限检查条件及结果判断见表 2-2-3。

表 2-2-3　各剂型崩解时限检查条件及结果判断

剂型		溶剂	崩解时限	结果判断
片剂	中药全粉片	水	30 min（加挡板）	各片均应全部崩解。如有 1 片不能完全崩解，应另取 6 片复试，均应符合规定
	中药浸膏片（半浸膏）、糖衣片	水	1 h（加挡板）	
	中药薄膜衣片	盐酸溶液（9→1 000）	1 h（加挡板）	
	肠溶片	盐酸溶液（9→1 000）	2 h	每片均不得有裂缝、崩解或软化现象
		磷酸盐缓冲液（pH6.8）	1 h（加挡板）	各片均应全部崩解。如有 1 片不能完全崩解，应另取 6 片复试，均应全部崩解
	泡腾片	水	5 min	烧杯法
胶囊剂	硬胶囊	水	30 min（中药胶囊加挡板）	各片均应全部崩解。如有 1 粒不能完全崩解，应另取 6 粒复试，均应全部崩解
	软胶囊	水	1 h（中药胶囊加挡板）	
	明胶软胶囊	水或人工胃液		
	肠溶胶囊	盐酸溶液（9→1 000）	2 h 不得有裂缝、崩解、软化（不加挡板）	每粒的囊壳均不得有裂缝或崩解现象
		人工肠液	1 h 内全部崩解（加挡板）	应全部崩解。如有 1 粒不能完全崩解，应另取 6 粒复试，均应全部崩解
丸剂	小蜜丸、大蜜丸、水丸	水	1 h（加挡板）	在规定时间全部通过筛网。如有细小颗粒未通过筛网，但颗粒已软化且无硬心，为合格。当供试品黏附挡板妨碍检查时，应另取 6 丸，不加挡板进行检查
	糊丸浓缩丸	水	2 h（加挡板）	
	蜡丸	盐酸溶液	2 h（加挡板）	每丸均不得有裂缝、崩解或软化现象
		磷酸盐缓冲液（pH6.8）	1 h（加挡板）	应全部崩解。如有 1 丸不能完全崩解，应另取 6 丸复试，均应符合规定
滴丸剂	一般滴丸	水	30 min	应全部溶散。如有 1 丸不能完全溶散，应另取 6 丸复试，均应符合规定
	包衣滴丸	水	1 h	
	明胶滴丸	水或人工胃液	30 min	

四、应用实例

通窍鼻炎片崩解时限检查。

1. 检验依据 《中国药典》2020 年版一部第 1 578 页。

[检查] 应符合片剂项下有关的各项规定（通则 0101）。

[崩解时限] 照崩解时限检查法（通则 0921）检查，应在 1 h 内完全崩解。

2. 检查 取本品 6 片，分别置于升降式崩解仪吊篮的玻璃管中，依前文"（一）吊篮法""2. 操作方法"操作。

3. 实验数据及结果 介质：水；温度：37 ℃；崩解时间：38 min；现象：崩解完全。

4. 结论 符合规定。

任务三 重（装）量差异检查法

任务导入

2020 年 11 月 5 日，山东省药监局发布一则行政处罚信息，山东某制药有限公司生产销售的感冒清热颗粒经装量差异检查不符合标准规定，被处罚。

◆ 思考：

重量差异和装量差异的检查法分别适合什么剂型？

药品的重（装）量在一定限度内是允许存在一定的偏差的，但若超出限度，则难以保证临床用药的准确剂量。因此，重（装）量差异检查对于保证临床用药的安全性和有效性是十分必要的。

重（装）量差异检查是指以药物制剂的标示重量或平均重量为基准，对重（装）量的偏差程度进行检查，从而评价药物制剂质量的均一性。装量差异检查的对象是单剂量包装的药物制剂；以总重量或总体积标示的多剂量药物制剂，是通过最低装量法检查其装量。

一、片剂

（一）简述

片剂在生产中，由于颗粒的均匀度和流动性较差，以及工艺、设备和管理等原因，都会引起片剂的重量产生差异。本项检查的目的在于控制各片重量的一致性，保证用药剂量的准确。

糖衣片的片芯应检查重量差异并使其符合规定，包糖衣后不再检查重量差异。薄膜衣片应在包薄膜衣后检查重量差异并使其符合规定。

凡规定检查含量均匀度的片剂，一般不再进行重量差异的检查。

（二）操作方法

取供试品 20 片，精密称定总重量，求得平均片重后，再分别精密称定每片的重量，每片重量与平均片重相比较（凡无含量测定的片剂或有标示片重的中药片剂，每片重量应与标示片重比较），按表 2 - 2 - 4 中的规定，超出重量差异限度的不得多于 2 片，并不得有 1 片超出限度 1 倍。

表 2-2-4 不同规格片剂的重量差异限度

平均片重或标示片重	重量差异限度
0.3 g 以下	±7.5%
0.3 g 或 0.3 g 以上	±5%

（三）结果判定

超出重量差异限度的药片不多于 2 片，且没有 1 片超出限度 1 倍，判为符合规定；否则，判为不符合规定。

（四）注意事项

（1）在称量前后，均应仔细核对药物片数。称量过程中，应避免用手直接接触供试品；检查过的药物，不得再放回原包装容器内。

（2）偶有检出超出重量差异限度的药片，宜另用容器保存，以供必要时的复核用。

（五）应用实例

连花清瘟片（规格 0.35 g）重量差异检查。

（1）检验依据。《中国药典》2020 年版一部第 1 013 页。

[**重量差异**] 应符合片剂项下有关规定（通则 0101）。

（2）操作。取本品 20 片，依前文"（二）操作方法"操作。

（3）求出平均片重，保留三位有效数字，修约至两位有效数字，按表 2-2-4 中规定的重量差异限度，求出允许片重范围，将每片重量进行比较。

（4）实验数据及计算结果。连花清瘟 20 片总重 7.090 3 g，每片重量测定数据见表 2-2-5。

2-2-5 连花清瘟每片重量测定数据

序号	1	2	3	4	5	6	7	8	9	10
片重/g	0.352 6	0.361 2	0.358 7	0.361 8	0.356 1	0.361 2	0.360 3	0.347 8	0.353 2	0.361 3
序号	11	12	13	14	15	16	17	18	19	20
片重/g	0.354 8	0.348 5	0.356 7	0.352 4	0.361 1	0.328 9	0.345 7	0.351 3	0.360 1	0.356 6

解析：平均片重为 7.090 3/20＝0.354 g，修约为 0.35 g。

允许片重范围：0.34～0.37 g。

其中，0.35－0.35×5%＝0.34

0.35＋0.35×5%＝0.37

上述 20 片中，有 1 片（0.328 9 g）超出允许的重量范围，需要检查是否超出限度的 1 倍：

（0.328 9－0.354）/0.354×100%＝－7.1%

结果：20 片中仅有 1 片超出允许的重量范围，但该片未超出限度 1 倍。

（5）结论。符合规定。

二、丸剂

（一）简述

中药丸剂包括蜜丸、水蜜丸、水丸、糊丸、蜡丸、浓缩丸、滴丸和糖丸等类型。由于丸剂的类型、包装及剂量规格的多样性，《中国药典》规定除糖丸外，单剂量包装的丸剂须进行装量差异检查，装量以重量标示的多剂量包装丸剂照最低装量检查法（通则 0942）检查，其余的则进行重量差异检查。

包糖衣丸剂应检查丸芯的重量差异并使其符合规定，包糖衣后不再检查重量差异，其他包衣丸剂应在包衣后检查重量差异并使其符合规定；凡进行装量差异检查的单剂量包装丸剂及进行含量均匀度检查的丸剂，一般不再进行重量差异检查。

（二）操作方法

1. 重量差异检查

（1）滴丸。除另有规定外，取供试品 20 丸，精密称定总重量，求得平均丸重后，再分别精密称定每丸的重量。每丸重量与标示丸重相比较（无标示丸重的，与平均丸重比较），超出重量差异限度的不得多于 2 丸，并不得有 1 丸超出限度 1 倍。

不同规格滴丸剂的重量差异限度见表 2－2－6。

表 2－2－6　不同规格滴丸剂的重量差异限度

标示丸重或平均丸重	重量差异限度
0.03 g 及 0.03 g 以下	±15%
0.03 g 以上至 0.1 g	±12%
0.1 g 以上至 0.3 g	±10%
0.3 g 以上	±7.5%

（2）糖丸剂。除另有规定外，取供试品 20 丸，精密称定总重量，求得平均丸重后，再分别精密称定每丸的重量。每丸重量与标示丸重相比较（无标示丸重的，与平均丸重比较），超出重量差异限度的不得多于 2 丸，并不得有 1 丸超出限度 1 倍。

不同规格糖丸剂的重量差异限度见表 2－2－7。

表 2－2－7　不同规格糖丸剂的重量差异限度

标示丸重或平均丸重	重量差异限度
0.03 g 及 0.03 g 以下	±15%
0.03 g 以上至 0.3 g	±10%
0.3 g 以上	±7.5%

（3）其他丸剂。除另有规定外，以 10 丸为 1 份（丸重 1.5 g 及 1.5 g 以上的以 1 丸为 1 份），取供试品 10 份，分别称定重量，再与每份标示重量（每丸标示量×称取丸数）相比较（无标示重量的丸剂，与平均重量比较），超出重量差异限度的不得多于 2 份，并不得有 1 份超出限度 1 倍。

不同规格丸剂的重量差异限度见表 2－2－8。

表 2－2－8　不同规格丸剂的重量差异限度

标示丸重或平均丸重	重量差异限度
0.05 g 及 0.05 g 以下	±12%
0.05 g 以上至 0.1 g	±11%
0.1 g 以上至 0.3 g	±10%

（续）

标示丸重或平均丸重	重量差异限度
0.3 g 以上至 1.5 g	±9%
1.5 g 以上至 3 g	±8%
3 g 以上至 6 g	±7%
6 g 以上至 9 g	±6%
9 g 以上	±5%

2. 装量差异检查　除糖丸外，单剂量包装的丸剂，按照下述方法检查应符合规定。

检查法：取供试品 10 袋（瓶），分别称定每袋（瓶）内容物的重量，每袋（瓶）装量与标示装量相比较，超出装量差异限度的不得多于 2 袋（瓶），并不得有 1 袋（瓶）超出限度 1 倍。不同规格丸剂的装量差异限度见表 2-2-9。

表 2-2-9　不同规格丸剂的装量差异限度

标示装量	装量差异限度
0.5 g 及 0.5 g 以下	±12%
0.5 g 以上至 1 g	±11%
1 g 以上至 2 g	±10%
2 g 以上至 3 g	±8%
3 g 以上至 6 g	±6%
6 g 以上至 9 g	±5%
9 g 以上	±4%

3. 装量检查　以重量标示的多剂量包装丸剂，照最低装量检查法（通则 0942）检查，应符合规定。以丸数标示的多剂量包装丸剂，不检查装量。

（三）注意事项

（1）在称量前后，均应仔细核对药物丸数。

（2）称量过程中，应避免用手直接接触供试品；检查过的药物，不得再放回原包装容器内。

（四）应用实例

壮腰健身丸（浓缩水蜜丸）重量差异检查。

1. 检验依据　《中国药典》2020 年版一部第 915 页。

[检查] 应符合丸剂项下有关的各项规定（通则 0108）

2. 操作　以 10 丸为 1 份，取供试品 10 份，依前文"1. 重量差异检查""（3）其他丸剂"操作检查。

3. 实验数据及计算结果　壮腰健身丸重量差异记录见表 2-2-10。

表 2-2-10　壮腰健身丸重量差异记录

序号	1	2	3	4	5	6	7	8	9	10
重量/g	0.374 3	0.389 4	0.378 5	0.387 8	0.356 7	0.367 3	0.392 0	0.377 3	0.363 5	0.387 8

解析：平均重量为 0.377 g，修约为 0.38 g。

允许重量范围：0.35～0.41 g。

其中，0.377－0.377×9%＝0.35

0.38＋0.38×9%＝0.41

4. 结论 符合规定。

三、其他剂型

以胶囊剂和颗粒剂为例。

(一)简述

胶囊剂、颗粒剂在生产中，包装工艺、设备和管理等因素都会引起胶囊剂、颗粒剂的装量差异。本项检查的目的在于控制最小包装内药品重量的一致性，保证用药剂量的准确性。

凡规定检查含量均匀度的胶囊剂、颗粒剂，一般不再进行装量差异检查。

(二)操作方法

1. 胶囊剂 (通则 0103) 取供试品 20 粒（中药取 10 粒），分别精密称定重量，倾出内容物（不得损失囊壳），硬胶囊囊壳用小刷或其他适宜的用具拭净；软胶囊或内容物为半固体或液体的硬胶囊囊壳用乙醚等易挥发性溶剂洗净，置于通风处使溶剂挥尽，再分别精密称定囊壳重量，求出每粒内容物的装量与平均装量。每粒装量与平均装量相比较（有标示装量的胶囊剂，每粒装量应与标示装量比较），超出装量差异限度的不得多于 2 粒，并不得有 1 粒超出限度 1 倍。

不同规格胶囊剂的装量差异限度见表 2-2-11。

表 2-2-11 不同规格胶囊剂的装量差异限度

平均装量（或标示重量）	装量差异限度
0.30 g 以下	±10%
0.30 g 及 0.30 g 以上	±7.5%（中药：±10%）

2. 颗粒剂 (通则 0104) 取供试品 10 袋（瓶），除去包装，分别精密称定每袋（瓶）内容物的重量，求出每袋（瓶）内容物的装量与平均装量。每袋（瓶）装量与平均装量相比较〔凡无含量测定的颗粒剂或有标示装量的颗粒剂，每袋（瓶）装量应与标示装量比较〕，超出装量差异限度的颗粒剂不得多于 2 袋（瓶），并不得有 1 袋（瓶）超出装量差异限度 1 倍。单剂量包装的颗粒剂按上述方法检查，应符合规定；多剂量包装的颗粒剂，照最低装量检查法（通则 0942）检查，应符合规定。

不同规格颗粒剂的装量差异限度见表 2-2-12。

表 2-2-12 不同规格颗粒剂的装量差异限度

平均装量（或标示重量）	装量差异限度
1.0 g 及 1.0 g 以下	±10%
1.0 g 以上至 1.5 g	±8%
1.5 g 以上至 6.0 g	±7%
6.0 g 以上	±5%

（三）应用实例

银翘解毒颗粒装量差异检查。

1. 检验依据 《中国药典》2020 年版一部第 1 632 页。

[检查] 其他 应符合颗粒剂项下有关的各项规定（通则 0104）。

2. 操作 取 10 袋，依法检查。

3. 实验数据及结果 银翘解毒颗粒装量差异记录见表 2-2-13。

表 2-2-13 银翘解毒颗粒装量差异记录

序号	1	2	3	4	5	6	7	8	9	10
重量/g	4.984 1	5.018 7	4.915 4	4.940 8	4.937 2	4.996 7	5.029 7	5.012 4	5.032 6	5.078 2

计算：平均重量＝4.994 6 g，修约为 4.99 g。

限度范围：4.6～5.3 g 4.99－4.99×7‰＝4.6 4.99＋4.99×7‰＝5.3

1 倍限度范围：4.3～5.7 g 4.99－4.99×14‰＝4.3 4.99＋4.99×14‰＝5.7

4. 结论 符合规定。

任务四 相对密度测定法

任务导入

《中国药典》2020 年版一部规定川贝枇杷糖浆的相对密度应不低于 1.13，生血宝合剂相对密度应不低于 1.05，川贝雪梨膏的相对密度应不低于 1.10。

◆ 思考：

1. 检查相对密度的意义是什么？

2. 哪些剂型需要检查相对密度？如何检查？

相对密度是指在相同的温度、压力条件下，某物质的密度与水的密度之比。除另有规定外，温度为 20 ℃时，相对密度可用符号 d_{20}^{20} 表示。

纯物质的相对密度在特定条件下为不变的常数，但若物质的纯度不够，则相对密度的测定值会随着纯度的变化而改变。因此，测定药品的相对密度，可用来检查药品的纯杂程度。

液体药品的相对密度，一般用比重瓶测定；易挥发液体药品的相对密度，可用韦氏比重秤测定；液体药品的相对密度，也可采用振荡型密度计法测定。

一、比重瓶法

（一）原理

视频：相对
密度测定
（比重瓶法）

比重瓶法是指在相同温度和压力条件下，选用同一比重瓶，依次装满供试品和水，分别精密称定供试品和水的重量，供试品与水的重量之比即为供试品的相对密度。除另有规定外，温度为 20 ℃。其测定原理可用下列公式表示：

$$供试品的相对密度=\frac{供试品重量}{水重量}$$

$$相对密度=\frac{W_1-W_0}{W_2-W_0} \qquad (2-2-5)$$

式中，W_0 为空瓶重量（g）；W_1 为瓶＋供试品重量（g）；W_2 为瓶＋水重量（g）。该法一般用于液体药品的相对密度测定。

（二）操作方法

1. 方法一　取洁净、干燥并精密称定重量的比重瓶（图 2-2-3a），装满供试品（温度应低于 20 ℃ 或各品种项下规定的温度）后，装上温度计（瓶中应无气泡），置 20 ℃（或各品种项下规定的温度）的水浴中放置若干分钟，使内容物的温度达到 20 ℃（或各品种项下规定的温度），用滤纸除去溢出侧管的液体，立即盖上罩。然后将比重瓶自水浴中取出，再用滤纸将比重瓶的外壁擦净，精密称定，减去比重瓶的重量，求得供试品的重量后，将供试品倾去，洗净比重瓶，装满新沸过的冷水，再照上法测得同一温度时水的重量，按式（2-2-4）计算，即得。

2. 方法二　取洁净、干燥并精密称定重量的比重瓶（图 2-2-3b），装满供试品（温度应低于 20 ℃ 或各品种项下规定的温度）后，插入中心有毛细孔的瓶塞，用滤纸将从塞孔溢出的液体擦干，置 20 ℃（或各品种项下规定的温度）恒温水浴中，放置若干分钟，随着供试液温度的上升，过多的液体将不断从塞孔溢出，随时用滤纸将瓶塞顶端擦干，待液体不再由塞孔

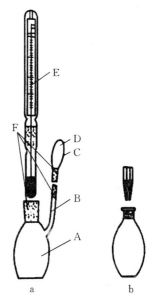

图 2-2-3　比重瓶
a. 附温度计比重瓶　b. 比重瓶
A. 比重瓶主体　B. 侧管　C. 侧孔
D. 罩　E. 温度计　F. 玻璃磨口

溢出，迅速将比重瓶自水浴中取出，照上述方法一，自"再用滤纸将比重瓶的外壁擦净"起，依法测定，即得。

（三）结果判定

按各品种项下规定限度的精度要求，先对测定值进行修约，再根据各品种项下规定限度的范围，判定"符合规定"或"不符合规定"。

（四）注意事项

（1）空比重瓶必须洁净、干燥（所附温度计不能采用加温干燥），操作顺序为先称量空比重瓶重，再装供试品称重，最后装水称重。

（2）供试品及水装瓶时，应小心沿壁倒入比重瓶内，避免产生气泡，如有气泡，应稍放置待气泡消失后再调温称重。供试品如为糖浆剂、甘油等黏稠液体，装瓶时更应缓慢沿壁倒入，以免因黏稠度大产生的气泡很难逸去而使测定结果不准确。

（3）将比重瓶从水浴中取出时，应用手指拿住瓶颈，而不能拿瓶肚，以免液体因手温而膨胀外溢。

（4）当室温高于 20 ℃ 或各品种项下规定的温度时，必须调节环境温度至略低于规定的

温度。否则，供试品可能因膨胀从瓶塞毛细管中溢出从而导致测定结果不准确。

（5）测定有腐蚀性供试品时，为避免腐蚀天平盘，可在称量时用一表面皿放置于天平盘上，再放比重瓶称量。

（6）装过供试品的比重瓶必须冲洗干净，如供试品为油剂，测定后应尽量倾去，连同瓶塞可先用石油醚冲洗数次，待油完全洗去，再以乙醇、水冲洗干净，依法测定水重。

（五）应用实例

强力枇杷露相对密度测定。

1. 检验依据 《中国药典》2020年版一部第1779页。

[检查] 相对密度 应不低于1.19（通则0601）。

2. 操作 溶液温度：20℃，依前文"（二）操作方法"操作。

3. 实验数据 空瓶重量 $W_0 = 11.0047\ g$，瓶＋供试品重量 $W_1 = 16.4928\ g$，瓶＋水重量 $W_2 = 15.4466\ g$，

$$相对密度 = \frac{W_1 - W_0}{W_2 - W_0} = \frac{16.4928 - 11.0047}{15.4466 - 11.0047} = 1.2356，修约为1.24。$$

4. 结论 符合规定。

视频：相对
密度测定
（韦氏比重秤法）

二、韦氏比重秤法

（一）原理

本法适用于测定易挥发液体药品的相对密度。其测定原理根据阿基米德定律，一定体积的物体（如比重秤的玻璃锤）在待测液体中所受浮力与该液体的密度成正比，利用浮力大小间接反映待测液体相对密度。

（二）操作方法

1. 仪器的调整 将20℃时相对密度为1的韦氏比重秤（图2-2-4），安放在操作台上，放松调节器螺丝，将托架升至适当高度后拧紧螺丝，横梁置于托架玛瑙刀座上，将等重游码挂在横梁右端的小钩上，通过调整螺丝调整水平，使指针与支架左上方另一指针对准即为平衡，将等重游码取下，换上玻璃锤，此时必须保持平衡（允许有±0.005 g的误差），否则应校正。

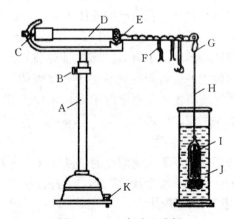

图2-2-4 韦氏比重秤
A. 支架 B. 调节器 C. 指针 D. 横梁
E. 刀口 F. 游码 G. 小钩 H. 细白金丝
I. 玻璃锤 J. 玻璃圆筒 K. 调整螺丝

2. 水校正 用新沸过的冷水将所附玻璃圆筒装至八分满，置20℃（或各品种项下规定的温度）的水浴中，搅动玻璃圆筒内的水，调节温度至20℃（或各品种项下规定的温度），将悬于秤端的玻璃锤浸入圆筒内的水中，秤臂右端悬挂游码于1.0000处，调节秤臂左端平衡用的螺旋使平衡。

3. 供试品测定 将玻璃圆筒内的水倾去，拭干，装入供试液至相同的高度，并用同法调节温度后，再把拭干的玻璃锤浸入供试液中，调节秤臂上游码的数量与位置使平衡，读取

数值，即得供试品的相对密度。

（三）结果判定

计算结果按各品种项下规定限度的精度要求，对测定值进行修约；再根据各品种项下规定限度的范围，判定"符合规定"或"不符合规定"。

（四）注意事项

（1）韦氏比重秤应安装在固定平放的操作台上，避免受热、冷气流及震动的影响。

（2）玻璃圆筒应洁净，在装水及供试品时的高度应一致，使玻璃锤沉入液面的深度前后一致。

（3）玻璃锤应全部浸入液体内，且玻璃锤应悬浮。

三、振荡型密度计法

（一）原理

振荡型密度计主要由 U 形振荡管（一般为玻璃材质，用于放置样品）、电磁激发系统（使振荡管产生振荡）、频率计数器（用于测定振荡周期）和控温系统组成。

通过测定 U 形振荡管中液体样品的振荡周期（或频率）可以测得样品的密度。振荡频率（T）与密度（ρ）、测量管常数（c）、振荡管的质量（M）和体积（V）之间存在下述关系：

$$T^2 = \frac{M + \rho \times V}{c} \times 4\pi^2 \qquad (2-2-6)$$

如果将 $c/(4\pi^2 \times V)$ 定义为常数 A，M/V 定义为常数 B，则上述公式可简化如下：

$$\rho = A \times T^2 - B \qquad (2-2-7)$$

常数 A 和 B 可以通过往振荡管中加入两种已知密度的物质进行测定，常用的物质为脱气水（如新沸过的冷水）和空气。分别往样品管中加入干燥空气和脱气水（如新沸过的冷水），记录测得的空气的振荡周期 T_a 和水的振荡周期 T_w，由下式计算出空气的密度值 d_a。

$$d_a = 0.001\,293 \times \frac{273.15}{t} \times \frac{p}{101.3} \qquad (2-2-8)$$

式中，d_a 为测试温度下的空气密度（g/ml）；t 为测试温度（K）；p 为大气压（kPa）。

从表 2-2-14 中查出测得温度下水的密度值 d_w，按照下述公式可分别计算出常数 A 和常数 B：

$$A = \frac{T_w^2 - T_a^2}{d_w - d_a} \qquad (2-2-9)$$

$$B = T_a^2 - A \times d_a \qquad (2-2-10)$$

式中，T_w 为试样管内为水时观测的振荡周期（s）；T_a 为试样管内为空气时观测的振荡周期（s）；d_w 为测试温度下水的密度（g/ml）；d_a 为测试温度下空气的密度（g/ml）。

如果使用其他校准液体，则使用相应的 T 值和 d 值。

如果仪器具有从常数 A 和 B 以及样品测得的振荡周期计算密度的功能，则常数 A 和 B

无须计算，按照仪器生产商的操作说明直接读取供试品的密度值。

物质的相对密度可根据下式计算：

$$d = \frac{\rho}{0.998\,2} \qquad (2-2-11)$$

式中，ρ 为被测物质在 20 ℃时的密度；0.998 2 为水在 20 ℃时的密度。

（二）仪器与试药

振荡型密度计、具有黏度补偿功能的数字式密度计。

（三）操作方法

按照仪器操作手册所述方法，取供试品，在与仪器校准时相同的条件下进行测定。测量时应确保振荡管中没有气泡形成，同时还应保证样品实际温度和测量温度一致。如必要，测定前可将供试品温度预先调节至约 20 ℃（或各品种正文项下规定的温度），这样可降低在 U 形振荡管中产生气泡的风险，同时可缩短测定时间。

不同温度下水的密度值见表 2-2-14。

表 2-2-14　不同温度下水的密度值

温度/℃	密度/(g/ml)	温度/℃	密度/(g/ml)	温度/℃	密度/(g/ml)
0.0	0.999 840	21.0	0.997 991	40.0	0.992 212
3.0	0.999 964	22.0	0.997 769	45.0	0.990 208
4.0	0.999 972	23.0	0.997 537	50.0	0.988 030
5.0	0.999 964	24.0	0.997 295	55.0	0.985 688
10.0	0.999 699	25.0	0.997 043	60.0	0.983 191
15.0	0.999 099	26.0	0.996 782	65.0	0.980 546
15.56	0.999 012	27.0	0.996 511	70.0	0.977 759
16.0	0.998 943	28.0	0.996 231	75.0	0.974 837
17.0	0.998 774	29.0	0.995 943	80.0	0.971 785
18.0	0.998 595	30.0	0.995 645	85.0	0.968 606
19.0	0.998 404	35.0	0.994 029	90.0	0.965 305
20.0	0.998 203	37.78	0.993 042	100.0	0.958 345

（四）注意事项

（1）用于相对密度测定的仪器的读数精度应不低于±0.001 g/ml，并应定期采用已知密度的两种物质（如空气和水）在 20 ℃（或各品种正文项下规定的温度）下对仪器常数进行校准。

（2）建议每次测量前用脱气水（如新沸过的冷水）对仪器的读数准确性进行确认，可根据仪器的精度设定偏差限度，例如精确到±0.0001 g/ml 的仪器，水的测定值应在 0.998 2 g/ml±0.000 1 g/ml 的范围内，如超过该范围，应对仪器重新进行校准。

（3）黏度是影响测量准确度的另一个重要因素。在进行高黏度样品的测定时，可选用具有黏度补偿功能的数字式密度计进行测定，或者选取与供试品密度和黏度相近的密度对照物质（密度在供试品的±5%、黏度在供试品的±50%的范围）重新校正仪器。

任务五 pH测定法

任务导入

2021年8月24日，安徽省药品监督管理局公示3则行政处罚信息。安徽某药业有限公司生产的酚磺乙胺注射液，2个批次（批号：20041401，2 ml：0.5 g；批号：20041402，2 ml：0.5 g）pH不合格，因此该公司被处罚77.425万元；安徽某国药有限公司，因桑叶性状项目有较多未除去叶柄不合格被警告；安徽某中药饮片科技有限公司，因地骨皮总灰分项不合格被警告。

◆ 思考：

1. 注射液要检查哪些项目？

2. pH用什么仪器测定比较准确？

视频：
pH测定法

一、原理

pH是水溶液中氢离子活度的方便表示方式。pH定义为水溶液中氢离子活度（α_{H^+}）的负对数，即$pH=-\lg\alpha_{H^+}$，但氢离子活度却难以由实验准确测定。为了使用方便，溶液的pH规定由式（2-2-12）计算所得。

$$pH=pH_S-\frac{E-E_S}{k} \qquad (2-2-12)$$

式中，pH_S为标准缓冲液中氢离子活度（α_{H^+}）的负对数，E为含有待测溶液的原电池电动势（V）；E_S为含有标准缓冲液的原电池电动势（V）。k为与温度（t,℃）有关的常数，$k=0.059\ 16+0.000\ 198\ (t-25)$。

溶液的pH使用酸度计测定。水溶液的pH通常以玻璃电极为指示电极、饱和甘汞电极或银-氯化银电极为参比电极进行测定。酸度计应定期进行计量检定，并符合国家有关规定。测定前，应采用《中国药典》规定的标准缓冲液校正仪器。

《中国药典》规定液体、半固体中药制剂如糖浆剂、合剂、凝胶剂、注射剂、露剂、滴鼻剂和滴眼剂等一般要测定pH。测定药品溶液pH是中药制剂质量控制的一项重要指标之一。

二、仪器与试药

酸度计、分析天平、小烧杯；草酸盐标准缓冲液、邻苯二甲酸盐标准缓冲液、磷酸盐标准缓冲液、硼砂标准缓冲液、氢氧化钙标准缓冲液、纯化水等。

三、操作方法

（一）标准缓冲溶液配制

《中国药典》中列出了草酸盐标准缓冲液、邻苯二甲酸盐标准缓冲液、磷酸盐标准缓冲液、硼砂标准缓冲液、氢氧化钙标准缓冲液五种常见标准缓冲溶液，其配制方法见《中国药典》四部通则 0631。标准缓冲液一般可保存 2～3 个月，但发现有浑浊、发霉或沉淀等现象时，不能继续使用。

（二）仪器校正

1. 仪器准备　由于各酸度计的精度与操作方法有所不同，应严格按各仪器说明书进行仪器预热。

2. 酸度计校正

（1）测定之前，按各品种项下的规定，选择 2 种标准缓冲液（pH 相差约 3 个单位），使待测溶液的 pH 处于两者之间，并将所选用的标准缓冲液平衡至室温。

（2）先采用两种标准缓冲液对仪器进行自动校正，使斜率为 90%～105%，漂移值在 0 mV±30 mV 或 ±0.5pH 单位之内，再用 pH 介于两种校正缓冲液之间且尽量与供试品接近的第三种标准缓冲液验证，至仪器示值与验证缓冲液的规定数值相差不大于 ±0.05 pH 单位；或者选择两种 pH 约相差 3 个 pH 单位的标准缓冲溶液，先取与供试品溶液 pH 较接近的第一种标准缓冲液对仪器进行校正（定位），使仪器示值与《中国药典》四部通则 0631 表列数值一致，再用第二种标准缓冲液核对仪器示值，与表列数值相差应不大于 ±0.02 pH 单位。若大于此差值，则应小心调节斜率，使示值与第二种标准缓冲液的表列数值相符。重复上述定位与斜率调节操作，至仪器示值与标准缓冲液的规定数值相差不大于 ±0.02 pH 单位。否则，需检查仪器或更换电极后，再进行校正至符合要求。

3. pH 测定　按规定取供试品或制备供试品溶液，置于小烧杯中，用供试品溶液淋洗电极数次，将电极浸入供试品溶液中，轻摇供试品溶液平衡稳定后，进行读数并记录。

（三）结果判定

按各品种项下规定限度的精度要求，对上述平均值进行修约，作为供试品的 pH；根据各品种项下规定限度的范围，判定"符合规定"或"不符合规定"。

（四）注意事项

（1）配制标准缓冲液与供试品溶液用水，应是新沸放冷除去二氧化碳的蒸馏水或纯化水（pH5.5～7.0），并尽快使用以免二氧化碳重新溶入造成测量误差。

（2）电极取下保护套后，电极玻璃球膜不能与硬物接触，任何破损会使电极失效。

（3）每次更换标准缓冲液或待测溶液之前，均应用水和该溶液充分淋洗电极，然后用滤纸吸干，再将电极浸入该溶液进行测定。

（4）使用完毕，电极应插入有饱和氯化钾溶液（电极填充液为其他电解质溶液时，应保存在相应的电解质溶液）的保护套内，保持电极的玻璃膜润湿。

（五）应用实例

复方鱼腥草合剂 pH 测定。

1. 检验依据　《中国药典》2020 年版一部第 1 328 页。

［检查］pH 应为 4.0～5.0（通则 0631）。

2. 测定法　根据酸度计说明书的方法进行相关操作。

3. 数据与结果　用邻苯二甲酸盐标准缓冲液、磷酸盐标准缓冲液校正酸度计，用供试品溶液清洗玻璃电极后，测定其 pH 3 次，测定读数分别为 4.55、4.58、4.60，平均值为 4.6（保留 1 位小数）。

4. 结论　符合规定。

任务六 乙醇量测定法

任务导入

浙江省药品监督管理局发布 2021 年第 3 期浙江省药品质量抽查检验公告中，某药业集团股份有限公司生产批号为 2105080 的藿香正气水，其乙醇量测定结果不符合规定。

视频：乙醇量测定法

◆ 思考：

1. 哪些剂型需要做乙醇量测定？

2.《中国药典》收载的乙醇量测定方法有几种？

乙醇量系指用一定方法测定各种含乙醇的制剂在 20 ℃时乙醇（C_2H_5OH）的含量（％）（ml/ml）。乙醇是用来提取中药材有效成分的常用溶剂，是酒剂、酊剂、流浸膏剂的重要质量控制指标。

《中国药典》收载乙醇量测定有气相色谱法和蒸馏法两种方法，其中气相色谱法包括第一法（毛细管柱法）和第二法（填充柱法），蒸馏法根据制剂性质不同又分为第一法、第二法、第三法。除另有规定外，若蒸馏法测定结果与气相色谱法不一致，以气相色谱法测定结果为准。

一、气相色谱法

气相色谱法广泛应用于各种制剂中乙醇量的测定。该法测定前不必对供试品进行前处理，操作简便、结果准确、重现性好。

（一）原理

乙醇具有挥发性，而且在一定温度下有良好的稳定性，可采用气相色谱法（通则 0521）测定各制剂中乙醇量。

（二）操作方法

1. 第一法（毛细管柱法）

（1）色谱条件与系统适用性试验。采用（6％）氰丙基苯基-（94％）二甲基聚硅氧烷为固定液的毛细管柱；起始温度为 40 ℃，维持 2 min，先以每分钟 3 ℃的速率升温至 65 ℃，再以每分钟 25 ℃的速率升温至 200 ℃，维持 10 min；进样口温度为 200 ℃；检测器（FID）温度为 220 ℃；采用顶空分流进样，分流比 1∶1；顶空瓶平衡温度为 85 ℃，平衡时间为 20 min。理论板数按乙醇峰计应不低于 10 000，乙醇峰与正丙醇峰的分离度应大于 2.0。

（2）校正因子测定。精密量取恒温至 20 ℃的无水乙醇 5 ml，平行两份；置 100 ml 量瓶中，精密加入恒温至 20 ℃的正丙醇（内标物质）5 ml，用水稀释至刻度，摇匀，精密量取该溶液 1 ml，置 100 ml 量瓶中，用水稀释至刻度，摇匀（必要时可进一步稀释），作为对照品溶液。精密量取 3 ml，置 10 ml 顶空进样瓶中，密封，顶空进样，每份对照品溶液进样 3 次，测定峰面积，计算平均校正因子，所得校正因子的相对标准偏差不得大于 2.0％。

（3）供试品测定。精密量取恒温至 20 ℃的供试品适量（相当于乙醇约 5 ml），置 100 ml 量瓶中，精密加入恒温至 20 ℃的正丙醇 5 ml，用水稀释至刻度，摇匀，精密量取该溶液 1 ml，置 100 ml 量瓶中，用水稀释至刻度，摇匀（必要时可进一步稀释），作为供试品溶液。精密量取 3 ml，置 10 ml 顶空进样瓶中，密封，顶空进样，测定峰面积，按内标法以峰面积计算，即得。

2. 第二法（填充柱法）

（1）色谱条件与系统适用性试验。用直径为 0.18～0.25 mm 的二乙烯苯-乙基乙烯苯型高分子多孔小球作为载体，柱温为 120～150 ℃。理论板数按正丙醇峰计算应不低于 700，乙醇峰与正丙醇峰的分离度应大于 2.0。

（2）校正因子测定。精密量取恒温至 20 ℃的无水乙醇 4 ml、5 ml、6 ml，分别置 100 ml 量瓶中，分别精密加入恒温至 20 ℃的正丙醇（内标物质）各 5 ml，用水稀释至刻度，摇匀（必要时可进一步稀释）。取上述三种溶液各适量，注入气相色谱仪，分别连续进样 3 次，测定峰面积，计算校正因子，所得校正因子的相对标准偏差不得大于 2.0%。

（3）供试品测定。精密量取恒温至 20 ℃的供试品溶液适量（相当于乙醇约 5 ml），置 100 ml 量瓶中，精密加入恒温至 20 ℃的正丙醇 5 ml，用水稀释至刻度，摇匀（必要时可进一步稀释）。取适量注入气相色谱仪，测定峰面积，按内标法以峰面积计算，即得。

[**附注**] 在不含内标物质的供试品溶液的色谱图中与内标物质峰相应的位置处不得出现杂质峰。

（三）计算

1. 校正因子计算

$$f = \frac{A_{内标}/C_{内标}}{A_{对}/C_{对}} \qquad (2-2-13)$$

式中，f 为校正因子；$A_{内标}$ 为内标物质的峰面积（或峰高）；$C_{内标}$ 为内标物质的浓度；$A_{对}$ 为对照品的峰面积（或峰高）；$C_{对}$ 为对照品溶液的浓度。

2. 乙醇量的计算

$$乙醇量\ (ml/ml) = f \cdot \frac{A_{供}/V_{供}}{A'_{内标}/V'_{内标}} \qquad (2-2-14)$$

式中，f 为校正因子；$A_{供}$ 为供试品中乙醇的峰面积（或峰高）；$V_{供}$ 为供试品溶液配制时所取供试品溶液体积；$A'_{内标}$ 为供试品溶液中内标物质的峰面积（或峰高）；$V'_{内标}$ 为供试品溶液配制时所取内标溶液体积。

（四）结果判定

两份供试品溶液测定结果的相对平均偏差不得大于 2.0%，否则应重新测定。根据测定结果的平均值来判定是否符合标准规定，若不符合规定则应复测。

（五）注意事项

（1）采用本法测定时，应避免甲醇或其他成分对测定的干扰。

（2）在不含内标物质的供试品溶液的色谱图中，与内标物质峰相应的位置处不得出现杂质峰。

（3）系统适用性试验中，采用填充柱法测定时，可视气相色谱仪和色谱柱的实际情况对柱温度、进样口温度和检测器温度做适当调整以满足要求；采用毛细管柱法测定时，若出现峰形变差等不符合要求的情况时，可适当升高柱温度进行充分的柱老化后再进行测定。

（六）应用实例

冯了性风湿跌打药酒乙醇量测定。

1. 检验依据　《中国药典》2020 年版一部第 849 页。

[检查] 乙醇量　应为 35% ～45%（通则 0711）。

2. 操作　按品种检查项下提供的方法制备对照品溶液和供试品溶液，参照气相色谱仪使用说明书和通则 0521 提供的检验方法进行检测。

3. 检验数据

（1）校正因子的测定：正丙醇加入量 5.00 ml，对照品无水乙醇加入量 5.00 ml，稀释倍数为 100，无水乙醇含量为 100%。

正丙醇峰面积 $A_{内标}$：$9.843\,64\times10^4$、$1.029\,67\times10^5$、$1.005\,17\times10^5$。

（2）对照品无水乙醇峰面积 $A_{对}$：$7.671\,44\times10^4$、$8.016\,85\times10^4$、$7.820\,76\times10^4$。

（3）供试品测定数据及结果：供试品取样量 10.00 ml，正丙醇加入量 5.00 ml，稀释倍数：100。

正丙醇峰面积 $A_{内标}$：$9.954\,20\times10^4$、$1.016\,10\times10^5$、$1.013\,19\times10^5$、$1.011\,68\times10^5$。

供试品无水乙醇峰面积 $A_{供}$：$6.124\,13\times10^4$、$6.292\,89\times10^4$、$6.267\,36\times10^4$、$6.275\,49\times10^4$。

按式（2-2-12）计算校正因子：

$$f_1=\frac{9.843\,64\times10^4\times5.00\times100}{7.671\,44\times10^4\times5.00\times100}=1.283\,15$$

同理，$f_2=1.284\,38$，$f_3=1.285\,26$

$\overline{f}=1.284\,26$

按以下公式计算相对标准偏差：

$$RSD（\%）=\frac{\sqrt{\dfrac{\sum\limits_{i=1}^{n}|f_i-\overline{f}|}{n-1}}}{\overline{f}}\times100\%=0.08\%$$

根据式（2-2-13）计算乙醇量：

$$乙醇量_1=\overline{f}\times\frac{A_{供}/V_{供}}{A'_{内标}/V_{内标}}\times100\%=1.284\,26\times\frac{6.124\,13\times10^4\times5}{9.954\,20\times10^4\times10}\times100\%=39.5\%$$

同理，第 2、3、4 份供试品乙醇量分别为 39.8%、39.7%、39.8%。

乙醇量平均值为 39.7%，修约为 40%。

按以下公式计算相对平均偏差：

$$\frac{\overline{d}}{\overline{x}}=\frac{\sum\limits_{i=1}^{n}|x_i-\overline{x}|}{\overline{x}\times n}\times100\%=0.2\%$$

4. 结论　符合规定。

二、蒸馏法

（一）原理

蒸馏法系用蒸馏后测定相对密度的方法测定各种含乙醇制剂中在 20 ℃时乙醇的含量

（％）（ml/ml）。若供试品中含有其他挥发性物质，则需先将其除去。

（二）仪器与试药

1. 仪器与用具 蒸馏装置（图2-2-5，标准磨口）、电热套、分液漏斗、移液管（25 ml）、量瓶（25 ml、50 ml）、温度计、分析天平、比重瓶、水浴锅等。

2. 试药与试液 石油醚、氯化钠、滑石粉、碳酸钙、氢氧化钠、硫酸等。

（三）操作方法

按照制剂的性质不同，可选用下列三法中之一进行测定。

1. 第一法 本法系供测定多数流浸膏、酊剂及甘油制剂中的乙醇量。根据制剂中含乙醇量的不同，又分为两种情况。

（1）含乙醇量低于30％者。取供试品，调节温度至20℃，精密量取25 ml，置150～200 ml蒸馏瓶中，加水约25 ml，加玻璃珠数粒或沸石等物质，连接冷凝管，直火加热，缓缓蒸馏，速度

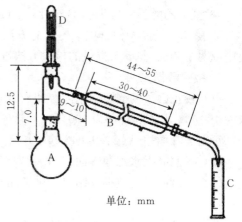

单位：mm

图2-2-5 蒸馏装置
A. 蒸馏瓶 B. 冷凝管 C. 量筒 D. 温度计

以馏出液滴连续但不成线为宜。馏出液导入25 ml量瓶中，待馏出液约达23 ml时，停止蒸馏。调节馏出液温度至20℃，加20℃的水至刻度，摇匀，在20℃时按相对密度测定法（通则0601）测定相对密度。在乙醇相对密度表［见《中国药典》2020年版四部（通则0711）］中查出乙醇的含量（％）（ml/ml），即为供试品中的乙醇含量（％）（m/ml）。

（2）含乙醇量高于30％者。取供试品，调节温度至20℃，精密量取25 ml，置150～200 ml蒸馏瓶中，加水约50 ml，如上法蒸馏。馏出液导入50 ml量瓶中，待馏出液约达48 ml时，停止蒸馏。按上法测定其相对密度。将查得所含乙醇的含量（％）（ml/ml）与2相乘，即得。

2. 第二法 本法系供测定含有挥发性物质如挥发油、三氯甲烷、乙醚、樟脑等的酊剂、醑剂等制剂中的乙醇量。根据制剂中含乙醇量的不同，也可分为两种情况。

（1）含乙醇量低于30％者。取供试品，调节温度至20℃，精密量取25 ml，置150 ml分液漏斗中，加等量的水，并加入氯化钠使之饱和，再加石油醚，振摇提取1～3次，每次约25 ml，使干扰测定的挥发性物质溶入石油醚层中，待分层后，分取下层水液，置150～200 ml蒸馏瓶中，合并石油醚层并用氯化钠的饱和溶液洗涤3次，每次约10 ml，洗液并入蒸馏瓶中，照上述第一法蒸馏（馏出液约23 ml）并测定。

（2）含乙醇量高于30％者。取供试品，调节温度至20℃，精密量取25 ml，置250 ml分液漏斗中，加水约50 ml，如上法加入氯化钠使之饱和，并用石油醚提取1～3次，分取下层水液，照上述第一法（馏出液约48 ml）蒸馏并测定。供试品中加石油醚振摇后，如发生乳化现象，或经石油醚处理后，馏出液仍很浑浊时，可另取供试品，加水稀释，照第一法蒸馏，再将得到的馏出液照本法处理、蒸馏并测定。供试品如为水棉胶剂，可用水代替饱和氯化钠溶液。

3. 第三法 本法系供测定含有游离氨或挥发性酸的制剂中的乙醇量。供试品中含有游

离氨，可酌情加稀硫酸，使成微酸性；如含有挥发性酸，可酌情加氢氧化钠试液，使成微碱性。再按第一法蒸馏、测定。如同时含有挥发油，除按照上述方法处理外，并照第二法处理。供试品中如含有肥皂，可加过量硫酸，使肥皂分解，再依法测定。

（四）计算

根据式（2-2-4）计算相对密度，从乙醇相对密度表中查获供试品中乙醇量。

（五）结果判定

测得的数值在规定范围内，判为符合规定；否则，判为不符合规定。

（六）注意事项

（1）任何一法的馏出液如显浑浊，可加滑石粉或碳酸钙振摇，滤过，使溶液澄清，再测定相对密度。

（2）蒸馏时，如出现泡沫，可在供试品中酌情加硫酸或磷酸，使成强酸性，或加稍过量的氯化钙溶液，或加少量石蜡后再蒸馏。

任务七　甲醇量检查法

任务导入

甲醇引起的危害：1998 年 2 月春节期间山西省文水县农民王某某用 34 t 甲醇加水勾兑成散装白酒 57.5 t 出售，造成 27 人丧生，222 人中毒入院治疗，其中多人失明。1998 年 3 月 9 日，王某某等 6 名犯罪分子被判处死刑。朔州假酒案的重要意义就在于引起了党和国家高度重视，包括国家工商行政管理总局、中国消费者协会在内的各部门联合执法，做了大量的工作，形成全国对假酒一片喊打的局面。可以说，朔州假酒案成为中国酒类市场监管的"分水岭"。

◆ 思考：

1. 甲醇有哪些危害？
2. 药品中甲醇量超标会对人体产生什么危害？

视频：甲醇量
检查法

醇类常作为提取中药材中有效成分的溶剂。由于甲醇的性质与乙醇很相似，沸点比乙醇低，因而极易混入乙醇中而影响药物安全性。《中国药典》在酒剂和酊剂通则中规定了甲醇量检查项目。除另有规定外，供试液含甲醇量不得过 0.05%（ml/ml）。《中国药典》收载的甲醇量检查的方法为气相色谱法，包括第一法（毛细管柱法）和第二法（填充柱法），前者采用外标法定量，后者采用内标-校正因子法定量。

一、仪器与试药

（一）仪器与用具

气相色谱仪、色谱柱［毛细管柱法：采用（6%）氰丙基苯基-（94%）二甲基聚硅氧烷为固定液的毛细管柱；填充柱法：柱材料、内径、长度无特殊规定。采用直径为 0.18～0.25 mm 的二乙烯苯-乙基乙烯苯型高分子多孔小球为载体］、自动进样器（或微量注射器）、氮气（纯度大于 99.99％）、氢气发生器（或空气发生器，或相应的钢瓶装气）、分析天平（感量 0.1 mg）、温度计、量瓶、移液管等。

（二）试药与试液

甲醇、正丙醇、水等。

二、操作方法

（一）第一法（毛细管柱法）

1. 色谱条件与系统适用性试验 采用（6％）氰丙基苯基-（94％）二甲基聚硅氧烷为固定液的毛细管柱；起始温度为 40 ℃，维持 2 min，以每分钟 3 ℃ 的速率升温至 65 ℃，再以每分钟 25 ℃ 的速率升温至 200 ℃，维持 10 min；进样口温度为 200 ℃；检测器（FID）温度为 220 ℃；采用合适的比例分流进样，顶空进样平衡温度为 85 ℃，平衡时间为 20 min。理论板数按甲醇峰计应不低于 10 000，甲醇峰与其他色谱峰的分离度应大于 1.5。

2. 对照品溶液制备 精密量取甲醇 1 ml，置 100 ml 量瓶中，加水稀释至刻度，摇匀，精密量取 5 ml，置 100 ml 量瓶中，加水稀释至刻度，摇匀，即得。

3. 供试品溶液制备 取供试液作为供试品溶液。

4. 测定 分别精密量取对照品溶液与供试品溶液各 3 ml，置 10 ml 顶空进样瓶中，密封，顶空进样。按外标法以峰面积计算，即得。

（二）第二法（填充柱法）

1. 色谱条件与系统适用性试验 用直径为 0.18～0.25 mm 的二乙烯苯-乙基乙烯苯型高分子多孔小球作为载体；柱温 125 ℃。理论板数按甲醇峰计算应不低于 1 500，甲醇峰、乙醇峰与内标物质各相邻色谱峰之间的分离度应符合规定。

2. 校正因子测定 精密量取正丙醇 1 ml 置 100 ml 量瓶中，用水溶解并稀释至刻度，摇匀，作为内标溶液。另精密量取甲醇 1 ml，置 100 ml 量瓶中，用水稀释至刻度，摇匀，精密量取 10 ml，置 100 ml 量瓶中，精密加入内标溶液 10 ml，用水稀释至刻度，摇匀，取 1 μl 注入气相色谱仪，连续进样 3～5 次，测定峰面积，计算校正因子。

3. 供试品溶液测定 精密量取内标溶液 1 ml，置 10 ml 量瓶中，加供试液至刻度，摇匀，作为供试品溶液，取 1 μl 注入气相色谱仪，测定，即得。

三、计算

1. 毛细管柱法（外标法）

$$C_{供} = C_{对} \times \frac{A_{供}}{A_{对}} \times 100\% \qquad (2-2-15)$$

式中，$C_{供}$ 为供试品溶液的浓度；$C_{对}$ 为对照品溶液的浓度；$A_{供}$、$A_{对}$ 分别为供试品溶液和对照品溶液的峰面积。

2. 填充柱法（内标-校正因子法）

$$C_{供} = f \cdot C'_{内标} \cdot \frac{A_{供}}{A'_{内标}} \qquad (2-2-16)$$

式中，f 为校正因子，见式（2-2-12）；$A'_{内标}$、$A_{供}$ 分别为供试品溶液中内标物和供试品的峰面积；$C'_{内标}$ 为供试品溶液中内标物的浓度。

四、结果判定

两次测定的相对平均偏差应小于 10%，否则应重新测定。根据测定的平均值计算，除另有规定外，酒剂或酊剂中甲醇量不得过 0.05%（ml/ml）。

五、注意事项

（1）如采用柱填充法时，内标物质峰相应的位置处出现杂质峰，可改用外标法测定。

（2）建议选择大口径、厚液膜色谱柱，规格为 30 m×0.53 mm×3.00 μm。

六、应用实例

消肿止痛酊甲醇量检查

1. 检验依据　《中国药典》2020 年版一部第 1527 页、四部通则 0871。

2. 操作　取消肿止痛酊作为供试品溶液。精密量取甲醇 1 ml，置 100 ml 量瓶中，加水稀释至刻度，摇匀，精密量取 5 ml，置 100 ml 量瓶中，加水稀释至刻度，摇匀，作为对照品溶液。分别精密量取对照品溶液与供试品溶液各 3 ml，置 10 ml 顶空进样瓶中，密封，顶空进样。计算供试品中的甲醇量。

3. 检验数据　对照品溶液与供试品溶液的峰面积（$A_{对}$ 和 $A_{供}$）分别为 20 322 和 18 415。

根据式（2-2-14）计算供试品中甲醇含量：

$$C_{供}＝C_{对}×\frac{A_{供}}{A_{对}}×100\%＝\frac{1}{100}×\frac{5}{100}×\frac{18\,415}{20\,322}×100\%＝0.045\%$$

4. 结论　符合规定。

技能实训一　水分测定（烘干法）

一、实训目的

（1）能依据药品标准进行颗粒剂水分测定。

（2）学会恒温烘箱的操作。

（3）能真实准确地进行数据记录、分析、处理以及报告填写。

二、仪器与试药

恒温烘箱、分析天平（分度值 0.1 mg）、称量瓶、干燥器、药匙、坩埚钳等。干燥剂：变色硅胶。

三、检验依据

应符合颗粒剂项下有关的各项规定（通则 0104）。中药颗粒照水分测定法（通则 0832）测定，除另有规定外水分不得超过 8.0%，以排石颗粒、益母草颗粒、花红颗粒为例。

四、操作方法

1. 称量瓶恒重　取洁净的称量瓶两只，取下瓶盖放在旁边，在 105 ℃ 干燥 2 h 后，取出，置干燥器中冷却30 min，精密称定重量，继续干燥1 h，放冷，精密称定重量，直至连续两次称重的差异在0.3 mg以下为止。

2. 称样 精密称取供试品2.0 g，平铺在干燥至恒重的称量瓶中，精密称定重量。

3. 恒重 将装有供试品的称量瓶移至105 ℃烘箱内，连续干燥5 h，移至干燥器中，放冷30 min，精密称定。继续干燥1 h，放冷，称重，直至连续两次称重的差异不超过5 mg。

五、数据记录

记录分析天平的型号、干燥条件（包括温度、干燥时间等）、各次称量数据及恒重数据（包括空称量瓶重及其恒重值、取样量、干燥后的恒重值）等，水分测定记录（烘干法）见表2-2-15。

表2-2-15 水分测定记录（烘干法）

检品名称						检品编号				
检验项目						检验日期				
检验依据										
使用仪器	仪器编号				仪器名称				型号	
测定法										
实验条件	干燥温度/℃			压力/Pa				干燥条件		
数据	瓶号	时间/h	空瓶重量(W_0)/g	供试品重量($W_供$)/g	时间/h	供试品＋空瓶重量(W)/g	水分/%	平均水分/%	修约/%	相对平均偏差/%
标准规定										
结果										
结论										
计算公式	水分（%）＝ $(W-W_0)/W_供 \times 100\%$									
备注	W_0、W数据均取恒重的数据中最小值									

六、操作要点

（1）恒重操作：扁形称量瓶、供试品都要干燥至恒重。

（2）开盖干燥，盖盖冷却。

（3）结果有效数字保留：按有效数字修约规则修约，与标准中规定限度有效数位一致，其数值小于或等于限度时，判为符合规定；否则，判为不符合规定。

七、实训评价

实训评价见表 2-2-16。

表 2-2-16 实训评价

序号	考核内容	评价指标	分值比例
1	方案制订	干燥方案设计合理、规范	10%
2	仪器使用	正确使用分析天平、烘箱	20%
3	恒重操作	恒重操作规范、正确	25%
4	数据记录	正确记录干燥前后质量	20%
5	数据处理	正确计算、有效数字保留	20%
6	仪器清理	干净、整洁	5%
	合计		100%

技能实训二 水分测定（甲苯法）

一、实训目的

(1) 掌握甲苯法测定水分的原理和方法。

(2) 使用甲苯时注意防护与安全。

二、仪器与试药

水分测定仪、分析天平（分度值 0.1 mg）、电热套（可调节温度）、烘箱、防爆沸用品（无釉小瓷片或玻璃珠）、量筒、药匙、长刷等。

甲苯（化学纯）、亚甲蓝（分析纯）、香砂六君丸。

三、操作方法

(1) 取供试品适量（相当于含水 1～4 ml），精密称定，置 A 瓶（图 2-2-1）中，加甲苯约 200 ml，必要时加入干燥、洁净的无釉小瓷片或玻璃珠数粒，连接仪器，自冷凝管顶端加入甲苯至充满 B 管的狭细部分。

(2) 将 A 瓶置电热套中或用其他适宜方法缓缓加热，待甲苯开始沸腾时，调节温度，使每秒馏出 2 滴。待水分完全馏出，即测定管刻度部分的水量不再增加时，将冷凝管内部先用甲苯冲洗，再使用饱蘸甲苯的长刷或采用其他适宜的方法，将管壁上附着的甲苯推下，继续蒸馏 5 min。

(3) 放冷至室温，拆卸装置，如有水黏附在 B 管的管壁上，可用蘸甲苯的铜丝推下，放置使水分与甲苯完全分离（可加亚甲蓝粉末少量，使水染成蓝色，以便分离观察）。

(4) 检读水量，并计算供试品中的含水量（%）。

四、数据记录

水分测定记录（甲苯法）见表 2-2-17。

表 2 - 2 - 17 水分测定记录（甲苯法）

检品名称				检品编号	
检验项目				检验日期	
检验依据					
使用仪器	仪器编号		仪器名称		型号
实验操作					
实验结果					
标准规定					
结论					
备注					

五、操作要点

（1）用化学纯甲苯直接测定，必要时甲苯可先加少量水，充分振摇后放置，将水层分离弃去，经蒸馏后使用。

（2）使用前应对实验中所用仪器、器皿进行彻底的清洁、干燥。

（3）加热时应控制好温度，防止水分逸失。

六、实训评价

实训评价见表 2 - 2 - 18。

表 2 - 2 - 18 实训评价

序号	考核内容	评价指标	分值比例
1	方案制订	方案设计合理、规范	10%
2	仪器使用	正确使用水分测定仪	25%
3	加热操作	恒温加热操作正确	20%
4	数据记录、处理	正确记录、计算	25%
5	仪器清理	干净、整洁	10%
6	安全操作	用电、用试剂安全操作	10%
	合计		100%

技能实训三 崩解时限检查

一、实训目的

1. 掌握片剂、丸剂崩解时限检查的原理与方法。

2. 学会操作崩解时限仪。

二、仪器与试药

升降式崩解仪、1 000 ml 烧杯、温度计，纯化水；清火栀麦片或保济丸。

三、操作方法

[**检查**] 照崩解时限检查法操作。

(1) 准备。

① 加纯净水至水箱刻度左右，水箱水位要高于烧杯内水位线。

② 打开加热开关：预设 37 ℃，加热。

③ 往烧杯注入纯净水 1 000 ml。

④ 设定时间：60 min。

(2) 检查。待温度达到 37 ℃±1 ℃时（水箱、烧杯内水），取供试品 6 片（粒）（片剂加挡板），分别置吊篮的玻璃管中，每管各加 1 片（粒），立即启动崩解仪。

(3) 观察、记录崩解（溶散）时间。

(4) 判定。

① 供试品 6 片（粒）均在规定的时限内全部崩解（溶散），判为符合规定。

② 如有 1 片（粒）不能完全崩解，应另取 6 片（粒）复试，均应符合规定。

四、数据记录

崩解时限检查记录见表 2-2-19。

表 2-2-19　崩解时限检查记录

检品名称			检品编号	
检验项目			检验日期	
检验依据				
使用仪器	仪器编号	仪器名称		型号
实验操作	介质：			温度：
实验结果				
标准规定				
结论				
备注				

五、操作要点

(1) 测定过程中，烧杯中的水温（或介质温度）应保持在 37 ℃±1 ℃。

(2) 每测试一次后，应清洁吊篮的玻璃内壁及筛网、挡板等，并重新更换水或规定的介质。

(3) 操作过程中，如供试品黏附挡板妨碍检查时，应另取供试品 6 片（粒），不加挡板进行检查。

六、实训评价

实训评价见表 2-2-20。

表 2 - 2 - 20　实训评价

序号	考核内容	评价指标	分值比例
1	方案制订	方案设计合理、规范	10%
2	仪器使用	正确使用崩解仪	25%
3	加热操作	恒温加热操作正确	20%
4	观察记录、判定	正确记录、判定	25%
5	仪器清理	干净、整洁	10%
6	安全操作	用电安全操作	10%
	合计		100%

技能实训四　重（装）量差异检查

（片剂、丸剂、胶囊剂）

一、实训目的

（1）掌握片剂、丸剂、胶囊剂的重（装）量差异检查。

（2）学会计算及结果判定。

二、仪器与试药

分析天平 [分度值 0.1 mg（适用于平均片重 0.30 g 以下的片剂、标示重量或平均重量 0.10 g 以下的丸剂、胶囊剂）或分度值 1 mg（适用于平均片重 0.30 g 或 0.30 g 以上的片剂、标示重量或平均重量 0.10 g 及 0.10 g 以上的丸剂）]、扁形称量瓶、弯头或平头手术镊子。

万通炎康片（瓶装）、乌鸡白凤丸、银翘解毒丸、脑心通胶囊、花红胶囊或咳特灵胶囊。

三、操作方法

以片剂为例，操作方法如下：

（1）取空称量瓶精密称定。

（2）取供试品 20 片，置称量瓶中，精密称定，即为 20 片供试品的总重量，除以 20，得平均片重（$\overline{m}$）（保留 3 位有效数字）。

（3）按"去皮"键，从已称定总量的 20 片供试品中，依次用镊子取出 1 片，分别精密称定重量，得各片重量并记录。

（4）根据重量差异限度，计算允许片重范围（$\overline{m} \pm \overline{m} \times$ 重量差异限度）（保留 2 位有效数字）。

（5）结果判定：超出重量差异限度的没有多于 2 片，且没有 1 片超出限度 1 倍，判为符合规定；否则，判为不符合规定。

四、数据记录

重（装）量差异检查记录见表 2 - 2 - 21。

表 2 - 2 - 21 重（装）量差异检查记录

检品名称				检品编号		
检验项目				检验日期		
检验依据						
检验方法						
使用仪器	仪器编号		仪器名称		型号	

实验数据	总重　g					
	序号	重量/g	重量/g	重量/g	重量/g	重量/g
	1～5					
	6～10					
	11～15					
	16～20					
	标示重量：			平均重量：		

限度范围	限度（　　）范围： 限度一倍的范围：
结果	
标准规定	超过重量差异限度的不得多于 2 片，并不得有 1 片超过限度 1 倍
结　论	
计算公式	平均重量 ＝ 总重/20 限度范围：（平均重量－平均重量×限度）～（平均重量＋平均重量×限度） 限度 1 倍的范围： （平均重量－平均重量×限度×2）～（平均重量＋平均重量×限度×2）
检验者	

五、操作要点

（1）仪器和用具的准备。

（2）正确取样（在称量前后，均应仔细核对药物片数。称量过程中，应避免用手直接接触供试品；检查过的药物，不得再放回原包装容器内）。

（3）天平调水平、预热。

（4）开机清零。

（5）称 20 片总重量，记录总重量。

（6）逐片称量，一共称取 20 片，记录每片的重量。

（7）计算平均片重 $\bar{m}$，计算允许片重范围。

（8）结果判断。

六、实训评价

实训评价见表 2-2-22。

表 2-2-22　实训评价

序号	考核内容	评价指标	分值比例
1	查药典、方案制订	方案设计合理、规范	10%
2	仪器使用	正确使用分析天平	25%
3	操作、记录	操作规范、记录整洁	20%
4	计算、判定	正确保留位数、判定	25%
5	仪器清理	干净、整洁	10%
6	综合素养	科学严谨、实事求是	10%
	合计		100%

技能实训五　相对密度测定

一、实训目的

(1) 掌握比重瓶法测定相对密度的原理。

(2) 学会测定口服液相对密度的操作。

二、仪器与试药

比重瓶、分析天平（分度值 1 mg）、温度计、水浴锅等。

蒲地蓝消炎口服液或健儿消食口服液。

三、操作方法

1. 比重瓶重量的称定　取洁净、干燥的比重瓶，精密称定，准确至 0.001 g。

2. 供试品重量的测定　将供试品（温度应低于 20 ℃或各品种项下规定的温度）装满于上述已称定重量的比重瓶中，插入中心有毛细孔的瓶塞，用滤纸将从塞孔溢出的液体擦干净，置 20 ℃（或各品种项下规定的温度）的恒温水浴中，放置若干分钟，随着供试品溶液温度的上升，多余的液体将不断地从塞孔溢出，随时用滤纸将瓶塞顶端擦干净。待供试品溶液不再由塞孔溢出时，将比重瓶自水浴中取出，再用滤纸将比重瓶的外面擦干净，精密称定重量，减去比重瓶的重量，即求得供试品的重量（比重瓶和供试品总重量－比重瓶重量）。

3. 水重量的测定　将供试品倾去，洗净比重瓶，装满新沸过的凉水，再照供试品重量的测定法测得同一温度时水的重量（比重瓶和水总重量－比重瓶重量）。根据式（2-2-5）计算供试品的相对密度。

$$供试品的相对密度 = \frac{供试品重量}{水重量}$$

四、数据记录

相对密度测定记录见表 2-2-23。

表 2-2-23 相对密度测定记录

检品名称			检品编号		
检验项目			检验日期		
检验依据	《中国药典》2020 年版通则 0601——相对密度（比重瓶法）				
使用仪器	仪器编号		仪器名称		型号
实验操作	溶液温度：20℃，依法操作				
实验结果	瓶号	空瓶重量 $(W_0)/g$	瓶+供试品重量 $(W_1)/g$	瓶+水重量 $(W_2)/g$	相对密度	修约
标准规定					
结论					
公式	相对密度 $=\dfrac{W_1-W_0}{W_2-W_0}$				
检验者					

五、操作要点

（1）比重瓶在每次使用前应保持干燥、清洁。

（2）比重瓶内盛装水或供试液时不得有气泡。

（3）使用新沸过的冷水。

六、实训评价

实训评价见表 2-2-24。

表 2-2-24 实训评价

序号	考核内容	评价指标	分值比例
1	查药典、方案制订	方案设计合理、规范	10%
2	仪器使用	正确使用分析天平	25%
3	操作、记录	操作规范、记录整洁	20%
4	计算、判定	正确计算、判定	25%
5	仪器清理	干净、整洁	10%
6	综合素养	科学严谨、实事求是	10%
	合计		100%

技能实训六 pH 测定

一、实训目的

(1) 学会标准缓冲溶液的配制和 pH 测量操作技术。

(2) 能够使用酸度计测量合剂、口服液的 pH。

二、仪器与试药

pHS-25 型酸度计，pH 复合玻璃电极，温度计，烧杯（100 ml×5），烧杯（250 ml×2），容量瓶（250 ml×2）；邻苯二甲酸氢钾标准缓冲系（pH＝4.00），磷酸盐标准缓冲系（pH＝6.86），复方鱼腥草合剂，强力枇杷露，小儿退热口服液。

三、操作方法

pH 测定法（通则 0631）

[检查] 复方鱼腥草合剂 pH 应为 4.0～5.0；强力枇杷露 pH 应为 4.0～6.0；小儿退热口服液 pH 应为 4.0～6.0。

1. 标准缓冲液配制 将 pH＝4.00 邻苯二甲酸氢钾标准缓冲系和 pH＝6.86 磷酸盐标准缓冲系的包装袋分别剪开，分别用适量新煮沸过放冷的蒸馏水溶解定容到相应体积即可。

2. 供试品溶液制备 《中国药典》收载的大多数品种是直接取样进行 pH 测定，少量品种要求先溶解或者滤过后测定。供试品溶液准备好后应当立即测定，以免空气中的 CO_2 影响测定结果。

视频：
pH 测定法

3. 测量 查看 pH 测定视频，进行测量。

四、数据记录

pH 测定记录见表 2-2-25。

表 2-2-25 pH 测定记录

检品名称			检品编号	
检验项目			检验日期	
检验依据				
使用仪器	仪器编号	仪器名称		型号
实验操作	pH（标准缓冲液 1）：		pH（标准缓冲液 2）：	
实验结果	测定值		平均值	修约
标准规定				
结论				
检验者				

五、操作要点

（1）测定前用标准缓冲液进行校正。

（2）每次换溶液应用蒸馏水冲洗电极，并用滤纸吸干电极。

（3）使用完毕，电极应插入有饱和氯化钾溶液的保护帽内。

（4）酸度计应置于清洁、干燥、阴凉处。不使用时，短路插头应置于电极接头处，使电极接入端处在短路状态以保护仪器。测量时，电极的引入导线须保持静止，否则将会引起测量不稳定。

六、实训评价

实训任务考核评价见表 2-2-26。

表 2-2-26　实训任务考核评价

序号	考核内容	评价指标	分值比例
1	查药典、方案制订	方案设计合理、规范	10%
2	仪器使用	正确使用酸度计	25%
3	操作、记录	操作规范、记录整洁	20%
4	计算、判定	正确计算、判定	25%
5	仪器清理	干净、整洁	10%
6	综合素养	科学严谨、实事求是	10%

目标检测

扫码看答案

一、单项选择题

1. 蜜丸常见的水分检查方法是（　　　）。

　　A. 甲苯法　　　　　　　　　　　　　B. 减压干燥法

　　C. 气相色谱法　　　　　　　　　　　D. 烘干法

2. 采用烘干法测定供试品中的水分，连续两次称重的差异不超过（　　　）。

　　A. 2 mg　　　　　B. 0.3 mg　　　　　C. 5 mg　　　　　D. 0.4 mg

3. 需要进行崩解时限检查的剂型是（　　　）。

　　A. 颗粒剂　　　　　B. 片剂　　　　　C. 散剂　　　　　D. 注射剂

4. 检查片剂崩解时限时应取样品的片数为（　　　）。

　　A. 3 片　　　　　B. 5 片　　　　　C. 6 片　　　　　D. 8 片

5. 除另有规定外，测定相对密度时的温度为（　　　）。

　　A. 20 ℃　　　　　B. 25 ℃　　　　　C. 30 ℃　　　　　D. 15 ℃

6. 需要进行外观均匀度项目检查的是（　　　）。

　　A. 乳剂　　　　　B. 片剂　　　　　C. 散剂　　　　　D. 丸剂

7. 酸度计常用的指示电极为（　　　）。

　　A. 玻璃电极　　　　　　　　　　　　B. 银-氯化银电极

C. 饱和甘汞电极　　　　　　　　　　D. 金属-金属难溶盐电极

8. 以下关于重（装）量差异检查的说法正确的是（　　）。

A. 包糖衣丸剂应在包衣后检查重量差异

B. 薄膜衣片应在包衣前检查重量差异

C. 除糖丸外，单剂量包装的丸剂不需要进行装量差异检查

D. 凡规定检查含量均匀度的片剂，一般不需要进行重量差异检查

9. 以下除哪种剂型外，均应进行重量差异检查？（　　）

A. 大蜜丸　　　　B. 小蜜丸　　　　C. 糊丸　　　　D. 包糖衣丸

10. 中药胶囊剂进行装量差异检查应取供试品（　　）。

A. 5 粒　　　　B. 10 粒　　　　C. 15 粒　　　　D. 20 粒

11. 需要进行 pH 测定的剂型是（　　）。

A. 合剂　　　　B. 颗粒剂　　　　C. 软膏剂　　　　D. 膜剂

12. pH 测定法主要是测定药品水溶液的（　　）。

A. 氢离子浓度　　　　　　　　　　B. 氢离子活度

C. 氢氧根离子活度　　　　　　　　D. 氢氧根离子浓度

13. 乙醇量是指制剂在（　　）时乙醇的含量（%）。

A. 20 ℃　　　　B. 30 ℃　　　　C. 25 ℃　　　　D. 35 ℃

14. GC 法测定乙醇量时常采用的定量方法为（　　）。

A. 外标法　　　　　　　　　　　　B. 内标法加校正因子

C. 外标一点法　　　　　　　　　　D. 内标对比法

二、多项选择题

1. 在干燥剂干燥法中，常用的干燥剂有（　　）。

A. 变色硅胶　　B. 五氧化二磷　　C. 无水氯化钙　　D. 氯化钾

2. 下列方法可用作中药制剂水分测定的是（　　）。

A. 常压烘干法　　B. 减压干燥法　　C. GC 法　　D. 甲苯法

3. 下列哪些口服固体制剂的水分不得过 9.0%？（　　）

A. 水丸　　　　B. 颗粒剂　　　　C. 缩水丸　　　　D. 散剂

4. GC 法主要适用于下列哪些中药制剂水分的测定？（　　）

A. 热稳定性差的中药制剂

B. 需精确测定水分的中药制剂

C. 含易挥发或可转化为易挥发物质的中药制剂

D. 气体样品

5. 含挥发性成分的中药制剂中的水分测定方法有（　　）。

A. 减压干燥法　　B. 气相色谱法　　C. 甲苯法　　D. 红外干燥法

三、简答题

1. 简述崩解时限检查的意义及剂型选择。

2. 简述比重瓶法测定相对密度的原理。

四、计算题

计算川贝枇杷糖浆的相对密度。精密称定洁净、干燥的比重瓶重量为 23.576 g，将供试

品装满上述已称定重量的比重瓶中，装上温度计，置水浴中放置若干分钟，使内容物温度达到 20 ℃。然后将比重瓶自水浴中取出，再用滤纸将比重瓶的外面擦干净，精密称定重量为 36.824 2 g，将供试品倾去，洗净比重瓶，装满新沸过的冷水，再照供试品重量的测定法测得的重量为 33.241 1 g，标准规定川贝枇杷糖浆相对密度应不低于 1.13。计算供试品的相对密度，并判断是否符合规定。

中药制剂杂质检查法

> ☞ **知识目标**
>
> 　1. 掌握杂质的定义、来源和分类，掌握灰分、重金属、砷盐、二氧化硫检查的原理和方法。
> 　2. 熟悉炽灼残渣、铅、镉、砷、汞、铜测定法的原理与操作方法。
> 　3. 了解农药残留量测定法、可见异物检查法和注射剂有关物质检查法的原理与操作方法。
>
> ☞ **能力目标**
>
> 　1. 能够按药品标准完成重金属、砷盐、二氧化硫检查。
> 　2. 能真实准确地进行数据记录、分析处理和报告填写，并准确判定结果。
>
> ☞ **素养目标**
>
> 　1. 深刻认知药品安全问题带来的危害，坚守道德底线，培养尊重生命的职业道德素养。
> 　2. 以节约资源与减少污染为根本出发点，融入绿色发展理念，培养学生环保安全意识。

　　中药制剂杂质是指存在于中药制剂中无治疗作用或影响中药制剂的稳定性和疗效，甚至对人体健康有害的物质。由于药品在加工、生产和贮藏过程中可能引入杂质，可影响药品的安全性和有效性，因此杂质检查是控制药品质量的一项重要指标。杂质检查项目包括炽灼残渣、灰分（总灰分、酸不溶性灰分）、重金属、砷盐、二氧化硫残留量、农药残留量、黄曲霉毒素、特殊杂质等。《中国药典》杂质检查方法收载于通则。

任务一　杂质及杂质限量

任务导入

　　银杏叶提取物为银杏科植物银杏的干燥叶经加工制成的提取物，以其为原料制成的各种制剂，广泛应用于药物、保健品、食品添加剂、功能性饮料、化妆品等领域。目前中国是全球第一大银杏叶提取物生产国，银杏叶提取物收载于《中国药典》2020年版一部，其杂质检查项目有水分、炽灼残渣、重金属、总银杏酸等。

视频：杂质及
杂质限量

◆ **思考：**

1. 银杏叶提取物检查这些杂质项目的意义是什么？

2. 银杏叶提取物杂质检查的方法都有哪些？

一、杂质的定义

中药制剂杂质是指存在于中药制剂中无治疗作用或影响中药制剂的稳定性和疗效，甚至对人体健康有害的物质。

二、杂质的来源

1. 中药材原料带入 中药制剂的原料是饮片，中药材是中药饮片的原料。药材栽培过程受到重金属和农药残留的污染，药材清洗不干净带入泥沙或掺入的非药用部位，药材加工炮制过程中使用硫黄熏蒸而残留二氧化硫，饮片本身含有不能且不可能除去的杂质，这些均会引入成品中。

2. 生产制备过程引入 生产制备过程中引入的试剂、溶剂未除尽，如甲醇；与生产容器接触而引入的金属杂质和其他杂质，如粉碎工序的机器磨损；在提取、分离、精制过程中除不尽化学结构、性质与产品相似的成分，并使其引入产品中成为杂质，如银杏叶提取物中的总银杏酸。

3. 贮存过程产生 贮存过程由于受日光、空气、温度、湿度等外界条件的影响发生聚合、分解、氧化还原、水解、霉变等物理化学变化而会产生一些杂质。

三、杂质的分类

按照杂质产生和存在特点，杂质可分为一般杂质和特殊杂质。

1. 一般杂质 一般杂质系指自然界中分布广泛、普遍存在于药材之中、在中药制剂的生产或贮存过程中引入的杂质，如泥沙（硅酸盐）、酸、碱、氯化物、硫酸盐、铁盐、重金属、砷盐、黄曲霉毒素、甲醇、农药残留等。并非所有的中药材及其制剂都要做一般杂质的全面检查，而是应根据具体要求，进行一定项目的检查。

2. 特殊杂质 特殊杂质系指在中药制剂生产和贮存过程中，由于中药本身的性质、生产工艺的不同可能引入或产生的杂质，而非大多数制剂普遍存在的，例如活血壮筋丸中的乌头碱、大黄流浸膏中的土大黄苷。特殊杂质及其检查方法被列入各有关品种检查项下。

四、杂质检查的意义

中药制剂质量优劣主要从两方面进行评价：一是制剂本身的疗效及其毒副作用；二是制剂中所含有的杂质对人体和药品质量产生的影响。由于杂质来源的多样性、复杂性以及生产工艺原因，使中药制剂在原料、生产、贮藏等过程不可避免会引入杂质，为了确保中药制剂的安全性、有效性和稳定性，必须对杂质的种类及其限量做出规定。

五、杂质检查方法

对药品而言，杂质含量越少越好，但在实际生产过程中将杂质完全去除既不可能也没必要，在不影响药品安全性、有效性和稳定性的前提下，允许制剂中存在一定量的杂质。杂质限量是指制剂中所含杂质的最大允许量。杂质限量检查方法主要有以下三种。

1. 对照法（限量检查法） 此法系将限量的待检杂质对照物质配成对照溶液，与一定量供试品溶液在相同条件下处理，比较反应结果，从而判断供试品中所含杂质是否超出限量。

杂质限量可用下式计算：

$$杂质限量（\%）=\frac{杂质最大允许量}{样品量}\times100\% \tag{2-3-1}$$

或

$$杂质限量（mg/kg）=\frac{杂质最大允许量}{样品量}\times10^6 \tag{2-3-2}$$

由于供试品中所含杂质是通过与一定量标准溶液进行比较的，因此杂质的最大允许量就是标准溶液的浓度与体积的乘积。因此，杂质限量（L）也可用下式表示：

$$L（\%）=\frac{C\times V}{W}\times100\% \tag{2-3-3}$$

或

$$L（mg/kg）=\frac{C\times V}{W}\times10^6 \tag{2-3-4}$$

式中，L 为杂质限量（%或 mg/kg）；C 为标准溶液的浓度（g/ml）；V 为标准溶液的体积（ml）；W 为供试品的重量（g）。

例如，注射用双黄连（冻干）重金属检查：取本品 1.0 g，依法检查重金属，含重金属不得过 10 mg/kg，应取标准铅溶液多少毫升（每 1 ml 相当于 10 μg 的 Pb）？

根据式（2-3-4）计算：

$$V=\frac{L\times W\times10^{-6}}{C}=\frac{10\times1.0\times10^{-6}}{10\times10^{-6}}=1.0（ml）$$

2. 准确测量法（含量测定法） 此法是指以一定的方法测定杂质的含量，测得的量与规定的限量进行比较，从而判断供试品中所含杂质是否超出限量。

3. 灵敏度法 此法是指在供试品溶液中加入检测试剂，在一定反应条件下，不得出现正反应，以该测定条件下的反应灵敏度来控制杂质限量。

任务二 炽灼残渣检查法

视频：炽灼
残渣检查法

任务导入

《中国药典》2020 年版规定人参总皂苷提取物炽灼残渣限量为不得过 6.0%、注射用灯盏花素、清开灵注射液等中药制剂也制定了炽灼残渣限量。

◆ **思考：**

1. 炽灼残渣检查的意义是什么？

2. 炽灼残渣检查原理是什么？

炽灼残渣用于检查不含金属的有机药物或挥发性无机药物中混入非挥发性的无机杂质。残留限量一般为 0.1%～0.2%。

一、原理

炽灼残渣是指有机化合物经炭化或挥发性无机药物经高温加热分解后，加硫酸 0.5～1 ml 湿润，先低温后高温炽灼（700～800 ℃），使其完全灰化后遗留的无机物（多为金属氧化物或金属硫酸盐）。

二、方法

取供试品 1.0～2.0 g 或各品种项下规定的重量，置于已炽灼至恒重的坩埚（如供试品分子结构中含有碱金属或氟元素，则应使用铂坩埚）中，精密称定，缓缓炽灼至完全炭化，放冷；除另有规定外，加硫酸 0.5～1 ml 使湿润，低温加热至硫酸蒸气除尽后，在 700～800 ℃炽灼使完全灰化，移至干燥器内，放冷，精密称定后，再在 700～800 ℃炽灼至恒重，即得。如需将残渣留做重金属检查，则炽灼温度必须控制在 500～600 ℃。

三、计算

$$炽灼残渣含量（\%）=\frac{W_2-W_1}{W_供}\times100\% \qquad (2-3-5)$$

式中，$W_供$ 为供试品的重量（g）；W_1 为空坩埚恒重重量（g）；W_2 为残渣和坩埚恒重重量（g）。

四、注意事项

炽灼残渣检查注意事项见表 2-3-1。

表 2-3-1 炽灼残渣检查注意事项

序号	步骤	注意事项
1	坩埚的选择	供试品中若含有碱金属或氟元素，可腐蚀瓷坩埚，应使用铂坩埚。在高温条件下夹取热铂坩埚时，宜用钳头包有铂层的坩埚钳
2	坩埚的操作	坩埚应编码标记，盖子与坩埚应编码一致。从高温炉中取出时的温度、先后次序、在干燥器内的放冷时间以及称量顺序，均应前后一致；同一干燥器内同时放置的坩埚最好不超过 4 个，否则不易达到恒重
3	炭化与灰化	在炭化过程中，应避免炭化温度过高导致供试品受热骤然膨胀或燃烧而逸出 炭化与灰化的前一段操作应在通风柜内进行。供试品放入高温炉前，务必完全炭化并除尽蒸气
4	恒重	炽灼至恒重，除另有规定外，是指在规定温度下连续两次炽灼后的重量差异在 0.3 mg 以下的重量，炽灼至恒重的第二次称重在继续炽灼 30 min 后进行

知识拓展：
坩埚的选择

五、应用实例 人参总皂苷

（一）检验依据

《中国药典》2020年版一部409页。

[**检查**] 炽灼残渣不得过6.0%（通则0841）。

（二）操作方法

1. 坩埚恒重 取洁净瓷坩埚置高温炉内，将坩埚盖子斜盖在坩埚上，高温炉温度调至700～800 ℃，灼烧30 min，停止加热，待高温炉内温度降至300 ℃以下，取出坩埚，移至干燥器中，将坩埚盖盖好，冷至室温，精密称定坩埚重量并记录数据，重复灼烧至恒重。

2. 样品称取 取供试品1.0～2.0 g，置已炽灼至恒重的坩埚中，精密称定。

3. 炭化和灰化 将盛有供试品的坩埚置电炉上缓缓灼烧，炽灼至供试品全部炭化为黑色，并不冒浓烟，放冷至室温。缓缓炽灼至完全炭化，放冷。加硫酸1 ml使湿润，低温加热至硫酸蒸气除尽后，在700～800 ℃炽灼使完全灰化，移至干燥器内，放冷，精密称定后，再在700～800 ℃炽灼至恒重。

4. 恒重 按坩埚恒重方法进行操作。

5. 实验数据 记录坩埚重量、坩埚恒重重量、供试品的称样量、残渣与坩埚恒重重量、炽灼温度。人参总皂苷中炽灼残渣测定数据见表2-3-2。

表2-3-2　人参总皂苷中炽灼残渣测定数据

称量次数	W_1/g	$W_供$/g	W_2/g
1	50.135 5		50.167 9
2	50.135 4	1.013 8	50.167 7

6. 结果与判定 计算结果按"有效数字和数值的修约及其运算"修约，使其与标准中规定限度的有效数位一致。其数值小于或等于限度值时，判为符合规定（当限度规定为≤0.1%，而实验结果符合规定时，报告数据应为"小于0.1%"或"为0.1%"）；其数值大于限度值时，则判定为不符合规定。

按式（2-3-5）计算：

$$炽灼残渣 = \frac{50.167\,7 - 50.135\,4}{1.013\,8} \times 100\% = 3.2\%$$

备注：W_1、W_2数据均取恒重的数据中最小值。

任务三　灰分测定法

任务导入

九味羌活丸，以羌活、防风、苍术、细辛、川芎、白芷、黄芩、甘草、地黄九味药材粉碎成细粉，过筛，混匀，用水泛丸，干燥制成。收载于《中国药典》2020年版一部，检查项目有总灰分（不得过7.0%）、酸不溶性灰分（不得过2.0%）。

◆　思考：

1. 总灰分、酸不溶性灰分检查的意义是什么？
2. 哪些中药制剂品种需要做总灰分检查？

视频：灰分
测定法

　　灰分系指药材或饮片经适当处理，直接经高温灼烧或加入一定量的无机酸水解后的干燥物经高温灼烧后的残留物，包括总灰分和酸不溶性灰分。

　　中药灰分的来源，包括生药本身经过灰化后遗留的不挥发性无机盐，以及中药表面附着的不挥发性无机盐类，即总灰分。生药本身所含的无机盐类（包括钙盐）大多可溶于稀盐酸中，而来自泥沙等的硅酸盐类在酸中不溶解，因此测定酸不溶性灰分，能较准确地表明中药中泥沙的掺杂与否。灰分是标示药材或饮片中无机成分总量的一项指标，对控制药材的杂质限度和提高药材纯净度方面有着非常重要的作用。因此，《中国药典》规定了一些中药材及中药制剂灰分的最高限量，如阿胶总灰分不得过 4.0%，麝香总灰分不得过 6.5%，地龙酸不溶性灰分不得过 5.0%，安宫牛黄丸酸不溶性灰分不得过 1.0%。

一、总灰分

（一）原理

药品缓缓炽热至完全炭化时，升高温度至 500～600 ℃，使完全灰化生成无机物残渣。

（二）方法

测定用的供试品须粉碎，使能通过二号筛，混合均匀后，取供试品 2～3 g，置炽灼至恒重的坩埚中，称定重量（准确至 0.01 g），缓缓炽热，注意避免燃烧，至完全炭化时，逐渐升高温度至 500～600 ℃，使完全灰化并至恒重。根据残渣重量，计算供试品中总灰分的含量（%）。

如果供试品不易灰化，可将坩埚放冷，加热水或 10% 硝酸铵溶液 2 ml，使残渣湿润，然后置水浴上蒸干，残渣照前法炽灼，至坩埚内容物完全灰化。

（三）计算

$$总灰分含量（\%）=\frac{W_1-W_0}{W_供}\times100\% \qquad (2-3-6)$$

式中，$W_供$ 为供试品的重量（g）；W_0 为空坩埚恒重重量（g）；W_1 为坩埚和总灰分恒重重量（g）。

（四）注意事项

（1）总灰分测定用的供试品须粉碎，使能通过二号筛，混合均匀后取样待用。

（2）供试品加热炭化时，注意要缓慢加热直至炽热，避免燃烧。

（3）其余同"炽灼残渣检查法"。

二、酸不溶性灰分

（一）原理

样品总灰分或水不溶性灰分经盐酸处理后，滤过、灰化、称量，得到不溶于酸的灰分。药品缓缓炽热至完全炭化时，升高温度至 500～600 ℃，使完全灰化生成无机物残渣。酸不溶性灰分反映的是污染的泥沙和药品中原来存在的微量氧化硅的含量。

(二) 方法

按总灰分测定法测定供试品的总灰分含量，取所得的灰分，在坩埚中小心加入稀盐酸约10 ml，用表面皿覆盖坩埚，置水浴上加热10 min，表面皿用热水5 ml冲洗，洗液并入坩埚中，用无灰滤纸滤过，坩埚内的残渣用水洗于滤纸上，并洗涤至洗液不显氯化物反应为止。滤渣连同滤纸移至同一坩埚中，干燥，炽灼至恒重。根据残渣重量，计算供试品中酸不溶性灰分的含量（%）。

(三) 计算

$$酸不溶性灰分含量（\%）=\frac{W_2-W_0}{W_供}\times100\%\qquad(2-3-7)$$

式中，$W_供$为供试品的重量（g）；W_0为空坩埚恒重重量（g）；W_2为酸不溶性灰分和坩埚恒重重量（g）。

(四) 注意事项

同总灰分测定法。

三、应用实例——九味羌活丸灰分检查

(一) 检验依据

《中国药典》2020年版一部502页。

[检查] 总灰分含量不得过7.0%（通则2302）。酸不溶性灰分含量不得过2.0%（通则2302）。

(二) 操作方法

1. 总灰分测定法

(1) 空坩埚恒重。取洁净的空坩埚，置高温炉内500~600 ℃灼烧数小时（一般2 h以上），关闭电源，待温度降至200 ℃以下，取出，置干燥器中，室温冷却30 min，精密称定重量，再在上述条件下灼烧1 h，取出，置干燥器中，室温冷却30 min，精密称量并记录数据，重复灼烧至恒重。

(2) 样品称取。取九味羌活丸5袋，粉碎后过二号筛，混合均匀后，取供试品3~5 g，置炽灼至恒重的坩埚中，称定重量（准确至0.01 g）。

(3) 炭化和灰化。将盛有供试品的坩埚置电炉上缓缓灼烧，半盖埚盖，缓缓加热，至完全炭化不冒烟时，盖上埚盖，置高温炉中逐渐升高温度至500~600 ℃，炽灼5 h使完全灰化，关闭电源，待温度降至200 ℃以下，取出，置干燥器中，室温冷却30 min，精密称定重量。

(4) 恒重。在上述条件下炽灼1 h，室温冷却30 min，精密称定重量，直至恒重。

2. 酸不溶性灰分测定法

(1) 酸水解。取上述所得的灰分，在坩埚中小心加入稀盐酸约10 ml，用表面皿覆盖坩埚，置水浴上加热10 min，表面皿用热水5 ml冲洗，洗液并入坩埚中，用无灰滤纸滤过，坩埚内的残渣用水洗于滤纸上，并洗涤至洗液不显氯化物反应为止。

(2) 炭化和灰化。将滤渣连同滤纸移至同一坩埚中，置于电加热炉上，半盖埚盖，缓缓加热，至完全炭化不冒烟时，移至干燥器中，室温冷却30 min，置高温炉中逐渐升高温度至500~600 ℃，炽灼5 h使完全灰化，关闭高温炉，待温度降至200 ℃以下，取出，置干燥器中，室温冷却30 min，精密称定重量。

（3）恒重。在上述条件下炽灼 1 h，室温冷却 30 min，精密称定重量，直至恒重。

3. 实验数据 记录空坩埚重量、坩埚恒重重量、供试品的称样量、灰分与坩埚恒重重量、炽灼时间。九味羌活丸灰分测定数据见表 2-3-3。

表 2-3-3 九味羌活丸灰分测定数据

时间/h	W_0/g	$W_供$/g	时间/h	W_1/g	时间/h	W_2/g
5	48.739 8		5	48.867 2	5	48.795 3
1	48.739 5	3.077 6	1	48.867 1	1	48.795 1

注：W_0 为坩埚恒重重量；$W_供$ 为供试品重量；W_1 为总灰分＋坩埚恒重重量；W_2 为酸不溶性灰分＋坩埚恒重重量。

4. 结果与判定 计算结果，按有效数字修约规则修约，使与标准中规定限度有效数位一致，其数值小于或等于限度时判为符合规定，其数值大于限度时判为不符合规定。

根据式（2-3-6）和式（2-3-7）计算：

$$总灰分含量 = \frac{W_1 - W_0}{W_供} \times 100\% = \frac{48.867\ 1 - 48.739\ 5}{3.077\ 6} \times 100\% = 4.1\%$$

$$酸不溶性灰含量 = \frac{W_2 - W_0}{W_供} = \frac{48.795\ 1 - 48.739\ 5}{3.077\ 6} \times 100\% = 1.8\%$$

结论：符合规定。

备注：W_0、W_1、W_2 数据均取恒重的数据中最小值。

知识拓展：炽灼残渣与灰分的区别

任务四 重金属检查法

任务导入

《中国药典》一部，通过多年的完善，逐步建立了从源头把关，保证中药材的安全性；提升毒性药材及饮片的质量标准；加强中药材重金属及有害元素的限量；加强对有毒成分的限量检查等对全方位中药安全性的控制体系。《中国药典》对一些矿物、动物中药材和含此类中药材的中药制剂（如石膏、冰片、白矾、地龙、郁金银屑片、黄连上清丸等）制定了重金属限量，限量值一般为 10～30 mg/kg。

◆ 思考：

1. 重金属包括哪些元素？中药制剂中重金属的来源有哪些？

2. 如何测定重金属？

视频：重金属检查法

重金属是指在规定实验条件下能与硫代乙酰胺或硫化钠作用显色的金属，如银、铅、汞、铜、镉、铋、锑、锌、钴、镍等。一些中药材中的重金属来源于土壤、化肥、空气、水以及制剂生产过程中所使用的金属器皿、容器，这些重金属一方面对人体有较大毒害作用，影响中药制剂的安全性；另一方面参与药物的化学反应，影响中药制剂的稳定性，因此《中国药典》对一些中药材和中药制剂制定了严格的重金属限量。药物在生产过程中受铅污染的机会较多，且铅易蓄积中毒，故重金属检查一般以铅为代表。

《中国药典》收载重金属检查方法有三种，包括第一法（硫代乙酰胺法）、第二法（炽灼残渣检查法）、第三法（硫化钠法）。第一法适用于溶于水、稀酸或有机溶剂（如乙醇）的药品，供试品不经有机破坏，在酸性溶液中进行显色反应，检查重金属；第二法适用于难溶或不溶于水、稀酸或乙醇的药品，或受某些因素（如自身有颜色的药品，药品中的重金属不呈游离状态，或重金属离子与药品形成配位化合物等）干扰不适宜采用第一法检查的药品，供试品需经有机破坏，残渣经处理后在酸性溶液中进行显色，检查重金属；第三法用来检查能溶于碱而不溶于稀酸（或在稀酸中即生成沉淀）的药品。

一、第一法（硫代乙酰胺法）

（一）原理

硫代乙酰胺在弱酸性（pH3.5 的醋酸盐缓冲液）条件下水解，生成的硫化氢与供试品溶液中重金属离子作用生成黄色至棕黑色的重金属硫化物的均匀混悬液，与一定量标准铅溶液在相同条件下所呈颜色进行对照比较，判断供试品中重金属是否超过限度。

$$CH_3CSNH_2 + H_2O \longrightarrow CH_3CONH_2 H_2S$$

$$Pb + 2H_2S \longrightarrow PbS\downarrow + 2H^+$$

本法适用于供试品不经有机破坏，在酸性溶液中进行显色的重金属限量检查，例如对石膏、白矾、葶贝胶囊、清开灵注射液中的重金属限量检查。

（二）操作方法

1. 标准铅溶液的制备　标准铅溶液制备方法见表 2-3-4。

表 2-3-4　标准铅溶液制备方法

标准溶液名称	制备方法
标准铅贮备液	称取硝酸铅 0.159 9 g，置 1 000 ml 量瓶中，加硝酸 5 ml 与水 50 ml 溶解后，用水稀释至刻度，摇匀，作为贮备液
标准铅溶液	精密量取贮备液 10 ml，置 100 ml 量瓶中，加水稀释至刻度，摇匀，即得（每 1 ml 相当于 10 μg 的 Pb）。本液仅供当日使用

2. 检查方法　除另有规定外，取 25 ml 纳氏比色管三支，分别编号甲、乙、丙。甲管中加一定量标准铅溶液与醋酸盐缓冲液（pH3.5）2 ml 后，加水或各品种项下规定的溶剂稀释成 25 ml，乙管中加入按各品种项下规定的方法制成的供试品溶液 25 ml，丙管中加入与乙管相同重量的供试品，加配制供试品溶液的溶剂适量使溶解，再加与甲管相同量的标准铅溶液与醋酸盐缓冲液（pH3.5）2 ml 后，用溶剂稀释成 25 ml；若供试品溶液带颜色，可在甲管中滴加少量的稀焦糖溶液或其他无干扰的有色溶液，使之与乙管、丙管一致，再在甲、乙、丙三管中分别加硫代乙酰胺试液各 2 ml，摇匀，放置 2 min，同置白纸上，自上向下透视，当丙管中显出的颜色不浅于甲管时，将乙管中显示的颜色与甲管比较，不得更深。如丙管中显出的颜色浅于甲管，应取样按第二法重新检查。

如在甲管中滴加稀焦糖溶液或其他无干扰的有色溶液，仍不能使颜色一致时，应取样，按第二法检查。

供试品所含高铁盐影响重金属检查时，可在甲、乙、丙三管中分别加入相同量的维生素 C

0.5～1.0 g，再照上述方法检查。

配制供试品溶液时，如使用的盐酸超过 1 ml，氨试液超过 2 ml，或加入其他试剂进行处理者，除另有规定外，甲管溶液应取同样同量的试剂置瓷皿中蒸干后，加醋酸盐缓冲液（pH3.5）2 ml 与水 15 ml，微热溶解后，移至纳氏比色管中，加一定量标准铅溶液，再用水或各品种项下规定的溶剂稀释成 25 ml。

（三）计算与结果判定

根据式（2-3-3）或式（2-3-4）分别计算供试品取样量或标准铅溶液用量。

当丙管中显出的颜色不浅于甲管时，若乙管中显示的颜色浅于甲管，判为符合规定。若丙管中显出的颜色浅于甲管，应取样，按第二法重新检查。

（四）注意事项

1. 标准铅溶液制备 贮存标准铅溶液使用的玻璃容器，均不得含有铅。制备标准铅贮备液时加入硝酸，临用前配制标准铅溶液（每 1 ml 相当于 10 μg 的 Pb），均是为了防止硝酸铅水解而产生误差。

2. 显色反应条件 硫代乙酰胺试液与重金属反应受溶液的 pH、硫代乙酰胺试液加入量、显色时间等因素的影响，经实验，重金属硫化物生成的最佳 pH 是 3.0～3.5，本重金属检查选用醋酸盐缓冲液（pH3.5）2 ml 调节 pH，显色剂硫代乙酰胺试液用量 2 ml，显色时间一般为 2 min，是显色反应最佳条件，故配制醋酸盐缓冲液（pH3.5）时，应用 pH 计调节溶液的 pH。

3. 标准铅溶液取用量 标准铅溶液用量以 2.0 ml（相当于 20 μg 的 Pb）为宜，小于 1.0 ml 或大于 3.0 ml，呈色太浅或太深，均不利于目视比较，故在检查时，如供试品取样量与标准铅溶液的取用量均未指明时，标准铅溶液取用量为 2.0 ml。

4. 操作条件 检查时，标准管（甲管）、供试品管（乙管）与监测管（丙管）应平行操作，同时按顺序加入试剂，试剂加入量、操作条件等应一致。

（五）应用实例——石膏中重金属检查

1. 检验依据 《中国药典》2020 年版一部 98 页。

[检查] 重金属 取本品 8 g，加冰醋酸 4 ml 与水 96 ml，煮沸 10 min，放冷，加水至原体积，滤过。取滤液 25 ml，依法检查（通则 0821 第一法），含重金属不得过 10 mg/kg。

2. 操作方法

（1）标准铅溶液计算。按标准方法制备标准铅溶液（每 1 ml 相当于 10 μg 的 Pb）。本液仅供当日使用。

按式（2-3-4）计算标准铅溶液取样量：

$$V = \frac{L \times W \times 10^{-6}}{C} = \frac{10 \times 8.0 \times 10^{-6}}{10 \times 10^{-6}} = 8.0 \ (ml)$$

（2）供试品溶液制备。取 25 ml 纳氏比色管三支，分别编号为甲、乙、丙。

甲管（标准管）：加标准铅溶液 2.0 ml 与醋酸盐缓冲液（pH3.5）2 ml，加水稀释成 25 ml。

乙管（供试品管）：取本品 8 g，加冰醋酸 4 ml 与水 96 ml，煮沸 10 min，放冷，加水至原体积，滤过，取滤液 25 ml。

丙管（监测管）：取本品 8 g，加冰醋酸与水适量使溶解，再加标准铅溶液 2.0 ml 与醋酸盐缓冲液（pH3.5）2 ml，加水稀释成 25 ml。

（3）显色与结果判定。在甲、乙、丙三管中分别加硫代乙酰胺试液各 2 ml，摇匀，放置 2 min，同置于白纸上，自上向下透视。

丙管中显出的颜色深于甲管时，乙管中显示的颜色浅于甲管，符合规定。

3. 记录

（1）记录标准铅贮备液的来源及标准铅溶液的制备。

（2）记录检查所采用的方法，供试品取样量，供试品溶液的制备，标准铅溶液取用量，操作过程中使用的特殊试剂，试液名称，试液用量（或对检查结果有影响的试剂用量），实际过程中出现的现象，实验结果等。

二、第二法（炽灼残渣检查法）

（一）原理

取各品种项下规定量的供试品，按炽灼残渣检查法进行炽灼处理，使有机物分解、破坏完全，再按第一法进行检查。本法适用于含芳环、杂环的有机药物的重金属检查。中药饮片及其制剂的化学成分多为含芳环或杂环的有机化合物，故其重金属检查大多采用此法。例如黄连上清片（丸、颗粒）、注射用双黄连（冻干）、舒筋通络颗粒等的重金属检查。

（二）操作方法

除另有规定外，当需改用第二法检查时，取各品种项下规定量的供试品，按炽灼残渣检查法进行炽灼处理，然后取遗留的残渣；或直接取炽灼残渣项下遗留的残渣；如供试品为溶液，则取各品种项下规定量的溶液，蒸发至干，再按上述方法处理后取遗留的残渣；加硝酸 0.5 ml，蒸干，至氧化氮蒸气除尽后（或取供试品一定量，缓缓炽灼至完全炭化，放冷，加硫酸 0.5～1 ml，使恰湿润，用低温加热至硫酸除尽后，加硝酸 0.5 ml，蒸干，至氧化氮蒸气除尽后，放冷，在 500～600 ℃炽灼使完全灰化），放冷，加盐酸 2 ml，置水浴上蒸干后加水 15 ml，滴加氨试液至对酚酞指示液显微粉红色，再加醋酸盐缓冲液（pH3.5）2 ml，微热溶解后，移至纳氏比色管中，加水稀释至 25 ml，作为乙管；另取配制供试品溶液的试剂，置瓷皿中蒸干后，加醋酸盐缓冲液（pH3.5）2 ml 与水 15 ml，微热溶解后，移至纳氏比色管中，加一定量标准铅溶液，再用水稀释成 25 ml，作为甲管；再在甲、乙两管中分别加硫代乙酰胺试液各 2 ml，摇匀，放置 2 min，同置白纸上，自上向下透视，乙管中显出的颜色与甲管比较，不得更深。

（三）计算与结果判定

根据式（2-3-3）或式（2-3-4）计算供试品取样量或标准铅溶液用量。

甲管与乙管比较，乙管所呈颜色浅于甲管，判为符合规定。

（四）注意事项

（1）炽灼温度必须控制在 500～600 ℃。实验证明，炽灼温度在 700 ℃以上时，多数金属盐都有不同程度的损失。

（2）炽灼残渣加硝酸处理后，必须蒸干至氧化氮蒸气除尽，防止硫代乙酰胺水解生成的硫化氢被氧化而析出硫，影响检查。蒸干后残渣加盐酸处理，使重金属转化为氯化物，在水浴上蒸干以赶除多余的盐酸。

（3）其他注意事项同第一法。

（五）应用实例——黄连上清片中重金属检查

1. 检验依据 《中国药典》2020 年版一部第 1595 页。

[检查] 重金属 取本品 10 片，除去包衣，研细，称取约 1.0 g，照炽灼残渣检查法（通则 0841）炽灼至完全灰化。取遗留的残渣，依法（通则 0821 第二法）检查，含重金属不得过 20 mg/kg。

2. 操作方法

（1）标准铅溶液的制备。按标准方法制备标准铅溶液（每 1 ml 相当于 10 μg 的 Pb）。本液仅供当日使用。

按式（2-3-4）计算标准铅溶液取样量：

$$V=\frac{L \times W \times 10^{-6}}{C}=\frac{20 \times 1.0 \times 10^{-6}}{10 \times 10^{-6}}=2.0 \ (\text{ml})$$

（2）试液的制备。按标准规定方法制备。

（3）供试品溶液的制备。取 25 ml 纳氏比色管两支，分别编号为甲、乙。

① 乙管（标准管）。取本品 10 片，除去包衣，研细，称取约 1.0 g，置已炽灼至恒重的坩埚中，精密称定，置电炉上缓缓灼烧，炽灼至供试品全部炭化呈黑色，并不冒浓烟，放冷至室温，加硫酸 0.5～1 ml 使湿润，置电炉上低温加热至硫酸蒸气除尽后，加硝酸 0.5 ml，蒸干，至氧化氮蒸气除尽后，在 500～600 ℃炽灼使完全灰化，放冷至室温，加盐酸 2 ml，置水浴上蒸干后加水 15 ml，滴加氨试液至对酚酞指示液显微粉红色，再加醋酸盐缓冲液（pH3.5）2 ml，微热溶解后，移至纳氏比色管中，加水稀释成 25 ml。

② 甲管（供试品管）。取配制供试品溶液的试剂，置瓷皿中蒸干后，加醋酸盐缓冲液（pH3.5）2 ml 与水 15 ml，微热溶解后，移至纳氏比色管中，加标准铅溶液 2 ml，再用水稀释成 25 ml。

3. 显色与结果判定 在甲、乙两管中分别加硫代乙酰胺试液各 2 ml，摇匀，放置 2 min，同置白纸上，自上向下透视。乙管中显示的颜色浅于甲管，符合规定。

三、第三法（硫化钠法）

（一）原理

在碱性条件下，中药制剂中重金属离子与硫化钠试液生成有色硫化物的混悬液，与一定量标准铅溶液经同法处理所呈颜色进行对比，检查供试品中重金属是否超出限度。本法适用于检查能溶于碱而不溶于稀酸（或在稀酸中即生成沉淀）的中药制剂中重金属限量检查。

$$Pb+Na_2S \longrightarrow PbS \downarrow +2Na^+$$

（二）操作方法

取供试品适量，加氢氧化钠试液 5 ml 与水 20 ml 溶解后，置于纳氏比色管中，作为供试品管。取一定量标准铅溶液同样处理后作为标准管。在供试品管和标准管中分别加硫化钠试液 5 滴，摇匀，同置于白纸上，自上向下透视。

（三）计算与结果判定

根据式（2-3-3）或式（2-3-4）计算标准铅溶液用量。

供试品管与标准管比较，供试品管所呈颜色浅于标准管，判为符合规定。

知识拓展：
重金属

（四）注意事项

（1）供试品自身为金属盐，检查重金属时，必须先将供试品本身的金属离子除去，再进行检查。例如铁盐，利用 Fe^{3+} 在一定浓度的盐酸中形成 $HFeCl_6^{2-}$，先用乙醚提取而除去，再调节供试液至碱性，用氰化钾试液掩蔽微量的铁后，再加硫化钠试液进行检查。

（2）其他注意事项同第一法。

任务五　砷盐检查法

任务导入

国家药品监督管理局 2016 年 2 月 4 日发布总局关于冬虫夏草类产品的消费提示，近期，食品药品监管总局组织开展了对冬虫夏草、冬虫夏草粉及纯粉片产品的监测检验。检验的冬虫夏草、冬虫夏草粉及纯粉片产品中，砷含量为 4.4～9.9 mg/kg。冬虫夏草属中药材，不属于药食两用物质。有关专家分析研判，保健食品国家安全标准中砷限量值为 1.0 mg/kg，长期食用冬虫夏草、冬虫夏草粉及纯粉片等产品会造成砷过量摄入，并可能在人体内蓄积，存在较高风险。

视频：砷盐
检查法

◆ 思考：

1. 药材中砷的来源有哪些？

2. 砷含量测定方法有哪些？为什么制定砷的限量值？

砷盐检查法系指用于中药制剂中微量砷盐（以 As 计算）的限量检查方法。砷盐毒性较大，多由中药材种植和药物生产过程所使用的无机试剂引入。《中国药典》收载了两种砷盐的检查法，即第一法（古蔡氏法）和第二法（二乙基二硫代氨基甲酸银法）检查药物中微量的砷盐。

一、第一法（古蔡氏法）

（一）原理

古蔡氏法是利用金属锌与酸作用产生新生态的氢与药品中微量砷盐反应生成具有挥发性的砷化氢，遇溴化汞试纸产生黄色至棕色的砷斑，与相同一条件下一定量的标准砷溶液所产生的砷斑比较，以判定供试品中砷盐是否超过限量。

本法只能用于药品中砷盐的限量检查，不能测定砷盐的准确含量。

砷盐与锌和盐酸反应如下：

$$AsO_3^{3-}+3Zn+9H^+ \longrightarrow AsH_3\uparrow+3Zn^{2+}+3H_2O$$

砷化氢与溴化汞试纸作用：

$$AsH_3+3HgBr_2 \longrightarrow 3HBr+As(HgBr)_3（黄色）$$

$$AsH_3+2AsH(HgBr)_2 \longrightarrow 3AsH(HgBr)_2（棕色）$$

（二）操作方法

1. 标准砷溶液的制备　见表 2-3-5。

表 2-3-5 标准砷溶液的制备

标准溶液名称	制备方法
标准砷贮备液	称取三氧化二砷 0.132 g，置 1 000 ml 量瓶中，加 20%氢氧化钠溶液 5 ml 溶解后，用适量的稀硫酸中和，再加稀硫酸 10 ml，用水稀释至刻度，摇匀，作为贮备液
标准砷溶液	精密量取标准砷贮备液 10 ml，置 1 000 ml 量瓶中，加稀硫酸 10 ml，用水稀释至刻度，摇匀，即得（每 1 ml 相当于 1 μg 的 As）。临用新配

2. 仪器装置 古蔡氏法检测砷装置如图 2-3-1 所示。A 为 100 ml 标准磨口锥形瓶；B 为中空的标准磨口瓶塞，上连导气管 C（外径 8.0 mm，内径 6.0 mm），全长约 180 mm；D 为具孔的有机玻璃旋塞，其上部为圆形平面，中央有一圆孔，孔径与导气管 C 的内径一致，其下部孔径与导气管 C 的外径相适应，将导气管 C 的顶端套入旋塞下部孔内，并使管壁与旋塞的圆孔相吻合，黏合固定；E 为中央具有圆孔（孔径 6.0 mm）的有机玻璃旋塞盖，它与 D 紧密吻合。

于导气管 C 中装入醋酸铅棉花 60 mg（装管高度为 60～80 mm），再于旋塞 D 的顶端平面上放一片溴化汞试纸（试纸大小以能覆盖孔径而不露出平面外为宜），盖上旋塞盖 E 并旋紧，即得。

3. 标准砷斑的制备 精密量取标准砷溶液 2 ml，置锥形瓶 A 中，加盐酸 5 ml 与水 21 ml，再加碘化钾试液 5 ml 与酸性氯化亚锡试液 5 滴，在室温放置 10 min 后，加锌粒 2 g，立即将照上法装好的导气管 C 密塞于锥形瓶 A 上，并将锥形瓶 A 置 25～40 ℃水浴中，反应 45 min，取出溴化汞试纸，即得。

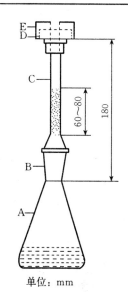

单位：mm

图 2-3-1 古蔡氏法检测砷装置
A. 锥形瓶 B. 瓶塞 C. 导气管
D. 旋塞 E. 旋塞盖

若供试品需经有机破坏后再进行砷盐检查，则应取标准砷溶液代替供试品，按照该品种项下规定的方法同法处理后，依法制备标准砷斑。

4. 供试品砷斑的制备 取按各品种项下规定方法制成的供试品溶液，置锥形瓶 A 中，照"标准砷斑的制备"，自"再加碘化钾试液 5 ml"起，依法操作。将生成的砷斑与标准砷斑比较。

（三）计算与结果判定

根据式（2-3-3）或式（2-3-4）计算供试品的取样量。

供试品生成的砷斑颜色浅于标准砷斑，判为符合规定。

（四）注意事项

1. 仪器与试液的检查 所用仪器和试液等照本法检查，均不应生成砷斑，或经空白试验至多生成仅可辨认的斑痕。新购置的仪器装置，在使用前应检查是否符合要求。可将所使用的仪器装置依法制备标准砷斑，所得砷斑应呈色一致。同一套仪器应能辨别出标准砷溶液 1.5 ml 与 2.0 ml 所呈砷斑的深浅。

2. 标准砷对照液和标准砷斑的制备 标准砷溶液应于实验当天配制，标准砷贮备液存放时间一般不宜超过 1 年。标准砷斑应与供试品检查同时进行，因砷斑不稳定，反应中应保持干燥及避光，并立即比较。砷斑色泽的深度随砷化氢的量而定，标准砷溶液为 2 ml（相当于 2 μg 的 As）所形成的色斑色度适中，清晰，便于分辨。因此，供试品规定含砷限量不同时，采用改变供试品取样量的方法来适应要求，而不采用改变标准砷溶液取用量的办法。

3. 碘化钾和氯化亚锡的作用 药物中通常存在三价的亚砷酸盐和五价的砷酸盐，五价砷被金属锌还原为砷化氢的速度比三价砷慢，为了防止五价砷的存在影响测定结果的稳定性，必须加入碘化钾、酸性氯化亚锡还原剂，将五价砷还原为三价砷，加快反应速度。

$$AsO_4^{3-} + 2I^- + 2H^+ \longrightarrow AsO_3^{3-} + I_2 + H_2O$$
$$AsO_4^{3-} + Sn^{2+} + 2H^+ \longrightarrow AsO_3^{3-} + Sn^{4+} + H_2O$$
$$I_2 + Sn^{2+} \longrightarrow 2I^- + Sn^{4+}$$
$$4I^- + Zn^{2+} \longrightarrow [ZnI_4]^{2-}$$

氯化亚锡还可与锌作用，锌置换出锡沉积在锌粒表面形成锌锡齐，起去极化作用，加快锌粒与盐酸作用，使氢气均匀而连续地产生，有利于砷斑的形成。

4. 醋酸铅棉花的制备与作用 醋酸铅棉花的制备：取脱脂棉 1.0 g，浸入醋酸铅试液与水的等容混合液 12 ml 中，湿透后，挤压除去过多的溶液，并使之疏松，在 100 ℃ 以下干燥后，贮于玻璃塞瓶中备用。供试品和锌粒中可能含有少量硫化物，在酸性溶液中产生硫化氢气体与溴化汞试纸作用产生硫化汞色斑，干扰检查，故用醋酸铅棉花吸收硫化氢。醋酸铅棉花装入导气管中的高度为 60～80 mm，不要塞入近下端，要保持疏松、干燥。

5. 溴化汞试纸的制备 溴化汞试纸一般宜新鲜制备。用组织疏松的中速定量滤纸，所显砷斑色调鲜明。

6. 锌粒的选择 使用无砷锌粒。锌粒大小影响反应速度，为使反应速度及产生砷化氢气体适宜，需选用粒径为 2 mm 左右的锌粒（以能通过一号筛的细粒为宜）。如使用的锌粒较大时，用量应酌情增加，反应时间亦应延长为 1 h。反应温度一般控制在 30 ℃ 左右，冬季可置温水浴中。如果反应太快，宜适当降低反应温度，使砷化氢气体能被均匀吸收。

7. 样品的处理 中药饮片及其制剂一般需经有机破坏后检查砷盐。因砷盐与杂环分子可能以共价键结合，需先进行有机破坏，否则检出结果偏低或难以检出。进行有机破坏时，所用试剂的含砷量如超过 1 μg，除另有规定外，应取同量的试剂加入标准砷溶液一定量，按供试品同样处理，制备标准砷斑，再与供试品所生成砷斑的颜色比较。

（五）应用实例——冰片（合成龙脑）中砷盐检查

1. 检验依据 《中国药典》2020 年版一部 152 页。取本品 1 g，加氢氧化钙 0.5 g 与水 2 ml，混匀，置水浴上加热使本品挥发后，放冷，加盐酸中和，再加盐酸 5 ml 与水适量使成 28 ml，依法检查（通则 0822），含砷量不得过 2 mg/kg。

2. 检查

（1）仪器装置。准备两套古蔡氏法测定装置。

（2）试液的制备。按标准方法制备。

（3）供试品砷斑的制备。取本品 1 g，加氢氧化钙 0.5 g 与水 2 ml，混匀，置水浴上加热使本品挥发后，放冷，加盐酸中和，再加盐酸 5 ml 与水适量使成 28 ml，再加碘化钾试液

5 ml 与酸性氯化亚锡试液 5 滴，在室温放置 10 min 后，加锌粒 2 g，预先在导气管装入 60 mg 醋酸铅棉花，旋塞的顶端平面上放一片溴化汞试纸，立即盖上旋塞盖并旋紧，将导气管密塞于锥形瓶上，并将锥形瓶置 25～40 ℃水浴中反应 45 min，取出溴化汞试纸，即得供试品砷斑。

（4）标准砷斑的制备。精密量取标准砷溶液 2 ml，按供试品砷斑的制备，自"再加碘化钾试液 5 ml"起依法操作，即得标准砷斑。

3. 结果判定　供试品生成的砷斑颜色浅于标准砷斑颜色，判为符合规定。

二、第二法（二乙基二硫代氨基甲酸银法）

（一）原理

利用金属锌与酸作用产生的新生态氢，与药品中的微量砷盐反应生成具有挥发性的砷化氢，用二乙基二硫代氨基甲酸银试液吸收，使二乙基二硫代氨基甲酸银还原生成红色胶态银，与相同条件下一定量的标准砷溶液所产生的颜色进行比较，以判定供试品中砷盐是否符合限量要求，或在 510 nm 处测其吸光度，与标准砷对照液按同法测得的吸光度比较，计算砷盐的含量。

本法既可检查药品中砷盐的限量，也可准确测定砷盐的含量。

（二）操作方法

1. 仪器装置　二乙基二硫代氨基甲酸银法检测砷装置如图 2 - 3 - 2 所示。A 为 100 ml 标准磨口锥形瓶；B 为中空的标准磨口塞，上连导气管 C（一端外径为 8 mm，内径为 6 mm；另一端长为 180 mm，外径为 4 mm，内径为 1.6 mm，尖端内径为 1 mm）。D 为平底玻璃管（长为 180 mm，内径为 10 mm，于 5.0 ml 处有一刻度）。

测试时，于导气管 C 中装入醋酸铅棉花 60 mg（装管高度约 80 mm），并于平底玻璃管 D 中精密加入二乙基二硫代氨基甲酸银试液 5 ml。

2. 标准砷对照液的制备　精密量取标准砷溶液 2 ml，置锥形瓶 A 中，加盐酸 5 ml 与水 21 ml，再加碘化钾试液 5 ml 与酸性氯化亚锡试液 5 滴，在室温放置 10 min 后，加锌粒 2 g，立即

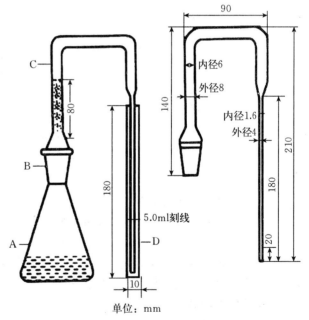

图 2 - 3 - 2　二乙基二硫代氨基甲酸银法检测砷装置
A. 锥形瓶　B. 磨口塞　C. 导气管　D. 平底玻璃管

将导气管 C 与锥形瓶 A 密塞，使生成的砷化氢气体导入平底玻璃管 D 中，并将锥形瓶 A 置 25～40 ℃水浴中反应 45 min，取出平底玻璃管 D，添加三氯甲烷至刻度，混匀，即得。

若供试品需经有机破坏后再进行检测砷，则应取标准砷溶液代替供试品，照各品种项下规定的方法同法处理后，依法制备标准砷对照液。

3. 供试品砷盐检查　取照各品种项下规定方法制成的供试品溶液，置锥形瓶 A 中，照

标准砷对照液的制备，自"再加碘化钾试液 5 ml"起，依法操作。将所得溶液与标准砷对照液同置白色背景上，从 D 管上方向下观察、比较，所得溶液的颜色不得比标准砷对照液更深。必要时，可将所得溶液转移至 1 cm 吸收池中，照紫外-可见分光光度法（通则 0401）在 510 nm 波长处以二乙基二硫代氨基甲酸银试液作空白，测定吸光度，与标准砷对照液按同法测得的吸光度比较，即得。

（三）计算与结果判定

根据式（2-3-3）或式（2-3-4）计算供试品的取样量。

供试品生成的砷斑颜色浅于标准砷斑，判为符合规定。

（四）注意事项

（1）二乙基二硫代氨基甲酸银试液在配制后两周内稳定。二乙基二硫代氨基甲酸银试液带浅黄绿色，测吸光度时要用此试液作空白。

（2）当供试品溶液中含砷量为 $0.75 \sim 7.5$ μg 时，显色反应的线性关系良好，2 h 内稳定，重现性好。本法操作时，将砷化氢气体导入盛有准确称量 5 ml 的二乙基二硫代氨基甲酸银试液中，在 $25 \sim 40$ ℃水浴中反应 45 min 后，有部分三氯甲烷挥发，比色前应添加三氯甲烷至 5.00 ml，摇匀。

知识拓展：
三氧化二砷

（3）其他注意事项同第一法。

任务六 可见异物检查法

任务导入

根据山东省药品监督管理局公布的 2020 年第 4 期药品质量抽检的通告显示，某制药有限公司生产的丹参川芎嗪注射液抽检可见异物项目不符合规定。

◆ **思考：**

1. 可见异物是什么？

2. 哪些剂型需要检查可见异物？如何进行检查？

视频：可见
异物检查法

可见异物系指存在于注射剂、眼用液体制剂和无菌原料药中，在规定条件下目视可以观测到的不溶性物质，其粒径或长度通常大于 50 μm。可见异物的产生主要有两种途径：内源性污染与外源性污染。内源性污染异物主要是药物存在或产生的结晶、不溶物。外源性污染可见异物主要是指金属屑、玻璃屑、纤维和块状物。

注射剂、眼用液体制剂应在符合药品生产质量管理规范（GMP）的条件下生产，产品在出厂前应采用适宜的方法逐一检查并同时剔除不合格产品。临用前，须在自然光下目视检查（避免阳光直射），如有可见异物，不得使用。

一、检查方法

《中国药典》2020 年版采用灯检法和光散射法检查可见异物。一般常用灯检法，也可采用光散射法。灯检法不适用的品种，如用深色透明容器包装或液体色泽较深的品种可选用光散射法；混悬型、乳状液型注射液和滴眼液不能使用光散射法。本项目仅介绍灯检法。

用于本试验的供试品，必须按规定随机抽样。

（一）检查条件

1. 环境 灯检法操作应在暗室中进行。实验室检测时应避免引入可见异物。当制备注射用无菌粉末和无菌原料药供试品溶液时，或供试品的容器不适于检查（如透明度不够、不规则形状容器等），需转移至适宜容器中时，均应在 B 级的洁净环境（如层流净化台）中进行。

2. 检查装置 灯检法检查装置如图 2-3-3 所示。

（1）光源。采用带遮光板的日光灯，光照度在 1 000～40 00 lx 范围内可以调节。用无色透明容器包装的无色供试品溶液，观察所在处的光照度为 1 000～1 500 lx；用透明塑料容器、棕色透明容器包装的供试品或有色供试品溶液，光照度为 2 000～3 000 lx；混悬型供试品或乳状液，光照度应增加至 4 000 lx。

（2）背景。不反光的黑色背景用于检查无色或白色异物；不反光的白色背景用于检查有色异物。

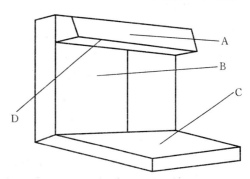

图 2-3-3 灯检法检查装置
A. 带有遮光板的日光灯光源（光照度可在 1 000～4 000 lx 范围内调节） B. 不反光的黑色背景 C. 不反光的白色背景和底部（供检查有色异物） D. 反光的白色背景（指遮光板内侧）

（3）检查人员条件。远距离和近距离视力测验，均应为 4.9 及以上（矫正后视力应为 5.0 及以上）；应无色盲。

（二）操作方法

按以下各类供试品的要求，取规定量供试品，除去容器标签，擦净容器外壁，必要时将药液转移至洁净透明的适宜容器内，将供试品置遮光板边缘处，在明视距离（指供试品至人眼的清晰观测距离，通常为 25 cm），手持容器颈部，轻轻旋转和翻转容器（应避免产生气泡），使药液中可能存在的可见异物悬浮，分别在黑色和白色背景下目视检查，重复观察，总检查时限为 20 s。供试品装量每支（瓶）在 10 ml 及 10 ml 以下的，每次检查可手持 2 支（瓶）。50 ml 或 50 ml 以上大容量注射液按直、横、倒三步法旋转检视。供试品溶液中有大量气泡产生影响观察时，需静置足够时间至气泡消失后检查。

1. 注射液 除另有规定外，取供试品 20 支（瓶），按上述方法检查。

2. 注射用无菌制剂 除另有规定外，取供试品 5 支（瓶），用适宜的溶剂和适当的方法使药粉完全溶解后，按上述方法检查。配带有专用溶剂的注射用无菌制剂，应先将专用溶剂按注射液要求检查并符合注射液的规定后，再用其溶解注射用无菌制剂。如经真空处理的供试品，必要时应用适当的方法破其真空，以便于药物溶解。低温冷藏的品种，应先将其放至室温，再进行溶解和检查。

3. 无菌原料药 除另有规定外，按抽样要求称取各品种制剂项下的最大规格量 5 份，分别置洁净透明的适宜容器内，采用适宜的溶剂及适当的方法使药物全部溶解后，按上述方法检查。

注射用无菌制剂及无菌原料药所选用的适宜溶剂应无可见异物。如为水溶性药物，一般使用不溶性微粒检查用水（通则 0903）进行溶解制备；如使用其他溶剂，则应在各品种正文中明确规定。溶剂量应确保药物溶解完全并便于观察。

注射用无菌制剂及无菌原料药溶解所用的适当方法应与其制剂使用说明书中注明的临床使用前处理的方式相同。除振摇外，如需其他辅助条件，则应在各品种正文中明确规定。

4. 眼用液体制剂 除另有规定外，取供试品 20 支（瓶），按上述方法检查。临用前配制的滴眼剂所带的专用溶剂，应先检查合格后，再用其溶解滴眼用制剂。

二、结果判定

（1）供试品中不得检出金属屑、玻璃屑、长度超过 2 mm 的纤维、最大粒径超过 2 mm 的块状物、静置一定时间后轻轻旋转时肉眼可见的烟雾状微粒沉积物、无法计数的微粒群或摇不散的沉淀，以及在规定时间内较难计数的蛋白质絮状物等明显可见异物。

（2）供试品中如检出点状物、2 mm 以下的短纤维和块状物等微细可见异物，生化药品或生物制品若检出半透明的小于约 1 mm 的细小蛋白质絮状物或蛋白质颗粒等微细可见异物，除另有规定外，应分别符合表 2-3-6、表 2-3-7 的规定。

表 2-3-6 生物制品注射液、滴眼剂结果判定

类别	微细可见异物限度	
	初试 20 支（瓶）	初试、复试 40 支（瓶）
注射剂	装量 50 ml 及以下，每支（瓶）中微细可见异物不得超过 3 个 装量 50 ml 以上，每支（瓶）中微细可见异物不得超过 5 个	2 支（瓶）以上超出，不符合规定
滴眼剂	如仅有 1 支（瓶）超出，符合规定 如检出 2 支（瓶）超出，复试 如检出 3 支（瓶）及以上超出，不符合规定	3 支（瓶）以上超出，不符合规定

表 2-3-7 非生物制品注射液、滴眼剂结果判定

类别		微细可见异物限度	
		初试 20 支（瓶）	初试、复试 40 支（瓶）
注射剂	静脉用	如 1 支（瓶）检出，复试 如 2 支（瓶）及以上检出，不符合规定	超过 1 支（瓶）检出，不符合规定
	非静脉用	如 1 支（瓶）检出，复试 如 2 支（瓶）及以上检出，不符合规定	超过 2 支（瓶）检出，不符合规定
滴眼剂		如 1 支（瓶）检出，符合规定 如 2~3 支（瓶）检出，复试 如 3 支（瓶）以上检出，不符合规定	超过 3 支（瓶）检出，不符合规定

（3）既可静脉用也可非静脉用的注射液，以及脑池内、硬膜外、椎管内用的注射液，应执行静脉用注射液的标准，混悬液与乳状液仅对明显可见异物进行检查。

（4）注射用无菌制剂。5 支（瓶）检查的供试品中如检出微细可见异物，每支（瓶）中检出微细可见异物的数量应符合表 2-3-8 的规定；如有 1 支（瓶）超出表中限度规定，另取 10 支（瓶）同法复试，均应不超出表 2-3-8 中限度规定。

表 2 - 3 - 8　注射用无菌制剂结果判定

类别		每支（瓶）中微细可见异物限度
生物制品	复溶体积 50 ml 及以下	≤3 个
	复溶体积 50 ml 以上	≤5 个
非生物制品	冻干	≤3 个
	非冻干	≤5 个

（5）无菌原料药。5 份检查的供试品中如检出微细可见异物，每份供试品中检出微细可见异物的数量应符合相应注射用无菌制剂的规定；如有 1 份超出限度规定，另取 10 份同法复试，均应不超出限度规定。

三、注意事项

（1）检查时注意气泡通常是向上走的且速度较快，但对于略黏稠的液体来说，气泡会停止不动或向上走得很慢，此种情况下，应注意区别气泡和可见异物。

（2）检查脂肪乳类的样品时，由于样品特殊性，无法进行微细可见异物检查，重点注意对金属屑、玻璃屑等明显可见异物的检查。

（3）对于一名检测人员判断不明确的样品，可由 2～3 名检测人员共同进行判断。

四、应用实例——灯盏细辛注射液可见异物检查

1. 检验依据　《中国药典》2020 年版一部 923 页。

其他：应符合注射剂项下有关的各项规定（通则 0102）。

［可见异物］除另有规定外，照可见异物检查法（通则 0904）检查，应符合规定。

2. 测定方法

（1）仪器：灯检仪。

（2）检查：照可见异物检查法第一法（灯检法），取灯盏细辛注射液 20 支，除去容器标签，擦净容器外壁，调节光照度为 3 000 lx，每次检查手持两支容器颈部，依法操作。

3. 记录

（1）记录光照度、检查供试品的数量、异物存在情况。

（2）对于不合格的可见异物结果，可以拍照留存图像；无法拍照的，可将样品留存。

4. 结果判定　供试品未检出金属屑、玻璃屑、长度超过 2 mm 的纤维、最大粒径超过 2 mm 的块状物、肉眼可见的烟雾状微粒沉积物以及无法计数的微粒群或摇不散的沉淀，判定为符合规定。

知识拓展：
药用玻璃

任务七　注射剂有关物质检查法

任务导人

灯盏细辛注射液是灯盏细辛经提取、纯化后制成的注射剂，收载于《中国药典》2020

年版一部 923 页，检查项目有 pH、蛋白质、鞣质、树脂、草酸盐、钾离子、异常毒性等项目。根据《中国药典》的规定，中药注射剂需要检查有关物质，除另有规定外，一般应检查蛋白质、鞣质、树脂等，静脉注射液还应检查草酸盐、钾离子等。

◆ 思考：

1. 为什么中药注射剂需要检查有关物质？

2. 有关物质属于哪一类杂质？中药注射剂具体品种中有关物质检查是否制定了限量值？

注射剂有关物质是指中药材经提取、纯化制成注射剂后，残留在注射剂中可能含有并需要控制的物质。除另有规定外，一般应检查蛋白质、鞣质、树脂等，静脉注射液还应检查草酸盐、钾离子等。

一、蛋白质

中药注射剂中蛋白质（多为植物蛋白）如未除尽，注射后由于异性蛋白的缘故易引起过敏反应，故应检查和控制蛋白质。

（一）原理

基于蛋白质在 pH 小于等电点时呈正离子状态，可与磺基水杨酸或鞣酸试剂形成不溶性的沉淀，以判断蛋白质的存在。

（二）操作方法

（1）除另有规定外，取注射液 1 ml，加新配制的 30％磺基水杨酸溶液 1 ml，混匀，放置 5 min，不得出现浑浊。

（2）注射液中如含有遇酸能产生沉淀的成分，可改加鞣酸试液 1～3 滴，不得出现浑浊。

（三）结果判定

供试液若不出现浑浊，判定为符合规定。

（四）注意事项

（1）磺基水杨酸试液应新鲜配制，否则会影响检验结果。

（2）注射液中如含有遇酸能产生沉淀的成分（如黄芩苷、蒽醌等成分），可改用鞣酸试液检查。

（3）应注意某些注射剂遇酸能产生沉淀，会出现阳性干扰检验结果。

（4）如结果不明显，可取注射用水作空白，同法操作进行比较。

二、鞣质

中药注射剂中如含有较多的鞣质，鞣质能与蛋白质结合为不溶性沉淀，会对人体产生刺激，引起注射部位红肿和疼痛，故应检查鞣质。

（一）原理

基于鞣质与蛋白质在水中形成鞣酸蛋白而析出沉淀，以判断鞣质的存在。

（二）操作方法

（1）除另有规定外，取注射液 1 ml，加新配制的含 1％鸡蛋清的生理氯化钠溶液 5 ml〔必要时，用微孔滤膜（0.45 μm）滤过〕，放置 10 min，不得出现浑浊或沉淀。

（2）如出现浑浊或沉淀，取注射液 1 ml，加稀醋酸 1 滴，再加氯化钠明胶试液 4～5 滴，不得出现浑浊或沉淀。

（三）结果判定

供试液若不出现浑浊，判定为符合规定。

（四）注意事项

（1）鸡蛋清生理盐水应新鲜配制，否则影响检验结果。

（2）含有聚乙二醇、聚山梨酯等聚氧乙烯基附加剂的注射液，即使其含有鞣质也不会产生沉淀，对这类注射液应取未加附加剂前的中间体检查。

（3）若结果不明显，可取注射用水作空白，按同法操作进行比较。

三、树脂

树脂中的树脂酸和树脂醇具有极性基团，有一定的水溶性，故在中药注射剂中常有少量存在而又不易除去，但在灭菌或贮藏过程中会逐渐析出，使注射剂产生浑浊、沉淀。中药注射剂中如含有树脂，注射后会引起疼痛，故应检查树脂。

（一）原理

基于树脂在酸性水中析出絮状沉淀，以判断树脂的存在。

（二）操作方法

（1）除另有规定外，取注射液 5 ml，加盐酸 1 滴，放置 30 min，不得出现沉淀。

（2）如出现沉淀，另取注射液 5 ml，加三氯甲烷 10 ml 振摇提取，分取三氯甲烷液，置水浴上蒸干，残渣加冰醋酸 2 ml 使溶解，置具塞试管中，加水 3 ml，混匀，放置 30 min，不得出现沉淀。

（三）结果判定

无沉淀析出，判为符合规定。有沉淀析出，判为不符合规定；出现絮状物，也判为不符合规定。

（四）注意事项

（1）用三氯甲烷提取时，应充分放置，使其分层完全，否则易出现假阳性。

（2）若结果不明显，可取注射用水作空白，同法操作进行比较。

四、草酸盐

注射剂中如含有草酸盐，草酸盐进入人体后会与钙离子结合为不溶于水的草酸钙而引起血栓，并使血液脱钙，产生抗血凝作用，甚至引起痉挛，故供静脉注射用的注射剂应检查草酸盐。

（一）原理

基于草酸盐与氯化钙反应生成不溶于水的草酸钙，以判断草酸盐的存在。

（二）操作方法

取溶液型静脉注射液适量，用稀盐酸调节 pH 至 1～2，滤过，取滤液 2 ml，滤液调节 pH 至 5～6，加 3%氯化钙溶液 2～3 滴，放置 10 min，不得出现浑浊或沉淀。

（三）结果判定

供试液若不出现浑浊或沉淀，判定为符合规定。

（四）注意事项

如结果不明显，可取注射用水作空白，同法操作进行比较。

五、钾离子

中药注射剂中如果钾离子含量过高，可引起明显的局部刺激（疼痛反应）和心肌损害。用于静脉注射时，会引起患者血钾离子浓度偏高，使电解质平衡失调，故应对供静脉注射用注射剂中钾离子进行限量检查。

(一) 原理

钾离子与四苯硼钠在酸性条件下生成沉淀，可根据浊度判断钾离子的浓度。

(二) 操作方法

(1) 除另有规定外，取静脉注射液 2 ml，蒸干，先用小火炽灼至炭化，再在 500～600 ℃炽灼至完全灰化，加稀醋酸 2 ml 使溶解，置 25 ml 量瓶中，加水稀释至刻度，混匀，作为供试品溶液。

(2) 取 10 ml 纳氏比色管两支，编号为甲管、乙管。甲管中精密加入标准钾离子溶液 0.8 ml，加碱性甲醛溶液（取甲醛溶液，用 0.1 mol/L 氢氧化钠溶液调节 pH 至 8.0～9.0）0.6 ml、3％乙二胺四醋酸二钠溶液 2 滴、3％四苯硼钠溶液 0.5 ml，加水稀释至 10 ml。

(3) 乙管中精密加入供试品溶液 1 ml，与甲管同时依法操作，摇匀，

(4) 甲、乙两管同置黑纸上，自上向下透视，乙管中显出的浊度与甲管比较，不得更浓。

(三) 结果判定

乙管与甲管比较，乙管中显出的浊度浅于甲管，判定为符合规定。

(四) 注意事项

(1) 标准钾离子储备液应放冰箱保存，标准钾离子溶液临用新配。

(2) 供试品在炭化时，应注意缓慢加热，以防止爆沸而造成误差。炽灼温度应控制在 500～600 ℃，灰化必须完全。

六、应用实例——灯盏细辛注射液有关物质检查

1. 检验依据　《中国药典》2020 年版一部 923 页。

(1) 蛋白质。取本品 1 ml，加鞣酸试液 1～3 滴，不得出现浑浊。

(2) 鞣质。取本品 1 ml，加新配制的含 1％鸡蛋清的生理氯化钠溶液［必要时，用微孔滤膜（0.45 μm）滤过］，放置 10 min，不得出现浑浊或沉淀。

(3) 树脂。取本品 5 ml，用三氯甲烷 10 ml 振摇提取，分取三氯甲烷液，置水浴上蒸干，残渣用冰醋酸 2 ml 溶解，置具塞试管中，加水 3 ml，混匀，放置 30 min，不得出现沉淀。

(4) 草酸盐。取本品 10 ml，用稀盐酸调节 pH 至 1～2，滤过，滤液通过聚酰胺柱（100～200 目，1 g，内径为 1 cm，干法装柱），收集初流出液 2 ml，调节 pH 至 5～6，加 3％氯化钙溶液 2～3 滴，放置 10 min，不得出现浑浊或沉淀。

(5) 钾离子。取本品，依法（通则 2400）检查，应符合规定。

2. 测定方法

(1) 蛋白质。取本品 1 ml，加鞣酸试液 3 滴。

结果与结论：供试品溶液未出现浑浊，符合规定。

(2) 鞣质。取本品 1 ml，加新配制的含 1％鸡蛋清的生理氯化钠溶液［必要时，用微孔滤膜（0.45 μm）滤过］，放置 10 min。

结果与结论：供试品溶液澄清，未出现浑浊和沉淀，符合规定。

（3）树脂。取本品 5 ml，用三氯甲烷 10 ml 振摇提取，分取三氯甲烷液，置水浴上蒸干，残渣用冰醋酸 2 ml 溶解，置具塞试管中，加水 3 ml，混匀，放置 30 min。

结果与结论：供试品溶液无絮状物和沉淀析出，符合规定。

（4）草酸盐。取本品 10 ml，用稀盐酸调节 pH 至 1～2，滤过，滤液通过聚酰胺柱（100～200 目，1 g，内径为 1 cm，干法装柱），收集初流出液 2 ml，调节 pH 至 5～6，加 3%氯化钙溶液 2～3 滴，放置 10 min。

结果与结论：供试品溶液澄清，未出现浑浊和沉淀，符合规定。

（5）钾离子。取本品 2 ml，蒸干，先用小火炽灼至炭化，再在 500～600 ℃炽灼至完全灰化，加稀醋酸 2 ml 使溶解，置 25 ml 量瓶中，加水稀释至刻度，混匀，作为供试品溶液。取 10 ml 纳氏比色管两支，甲管中精密加入标准钾离子溶液 0.8 ml，加碱性甲醛溶液（取甲醛溶液，用 0.1 mol/L 氢氧化钠溶液调节 pH 至 8.0～9.0）0.6 ml、3%乙二胺四醋酸二钠溶液 2 滴、3%四苯硼钠溶液 0.5 ml，加水稀释至 10 ml，乙管中精密加入供试品溶液 1 ml，与甲管同时依法操作，摇匀，甲、乙两管同置黑纸上，自上向下透视。

知识拓展：
中药注射剂的不良反应

结果与结论：乙管中显出的浊度浅于甲管，符合规定。

任务八　二氧化硫残留量测定法

任务导入

《中国药典》2020 年版在药材和饮片检定通则中规定药材及饮片（矿物类除外）的二氧化硫残留量不得过 150 mg/kg，在正文中规定对山药、天冬、天花粉、天麻、牛膝、白及、白术、白芍、党参、粉葛 10 个药材检测二氧化硫残留量，最高残留量不得过 400 mg/kg。

◆ 思考：
药材中为何残留二氧化硫？二氧化硫残留量如何测定？

硫黄熏蒸在中药材产地普遍存在，利用硫黄熏蒸具有防虫、防霉、漂白、增艳的特性；用硫黄熏蒸中药材和饮片的过程中，单质硫生成二氧化硫，与中药材中的水分和无机元素结合生成亚硫酸盐。一般对亚硫酸盐残留量的控制及监测均以二氧化硫计。

《中国药典》（四部通则 2331）收载了第一法（酸碱滴定法）、第二法（气相色谱法）、第三法（离子色谱法）三种方法测定经硫黄熏蒸处理过的药材或饮片中二氧化硫的残留量。对于具体品种，可根据情况选择适宜方法进行二氧化硫残留量测定。

《中国药典》规定药材及饮片（矿物类除外）的二氧化硫残留量不得过 150 mg/kg。

一、第一法（酸碱滴定法）

（一）原理

本方法是将中药材以蒸馏法进行处理，样品中的亚硫酸盐系列物质加酸处理后转化为二氧化硫后，随氮气流带到含有过氧化氢的吸收瓶中，过氧化氢将其氧化为硫酸根离子，采用酸碱滴定法测定，计算药材及饮片中的二氧化硫残留量。

（二）操作方法

1. 仪器装置 酸碱滴定法蒸馏装置如图 2-3-4 所示。

另外，还要配磁力搅拌器、电热套、氮气源及气体流量计。

2. 测定法 取药材或饮片细粉约 10 g（如二氧化硫残留量较高，超过 1 000 mg/kg，可适当减少取样量，但应不少于 5 g），精密称定，置两颈圆底烧瓶中，加水 300～400 ml。打开回流冷凝管开关给水，将冷凝管的上端 E 处连接一橡胶导气管置于 100 ml 锥形瓶底部，锥形瓶内加入 3% 过氧化氢溶液 50 ml 作为吸收液（橡胶导气管的末端应在吸收液液面以下）。使用前，在吸收液中加入 3 滴甲基红乙醇溶液指示剂（2.5 mg/ml），并用 0.01 mol/L 氢氧化钠滴定液滴定至黄色（即终点；如果超过终点，则应舍弃该吸收溶液）。开通氮气，使用流量计调节气体流量至约 0.2 L/min；打开分液漏斗 C 的活塞，使盐酸溶液（6 mol/L）10 ml 流入蒸馏瓶，立即加热两颈圆底烧瓶 A 内的溶液

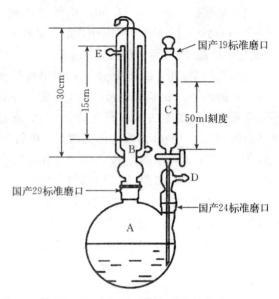

图 2-3-4　酸碱滴定法蒸馏装置
A. 1 000 ml 两颈圆底烧瓶　B. 竖式回流冷凝管
C.（带刻度）分液漏斗　D. 连接氮气流入口
E. 二氧化硫气体导出口

至沸，并保持微沸；烧瓶 A 内的水沸腾 1.5 h 后，停止加热。吸收液放冷后，置于磁力搅拌器上不断搅拌，用氢氧化钠滴定液（0.01 mol/L）滴定，至黄色持续时间 20 s 不褪，并将滴定的结果用空白试验校正。

（三）计算

$$二氧化硫残留量（mg/kg）=\frac{(A-B) \times c \times 0.032 \times 10^6}{W} \qquad (2-3-8)$$

式中，A 为供试品溶液消耗氢氧化钠滴定液的体积（ml）；B 为空白消耗氢氧化钠滴定液的体积（ml）；c 为氢氧化钠滴定液物质的量浓度，mol/L；0.032 为 1 ml 氢氧化钠滴定液（1 mol/L）相当的二氧化硫的质量（g）；W 为供试品的重量（g）。

（四）结果判定

计算结果，按有效数字修约规则修约，使与标准中规定限度有效数位一致，其数值小于或等于限度时判定为符合规定，其数值大于限度时判定为不符合规定。

（五）注意事项

（1）为了排除二氧化硫的干扰，过氧化氢吸收液在使用前应加入 3 滴甲基红乙醇溶液指示剂（2.5 mg/ml），并用 0.01 mol/L 氢氧化钠滴定液滴定至终点黄色。

（2）试验中发现在测定含量较高的样品时，可使用氢氧化钠滴定液（0.05 mol/L）滴定，以利于终点的检视。

（六）应用实例——白芍二氧化硫的测定

白芍在储存过程中容易发生色变和虫蛀等现象，通常采用硫熏法进行加工处理，因此《中国药典》制定白芍中二氧化硫残留限量标准。

1. 检验依据　《中国药典》2020 年版一部 108 页。二氧化硫残留量按照二氧化硫残留量测定法（通则 2331）测定，不得过 400 mg/kg。

2. 测定方法

（1）仪器装置。准备二氧化硫第一法（酸碱滴定法）测定装置两套。

（2）供试品测定。将白芍药材粉碎，取细粉 10 g，精密称定，置两颈圆底烧瓶中，依法操作。

（3）空白试验。除不加白芍外，其余步骤按供试品测定同法操作。

3. 实验数据　记录供试品取样量、规定氢氧化钠滴定液浓度、实际氢氧化钠滴定液物质的量浓度、空白消耗滴定液体积、供试品溶液消耗滴定液体积等，白芍中二氧化硫测定数据见表 2-3-9。

表 2-3-9　白芍中二氧化硫测定数据

规定氢氧化钠滴定液浓度 F/(mol/L)	实际氢氧化钠滴定液物质的量浓度 c/(mol/L)	空白消耗滴定液体积 B/ml	供试品重量 W/g	供试品溶液消耗滴定液体积 A/ml
0.01	0.010 00	0.01	10.043 5	0.40
		0.01	10.151 6	0.40

4. 计算与结果判定　根据式（2-3-8）计算，计算结果保留四位有效数字，修约至三位有效数字。

二氧化硫残留量 1 （mg/kg）$= \dfrac{(0.40-0.01)\times 0.010\ 0 \times 0.032 \times 10^6}{10.043\ 5} = 12.43$ （mg/kg）

二氧化硫残留量 2 （mg/kg）$= \dfrac{(0.40-0.01)\times 0.010\ 0 \times 0.032 \times 10^6}{10.151\ 6} = 12.29$ （mg/kg）

二氧化硫残留量平均值 $=12.36$ （mg/kg）

结果修约为 12.4 mg/kg，符合规定。

二、第二法（气相色谱法）

（一）原理

本法是用气相色谱法测定药材及饮片中的二氧化硫残留量。

（二）操作方法

1. 色谱条件与系统适用性试验　采用 GS-GasPro 键合硅胶多孔层开口管色谱柱（如 GS-GasPro，柱长 30 m，柱内径 0.32 mm）或等效柱，热导检测器，检测器温度为 250 ℃。程序升温：初始 50 ℃，保持 2 min，以每分钟 20 ℃升至 200 ℃，保持 2 min。进样口温度为 200 ℃。载气为氦气，流速为每分钟 2.0 ml。顶空进样，采用气密针模式（气密针温度为 105 ℃）的顶空进样，顶空瓶的平衡温度为 80 ℃，平衡时间均为 10 min。系统适用性试验应符合气相色谱法要求。

2. 对照品溶液的制备　精密称取亚硫酸钠对照品 500 mg，置 10 ml 量瓶中，加入含 0.5%甘露醇和 0.1%乙二胺四乙酸二钠的混合溶液溶解，并稀释至刻度，摇匀，制成每 1 ml

含亚硫酸钠 50.0 mg 的对照品贮备溶液。分别精密量取对照品贮备溶液 0.1 ml、0.2 ml、0.4 ml、1 ml、2 ml，置 10 ml 量瓶中，用含 0.5％甘露醇和 0.1％乙二胺四乙酸二钠的溶液分别稀释成每 1 ml 含亚硫酸钠 0.5 mg、1 mg、2 mg、5 mg、10 mg 的对照品溶液。

分别准确称取 1 g 氯化钠和 1 g 固体石蜡（熔点 52～56 ℃）于 20 ml 顶空进样瓶中，精密加入 2 mol/L 盐酸溶液 2 ml，将顶空瓶置于 60 ℃ 水浴中，待固体石蜡全部熔化后取出，放冷至室温使固体石蜡凝固密封于酸液层之上（必要时用空气吹去瓶壁上冷凝的酸雾）；分别精密量取上述 0.5 mg/ml、1 mg/ml、2 mg/ml、5 mg/ml、10 mg/ml 的对照品溶液各 100 μl 置于石蜡层上方，密封，即得。

3. 供试品溶液的制备　分别准确称取 1 g 氯化钠和 1 g 固体石蜡（熔点 52～56 ℃）于 20 ml 顶空进样瓶中，精密加入 2 mol/L 盐酸溶液 2 ml，将顶空瓶置于 60 ℃ 水浴中，待固体石蜡全部熔化后取出，放冷至室温使固体石蜡重新凝固，取样品细粉约 0.2 g，精密称定，置于石蜡层上方，加入含 0.5％甘露醇和 0.1％乙二胺四乙酸二钠的混合溶液 100 μl，密封，即得。

4. 测定　分别精密吸取经平衡后的对照品溶液和供试品溶液顶空瓶气体 1 ml，注入气相色谱仪，记录色谱图。

（三）计算与结果判定

按外标工作曲线法定量，计算样品中亚硫酸根含量，测得结果乘以 0.507 9，即为二氧化硫含量。

计算结果，按有效数字修约规则修约，使与标准中规定限度有效数位一致，其数值小于或等于限度时判定为符合规定，其数值大于限度时判定为不符合规定。

三、第三法（离子色谱法）

（一）原理

本方法将中药材以水蒸气蒸馏法进行处理，样品中的亚硫酸盐系列物质加酸处理后转化为二氧化硫，随水蒸气蒸馏，并被双氧水吸收、氧化为硫酸根离子后，采用离子色谱法（《中国药典》2020 年版通则 0513）检测，并计算药材及饮片中的二氧化硫残留量。

（二）操作方法

1. 仪器装置　离子色谱法水蒸气蒸馏装置见图 2-3-5。

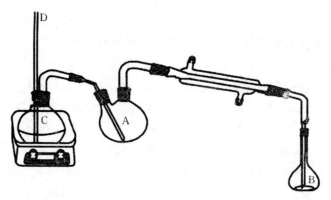

图 2-3-5　离子色谱法水蒸气蒸馏装置
A. 两颈烧瓶　B. 吸收瓶　C. 水蒸气蒸馏瓶　D. 直形长玻璃管

2. 色谱条件与系统适用性试验　采用离子色谱法。色谱柱采用以烷醇季铵为功能基的乙基乙烯基苯-二乙烯基苯聚合物树脂作为填料的阴离子交换柱（如 AS 11 - HC，250 mm×4 mm）或等效柱，保护柱使用相同填料的阴离子交换柱（如 AG 11 - HC，50 mm×4 mm），洗脱液为 20 mmol/L 氢氧化钾溶液（由自动洗脱液发生器产生）；若无自动洗脱液发生器，洗脱液采用终浓度为 3.2 mmol/L Na_2CO_3 与 1.0 mmol/L $NaHCO_3$ 的混合溶液；流速为 1 ml/min，柱温为 30 ℃。使用阴离子抑制器和电导检测器。系统适用性试验应符合离子色谱法要求。

3. 对照品溶液的制备　取硫酸根标准溶液，加水制成每 1 ml 分别含硫酸根 1 μg/ml、5 μg/ml、20 μg/ml、50 μg/ml、100 μg/ml、200 μg/ml 的溶液，各进样 10 μl，绘制标准曲线。

4. 供试品溶液的制备　取供试品粗粉 5～10 g（不少于 5 g），精密称定，置两颈烧瓶 A 中，加水 50 ml，振摇，使分散均匀，接通水蒸气蒸馏瓶 C。吸收瓶 B（100 ml 纳氏比色管或量瓶）中加入 3% 过氧化氢溶液 20 ml 作为吸收液，吸收管下端插入吸收液液面以下。两颈烧瓶 A 中沿瓶壁加入 5 ml 盐酸，迅速密塞，开始蒸馏，保持水蒸气蒸馏瓶 C 内液体沸腾并调整蒸馏火力，使吸收管端的馏出液的流出速率约为 2 ml/min。蒸馏至吸收瓶 B 中溶液总体积约为 95 ml（时间 30～40 min），用水洗涤尾接管并将其转移至吸收瓶中，稀释至刻度，摇匀，放置 1 h 后，以微孔滤膜滤过，即得。

5. 测定　分别精密吸取相应的对照品溶液和供试品溶液各 10 μl，进样，测定。

（三）计算与结果判定

按标准曲线法定量，计算样品中硫酸根含量，按照 SO_2/SO_4^{2-} ＝0.666 9 计算样品中二氧化硫的含量。

计算结果，按有效数字修约规则修约，使与标准中规定限度有效数位一致，其数值小于或等于限度时判定为符合规定，其数值大于限度时判定为不符合规定。

（四）注意事项

整个蒸馏过程控制在 30～40 min，保证供试品中亚硫酸盐系列物质遇酸生成的二氧化硫气体充分被吸收液吸收，生成硫酸根离子。

知识拓展：
二氧化硫

任务九　农药残留量测定法

任务导入

《中国药典》2020 年版四部"药材和饮片检定通则"对 33 种禁用农药（55 个化合物单体）做出了药材及饮片（植物类）禁用农药不得检出的统一规定，并在农药残留量测定法新增配套的检测方法，《中国药典》标准首次制定了中药质量的通用要求，并且规定相关生产企业应以确保中药质量、不得检出 33 种禁用农药为基本原则。

◆ 思考：

1. 药材中残留农药的来源有哪些？农药残留量超标有什么危害性？

2. 如何检测药品中的残留农药？

农药残留量测定是指用气相色谱法和质谱法测定药材、饮片及制剂中部分农药残留量。

中药材在种植过程中为了减少病虫害，会喷洒农药。此外，土壤、水体、大气等生长环境中残留的农药也会对中药材造成污染，农药会对人体造成危害，因此对药材及其制剂中农药残留量进行控制十分有必要。药材生长周期较长，因此容易受到农药的污染。

《中国药典》收载的农药残留测定方法有五种，包括第一法有机氯类农药残留量测定（色谱法）、第二法有机磷类农药残留量测定（色谱法）、第三法拟除虫菊酯类农药残留量测定（色谱法）、第四法农药多残留量测定（质谱法）和第五法药材及饮片（植物类）中禁用农药多残留测定（质谱法），本节介绍第一法、第二法和第三法。

一、第一法有机氯类农药残留量测定（色谱法）

（一）原理

有机氯农药具有高效、低毒、低成本、杀虫谱广、使用方便等特点，因此有机氯农药被大范围地运用。其化学性质稳定，脂溶性强，残留期长，对人类会造成一定的危害。《中国药典》收载 9 种有机氯类农药残留量测定法和 22 种有机氯类农药残留量测定法，本章介绍 9 种有机氯类农药残留量测定法。

9 种有机氯类农药用有机溶剂提取，经过浸泡、超声、浓缩和溶剂置换后定容，然后注入气相色谱仪，农药组分经毛细管柱分离，用电子捕获器进行检测，根据保留时间进行定性，以样品溶液峰面积与标准溶液峰面积比较进行定量。

（二）操作方法

1. 色谱条件与系统适用性试验　以（14%氰丙基-苯基）甲基聚硅氧烷或（5%苯基）甲基聚硅氧烷为固定液的弹性石英毛细管柱（30 m×0.32 mm×0.25 μm），采用 ^{63}Ni-ECD 电子捕获检测器。进样口温度 230 ℃，检测器温度 300 ℃，不分流进样。程序升温：初始 100 ℃，每分钟 10 ℃升至 220 ℃，每分钟 8 ℃升至 250 ℃，保持 10 min。理论板数按 α-BHC 峰计算应不低于 $1×10^6$，两个相邻色谱峰的分离度应大于 1.5。

2. 对照品溶液的制备

（1）对照品贮备溶液的制备。精密称取六六六（BHC）（α-BHC、β-BHC、γ-BHC、δ-BHC）、滴滴涕（DDT）（p,p′-DDE、p,p′-DDD、o,p′-DDT、p,p′-DDT）及五氯硝基苯（PCNB）农药对照品适量，用石油醚（60～90 ℃）分别制成每 1 ml 含 4～5 μg 的溶液，即得。

（2）混合对照品贮备溶液的制备。精密量取上述各对照品贮备液 0.5 ml，置 10 ml 量瓶中，用石油醚（60～90 ℃）稀释至刻度，摇匀，即得。

（3）混合对照品溶液的制备。精密量取上述混合对照品贮备液，用石油醚（60～90 ℃）制成每 1 L 分别含 0 μg、1 μg、5 μg、10 μg、50 μg、100 μg、250 μg 的溶液，即得。

3. 供试品溶液的制备

（1）药材或饮片。取供试品，粉碎成粉末（过三号筛），取约 2 g，精密称定，置 100 ml 具塞锥形瓶中，加水 20 ml 浸泡过夜，精密加丙酮 40 ml，称定重量，超声处理 30 min，放冷，再称定重量，用丙酮补足减失的重量，再加氯化钠约 6 g，精密加二氯甲烷 30 ml，称定重量，超声 15 min，再称定重量，用二氯甲烷补足减失的重量，静置（使分层），将有机相迅速移入装有适量无水硫酸钠的 100 ml 具塞锥形瓶中，放置 4 h。精密量取 35 ml，于 40 ℃水浴上减压浓缩至近干，加少量石油醚（60～90 ℃）如前反复操作至二氯甲烷及丙酮除净，用石油醚（60～90 ℃）溶解并转移至 10 ml 具塞刻度离心管中，加石油醚（60～90 ℃）精密稀释至 5 ml，小心加入硫酸 1 ml，振摇 1 min，离心（3 000 r/min）10 min，精密量取上清液 2 ml，置具刻度的浓缩瓶中，连接旋转蒸发器，40 ℃下（或氮气条件下）将溶液浓缩至适量，精密稀释至 1 ml，即得。

（2）制剂。取供试品，研成细粉（蜜丸切碎，液体直接量取），精密称取适量（相当于药材 2 g），按上述供试品溶液制备法制备，即得供试品溶液。

4. 测定法　分别精密吸取供试品溶液和与之相对应浓度的混合对照品溶液各 1 μl，注入气相色谱仪。

（三）计算与结果判定

按外标一点法计算供试品中 9 种有机氯农药残留量。

计算结果，按有效数字修约规则修约，使与标准中规定限度有效数位一致，其数值小于或等于限度时判定为符合规定，其数值大于限度时判定为不符合规定。

（四）注意事项

1. 器皿清洗　本试验所用器皿应严格清洗，不能残存卤素离子。

2. 样品的制备　供试品溶液制备时，有机相减压浓缩不得完全蒸干，避免待测成分损失。

3. 结果验证　为防止假阳性结果，可选择不同极性的色谱柱或采用气相色谱-质谱联用仪进行验证。

4. 空白验证　如果样品中其他成分有干扰，可适当改变色谱条件，但须进行空白验证。

5. 加样回收试验　应做加样回收试验，以保证结果可靠。加样回收率应介于 70%～120%。

二、第二法有机磷类农药残留量测定（色谱法）

（一）原理

有机磷类农药由于具有较高的药效性和持久性，应用十分广泛，其在人体内长期蓄积滞留会引发慢性中毒，威胁着人类的身体健康。《中国药典》收载对硫磷、甲基对硫磷、乐果、氧化乐果、甲胺磷、久效磷、二嗪农、乙硫磷、马拉硫磷、杀扑磷、敌敌畏、乙酰甲胺磷 12 种有机磷类农药残留量测定方法，采用乙酸乙酯超声提取、浓缩、石墨化炭小柱净化和定容后，注入气相色谱仪，农药组分经毛细管柱分离，用氮磷检测器（NPD）进行检测，根据保留时间进行定性，按外标法进行定量。

（二）操作方法

1. 色谱条件与系统适用性试验　以 50%苯基- 50%二甲基聚硅氧烷或（5%苯基）甲基聚硅氧烷为固定液的弹性石英毛细管柱（30 m×0.25 mm×0.25 μm），氮磷检测器或火焰光度检测器（FPD）。进样口温度 220 ℃，检测器温度 300 ℃，不分流进样。程序升温：初始 120 ℃，每分钟 10 ℃升温至 200 ℃，每分钟 5 ℃升温至 240 ℃，保持 2 min，每分钟 20 ℃升温至 270 ℃，保持 0.5 min。理论板数按敌敌畏峰计算应不低于 6 000，两个相邻色谱峰的分离度应大于 1.5。

2. 对照品溶液的制备

（1）对照品贮备溶液的制备。精密称取对硫磷、甲基对硫磷、乐果、氧化乐果、甲胺磷、久效磷、二嗪磷、乙硫磷、马拉硫磷、杀扑磷、敌敌畏、乙酰甲胺磷农药对照品适量，用乙酸乙酯分别制成每 1 ml 约含 100 μg 的溶液，即得。

（2）混合对照品贮备溶液的制备。分别精密量取上述各对照品贮备溶液 1 ml，置 20 ml

棕色量瓶中，加乙酸乙酯稀释至刻度，摇匀，即得。

（3）混合对照品溶液的制备。精密量取上述混合对照品贮备溶液，用乙酸乙酯制成每1 ml含0.1 μg、0.5 μg、1 μg、2 μg、5 μg的浓度系列，即得。

3. 供试品溶液的制备　取供试品，粉碎成粉末（过三号筛），取约5 g，精密称定，加无水硫酸钠5 g，再加入乙酸乙酯50～100 ml，冰浴超声处理3 min，放置，取上层液滤过，药渣加入乙酸乙酯30～50 ml，冰浴超声处理2 min，放置，滤过，合并两次滤液，用少量乙酸乙酯洗涤滤纸及残渣，与上述滤液合并。取滤液于40 ℃以下减压浓缩至近干，用乙酸乙酯转移至5 ml量瓶中，并稀释至刻度；精密吸取上述溶液1 ml，置用乙酸乙酯5 ml预洗过的石墨化炭小柱（250 mg/3 ml，即内含250 mg石墨化炭，可以装载3 ml供试品溶液）上，用正己烷-乙酸乙酯（1：1）混合溶液5 ml洗脱，收集洗脱液，置氮吹仪上浓缩至近干，加乙酸乙酯定容至1 ml，涡旋使溶解，即得。

4. 测定　分别精密吸取供试品溶液和与之相对应浓度的混合对照品溶液各1 μl，注入气相色谱仪。

（三）计算与结果判定

按外标一点法计算供试品中12种有机磷农药残留量。

计算结果，按有效数字修约规则修约，使与标准中规定限度有效数位一致，其数值小于或等于限度时判定为符合规定，其数值大于限度时判定为不符合规定。

（四）注意事项

1. 器皿清洗　所用玻璃器皿不能用含磷洗涤剂洗涤，可用洗液浸泡洗涤，必要时，可在使用前用丙酮荡洗玻璃器皿。各实验室也可通过空白试验选用合适的实验器皿及器皿的洗涤方法。

2. 样品制备　提取时，一般加入乙酸乙酯50 ml进行提取，当药材取样体积较大时，可加入100 ml乙酸乙酯进行提取。必要时，可在固相萃取前的乙酸乙酯提取液中加入适量无水硫酸钠去除水分。乙酸乙酯提取液的减压浓缩水浴温度不能高于40 ℃，而且减压浓缩过程不宜过快，避免待测农药损失。

3. 结果验证　对于阳性结果，必要时采用气相色谱-质谱联用仪进行验证

4. 加样回收　应做加样回收试验，以保证结果可靠。加样回收率应介于70%～120%。

三、第三法拟除虫菊酯类农药残留量测定（色谱法）

（一）原理

拟除虫菊酯类农药与DDT同属轴突毒剂，其引起的中毒征象十分相似。拟除虫菊酯类农药的毒理作用迅速，比DDT复杂，严重危及人体健康。《中国药典》一部收载了氯氰菊酯、氰戊菊酯、溴氰菊酯3种拟除虫菊酯类农药残留量的测定方法，通过混合有机溶剂提取、小柱净化、浓缩和定容后，注入气相色谱仪，农药组分经毛细管柱分离，用电子捕获检测器进行检测，根据保留时间进行定性，按外标法进行定量。

（二）操作方法

1. 色谱条件与系统适用性试验　以（5%苯基）甲基聚硅氧烷为固定液的弹性石英毛细管柱（30 m×0.32 mm×0.25 μm），采用 ^{63}Ni-ECD电子捕获检测器。进样口温度270 ℃，检测器温度330 ℃。不分流进样（或根据仪器设置最佳的分流比）。程序升温：初始160 ℃，

保持 1 min，每分钟 10 ℃升温至 278 ℃，保持 0.5 min，每分钟 1 ℃升温至 290 ℃，保持 5 min。理论板数按溴氰菊酯峰计算应不低于 105，两个相邻色谱峰的分离度应大于 1.5。

2. 对照品溶液的制备

（1）对照品贮备溶液的制备。精密称取氯氰菊酯、氰戊菊酯及溴氰菊酯农药对照品适量，用石油醚（60～90 ℃）分别制成每 1 ml 含 20～25 μg 的溶液，即得。

（2）混合对照品贮备溶液的制备。精密量取上述各对照品贮备液 1 ml，置 10 ml 量瓶中，用石油醚（60～90 ℃）稀释至刻度，摇匀，即得。

（3）混合对照品溶液的制备。精密量取上述混合对照品贮备液，用石油醚（60～90 ℃）制成每 1 L 分别含 0 μg、2 μg、8 μg、40 μg、200 μg 的溶液，即得。

3. 供试品溶液的制备（药材或饮片）　取供试品，粉碎成粉末（过三号筛），取 1～2 g，精密称定，置 100 ml 具塞锥形瓶中，加石油醚（60～90 ℃）-丙酮（4∶1）混合溶液 30 ml，超声处理 15 min，滤过，药渣再重复上述操作 2 次后，合并滤液，滤液用适量无水硫酸钠脱水后，于 40～45 ℃减压浓缩至近干，用少量石油醚（60～90 ℃）反复操作至丙酮除净，残渣用适量石油醚（60～90 ℃）溶解，置混合小柱〔从上至下依次为无水硫酸钠 2 g、弗罗里硅土 4 g、微晶纤维素 1 g、氧化铝 1 g、无水硫酸钠 2 g，用石油醚（60～90 ℃）-乙醚（4∶1）混合溶液 20 ml 预洗〕上，用石油醚（60～90 ℃）-乙醚（4∶1）混合溶液 90 ml 洗脱，收集洗脱液，于 40～45 ℃减压浓缩至近干，再用石油醚（60～90 ℃）3～4 ml 重复操作至乙醚除净，用石油醚（60～90 ℃）溶解并转移至 5 ml 量瓶中，并稀释至刻度，摇匀，即得。

4. 测定法　分别精密吸取供试品溶液和与之相对应浓度的混合对照品溶液各 1 μl，注入气相色谱仪。

（三）计算与结果判定

按外标一点法计算供试品中 3 种拟除虫菊酯农药残留量。

计算结果，按有效数字修约规则修约，使与标准中规定限度有效数位一致，其数值小于或等于限度时判为符合规定，其数值大于限度时判为不符合规定。

（四）注意事项

与第一法相同。

知识拓展：
农药

任务十　铅、镉、砷、汞、铜测定法

任务导入

《中国药典》2020 年版亮点之一就是全面提升安全性控制水平，保障人民用药安全：制定了中药材及饮片（植物类）重金属及有害元素的限量标准，收入"中药有害残留物限量制定指导原则"，将其作为指导性要求。同时，在黄芪、甘草等已收载重金属及有害元素检查的 15 个中药材基础上，新增白芷、当归、葛根、黄精、人参、三七、栀子、桃仁、酸枣仁、山茱萸、山楂、冬虫夏草、西洋参 13 个使用量大、药食两用品种的重金属及有害元素控制。

◆ 思考：

1. 药材、中药饮片、中药制剂中重金属及有害元素的来源和危害有哪些？

2. 采用哪些现代分析技术对重金属及有害元素进行检测？

中药品种的原材料大多源于自然环境下生长的植物、动物或矿物，其存在有害残留物质或污染物质的概率较高。中药中有害残留物或污染物的种类主要是残留农药、重金属及有害元素等。重金属及有害元素主要是指铅（Pb）、汞（Hg）、镉（Cd）、铜（Cu）、银（Ag）、铋（Bi）、锑（Ti）、锡（Sn）、砷（As）等，是中药制剂中主要的外源性污染。中药制剂中重金属及有害元素主要来源于植物在生长、采收、炮制加工等过程中由于自身蓄积或被污染导致的有毒金属元素残留量异常增加。

铅、镉、砷、汞、铜等重金属及有害元素被人体摄入并经过积累后，会对人体造成严重的危害，所以中药制剂中重金属及有害元素的限量需要控制，《中国药典》2020年版规定，除另有规定外，药材及饮片铅不得过 5 mg/kg，镉不得过 1 mg/kg，砷不得过 2 mg/kg，汞不得过 0.2 mg/kg，铜不得过 20 mg/kg。注射剂按各品种项下每日最大使用量计算，铅不得过 12 μg，镉不得过 3 μg，砷不得过 6 μg，汞不得过 2 μg，铜不得过 150 μg。

《中国药典》2020年版收载的铅、镉、砷、汞、铜测定方法主要有原子吸收分光光度法和电感耦合等离子体质谱法两种方法（本教材只介绍原子吸收分光光度法）。

一、简述

原子吸收分光光度法又称原子吸收光谱法，其测量对象是呈原子状态的金属元素和部分非金属元素。此法是基于测量蒸气中原子对特征电磁辐射的吸收强度进行定量分析的一种仪器分析方法。原子吸收分光光度法遵循分光光度法的吸收定律，一般通过比较对照品溶液和供试品溶液的吸光度，计算供试品中待测元素的含量。原子吸收分光光度法具有选择性好、灵敏度高、精密度高、应用广泛等优点，并已广泛应用于中药制剂及中药材中重金属及有害元素的检测。如《中国药典》2020年版收载的活血止痛胶囊、蚝贝钙咀嚼片等的检测。此法的缺点是每次只能测定单种元素，分析效率较低。

二、仪器构造组成

原子吸收光谱仪由光源、原子化器、单色器、背景校正系统和检测系统等组成。原子吸收光谱仪见图2-3-6，原子吸收光谱仪结构见图2-3-7。

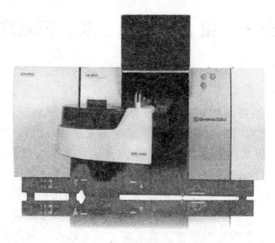

图2-3-6　原子吸收光谱仪

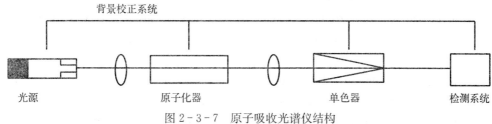

图 2-3-7 原子吸收光谱仪结构

1. 光源 其功能是发射被测元素的特征光谱，有空心阴极灯（HLC，图 2-3-8）和无极放电灯（EDL，图 2-3-9）等。

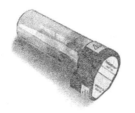

图 2-3-8 空心阴极灯

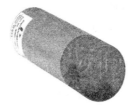

图 2-3-9 无极放电灯

2. 原子化器 其功能是产生被测元素的原子蒸气。原子化器主要有四种类型：火焰原子化器、石墨炉原子化器、氢化物发生原子化器和冷蒸气发生原子化器。

（1）火焰原子化器。由雾化器及燃烧灯头等主要部件组成。其功能是将供试品溶液雾化成气溶胶后，再与燃气混合，进入燃烧灯头产生的火焰中，以干燥、蒸发、离解供试品，使待测元素形成基态原子。燃烧火焰由不同种类的气体混合物产生，常用乙炔-空气火焰。改变燃气和助燃气的种类及比例可控制火焰的温度，以获得较好的火焰稳定性和测定灵敏度。

（2）石墨炉原子化器。由电热石墨炉及电源等部件组成。其功能是将供试品溶液干燥、灰化，再经高温原子化使待测元素形成基态原子。

（3）氢化物发生原子化器。由氢化物发生器和原子吸收池组成，可用于砷、锗、铅、镉、硒、锡、锑等元素的测定。其功能是将待测元素在酸性介质中还原成低沸点、易受热分解的氢化物，再由载气导入由石英管、加热器等组成的原子吸收池，在吸收池中氢化物被加热分解，并形成基态原子。

（4）冷蒸气发生原子化器。由汞蒸气发生器和原子吸收池组成，专门用于汞的测定。其功能是将供试品溶液中的汞离子还原成汞蒸气，再由载气导入石英原子吸收池进行测定。

3. 单色器 其功能是从光源发射的电磁辐射中分离出所需要的电磁辐射，仪器光路应能保证有良好的光谱分辨率和在相当窄的光谱带（0.2 nm）下正常工作的能力，波长范围一般为 190.0～900.0 nm。

4. 背景校正系统 其功能是减少或消除背景吸收，从而得到真正的原子吸收信号。背景吸收通常来源于样品中的共存组分及其在原子化过程中形成的次生分子或原子的热发射、光吸收和光散射等。这些干扰在仪器设计时应设法予以克服。

在原子吸收分光光度分析中，必须注意背景以及其他原因等对测定的干扰。仪器某些工作条件（如波长、狭缝、原子化条件等）的变化可影响灵敏度、稳定程度和干扰情况。在火焰法原子吸收测定中，可采用选择适宜的测定谱线及狭缝、改变火焰温度、加入络合剂或释放剂、采用标准加入法等方法消除干扰；在石墨炉原子吸收测定中，可采用选择适宜的背景校正系统、加入适宜的基体改进剂等方法消除干扰。具体方法应按各品种项下的规定选用。

5. 检测系统　其功能是将光信号转换为电信号。检测系统由检测器、信号处理器和指示记录器组成，应具有较高的灵敏度和较好的稳定性，并能及时跟踪吸收信号的急速变化。原子吸收分光光度法遵循分光光度法的吸收定律，一般通过比较对照品溶液和供试品溶液的吸光度，计算供试品中待测元素的含量。

三、操作方法

(一) 样品处理

中药制剂组成复杂，测量重金属及有害元素时通常都要将试样进行消解，破坏消解有机基体，使待测元素基本完全转化为无机离子状态，以满足仪器的测定要求。中药制剂中常用的消解方法有微波消解（A法）、湿法消解（B法）、干法消解（C法）等，其中微波消解为第一法，湿法消解和干法消解由于其设备简单、易于操作，也是有效的消解方法。

1. 微波消解　是一种利用微波为能量对样品进行消解的方法，该法利用微波加热密闭容器中的消解液和样品，在高温增压条件下使各种样品快速溶解。

2. 湿法消解　用酸溶解样品，样品在非密闭环境下，一般通过电热板加热进行消解。通常采用混酸（如硝酸、硫酸、高氯酸、盐酸、氢氟酸等）进行湿法消解。

3. 干法消解　干法消解通过高温灰化除去样品中的有机物，再用酸或其他溶剂使样品溶解。

(二) 铅和镉的测定（石墨炉法）

1. 原理　样品经消解处理后，经石墨炉原子化，铅在 283.3 nm 处测定吸光度，镉在 228.8 nm 处测定吸光度。在一定浓度范围内，铅和镉的吸光度值与其含量成正比，从而采用标准曲线法定量。

2. 测定条件

（1）铅的参考条件。波长 283.3 nm，干燥温度 100～120 ℃，持续 20 s；灰化温度 400～750 ℃，持续 20～25 s；原子化温度 1 700～2 100 ℃，持续 4～5 s。

（2）镉的参考条件。波长 228.8 nm，干燥温度 100～120 ℃，持续 20 s；灰化温度 300～500 ℃，持续 20～25 s；原子化温度 1 500～1 900 ℃，持续 4～5 s。

3. 标准曲线的制备　分别精密量取铅、镉单元素标准溶液适量，用 2% 硝酸溶液稀释，分别制成每 1 ml 含铅 1 μg、镉 1 μg 的溶液，即得（0～5 ℃贮存）。

（1）铅标准曲线。分别精密量取铅标准贮备液适量，用 2% 硝酸溶液制成每 1 ml 分别含铅 0 ng、5 ng、20 ng、40 ng、60 ng、80 ng 的溶液。分别精密量取 1 ml，精密加含 1% 磷酸二氢铵和 0.2% 硝酸镁的溶液 0.5 ml，混匀，精密吸取 20 μl 注入石墨炉原子化器，测定吸光度，以吸光度为纵坐标，浓度为横坐标，绘制标准曲线。

（2）镉标准曲线。分别精密量取镉标准贮备液适量，用 2% 硝酸溶液稀释制成每 1 ml 分别含镉 0 ng、0.8 ng、2.0 ng、4.0 ng、6.0 ng、8.0 ng 的溶液。分别精密吸取 10 μl，注入石墨炉原子化器，测定吸光度，以吸光度为纵坐标，浓度为横坐标，绘制标准曲线。

4. 供试品溶液的制备

（1）A法。取供试品粗粉 0.5 g，精密称定，置聚四氟乙烯消解罐内，加硝酸 3～5 ml，混匀，浸泡过夜，盖好内盖，旋紧外套，置适宜的微波消解炉内，进行消解（按仪器规定的消解程序操作）。消解完全后，取消解内罐置电热板上缓缓加热至红棕色蒸气挥尽，并继续缓缓浓缩至 2～3 ml，放冷，用水转入 25 ml 量瓶中，并稀释至刻度，摇匀，即得。同法同时制备试剂空白溶液。

（2）B法。取供试品粗粉 1 g，精密称定，置凯氏烧瓶中，加硝酸-高氯酸（4∶1）混合溶液 5～10 ml，混匀，瓶口加一小漏斗，浸泡过夜。置电热板上加热消解，保持微沸，若变为棕黑色，再加硝酸-高氯酸（4∶1）混合溶液适量，持续加热至溶液澄明后升高温度，继续加热至冒浓烟，直至白烟散尽，消解液呈无色透明或略带黄色，放冷，转入 50 ml 量瓶中，用 2％硝酸溶液洗涤容器，洗液合并于量瓶中，并稀释至刻度，摇匀，即得。同法同时制备试剂空白溶液。

（3）C法。取供试品粗粉 0.5 g，精密称定，置瓷坩埚中，于电热板上先低温炭化至无烟，移入高温炉中，于 500 ℃灰化 5～6 h（若个别灰化不完全，加硝酸适量，于电热板上低温加热，反复多次直至灰化完全），取出冷却，加 10％硝酸溶液 5 ml 使溶解，转入 25 ml 量瓶中，用水洗涤容器，洗液合并于量瓶中，并稀释至刻度，摇匀，即得。同法同时制备试剂空白溶液。

5. 测定

（1）铅的测定。精密量取空白溶液与供试品溶液各 1 ml，精密加含 1％磷酸二氢铵和 0.2％硝酸镁的溶液 0.5 ml，混匀，精密吸取 10～20 μl，照标准曲线的制备项下方法测定吸光度，从标准曲线上读出供试品溶液中铅（Pb）的含量，计算，即得。

（2）镉的测定。精密吸取空白溶液与供试品溶液各 10～20 μl，照标准曲线的制备项下方法测定吸光度（若供试品有干扰，可分别精密量取标准溶液、空白溶液和供试品溶液各 1 ml，精密加含 1％磷酸二氢铵和 0.2％硝酸镁的溶液 0.5 ml，混匀，依法测定），从标准曲线上读出供试品溶液中镉（Cd）的含量，计算，即得。

（三）砷的测定（氢化物法）

1. 原理　样品经消解处理后，加入还原剂使五价砷还原为三价砷，再加入硼氢化钠，在酸性条件下三价砷还原生成砷化氢，由氮气载入石英管中，加热使砷化氢分解为原子态砷蒸气，在吸收波长 193.7 nm 处其吸收量与砷含量成正比，从而采用标准曲线法定量。

2. 测定条件　采用适宜的氢化物发生装置，以含 1％硼氢化钠和 0.3％氢氧化钠溶液（临用前配制）作为还原剂，盐酸溶液（1→100）为载液，氮气为载气，检测波长为 193.7 nm。

3. 标准曲线的制备　精密量取砷单元素标准溶液适量，用 2％硝酸溶液稀释，制成每 1 ml 含砷（As）1 μg 的溶液，即得（0～5 ℃贮存）。

分别精密量取砷标准贮备液适量，用 2％硝酸溶液稀释制成每 1 ml 分别含砷 0 ng、5 ng、10 ng、20 ng、30 ng、40 ng 的溶液。分别精密量取 10 ml，置 25 ml 量瓶中，加 25％碘化钾溶液（临用前配制）1 ml，摇匀，加 10％抗坏血酸溶液（临用前配制）1 ml，摇匀，用盐酸溶液（20→100）稀释至刻度，摇匀，密塞，置 80 ℃水浴中加热 3 min，取出，放冷。取适量，将其吸入氢化物发生装置，测定吸收值，以峰面积（或吸光度）为纵坐标，浓度为横坐标，绘制标准曲线。

4. 供试品溶液的制备 同铅和镉的测定项下供试品溶液的制备中的 A 法或 B 法制备。

5. 测定法 精密吸取空白溶液与供试品溶液各 10 ml，照标准曲线的制备项下，自"加 25％碘化钾溶液（临用前配制）1 ml"起，依法测定。从标准曲线上读出供试品溶液中砷的含量，计算，即得。

（四）汞的测定（冷蒸气吸收法）

1. 原理 汞蒸气对波长 253.7 nm 的共振线具有强烈的吸收作用。样品经过酸消解或催化酸消解使汞转为离子状态，在强酸性介质中以盐酸羟胺还原成元素汞，载气将汞蒸气带到两端装有石英窗的长吸收管中，进行冷原子吸收测定，在一定浓度范围内其吸收值与汞含量成正比，从而采用标准曲线法定量。

2. 测定条件 采用适宜的氢化物发生装置，以含 0.5％硼氢化钠和 0.1％氢氧化钠的溶液（临用前配制）作为还原剂，盐酸溶液（1→100）为载液，氮气为载气，检测波长为 253.7 nm。

3. 标准曲线的制备 分别精密量取汞标准贮备液 0 ml、0.1 ml、0.3 ml、0.5 ml、0.7 ml、0.9 ml，置 50 ml 量瓶中，加 20％硫酸溶液 10 ml、5％高锰酸钾溶液 0.5 ml，摇匀，滴加 5％盐酸羟胺溶液至紫红色恰消失，用水稀释至刻度，摇匀。取适量，将其吸入氢化物发生装置，测定吸收值，以峰面积（或吸光度）为纵坐标，浓度为横坐标，绘制标准曲线。

4. 供试品溶液的制备

（1）A 法。取供试品粗粉 0.5 g，同铅和镉的测定项下供试品溶液的制备中的 A 法操作至"并继续浓缩至 2～3 ml，放冷"，加 20％硫酸溶液 2 ml、5％高锰酸钾溶液 0.5 ml，摇匀，滴加 5％盐酸羟胺溶液至紫红色恰消失，转入 10 ml 量瓶中，用水洗涤容器，洗液合并于量瓶中，并稀释至刻度，摇匀，必要时离心，取上清液，即得。同法同时制备试剂空白溶液。

（2）B 法。取供试品粗粉 1 g，精密称定，置凯氏烧瓶中，加硝酸-高氯酸（4：1）混合溶液 5～10 ml，混匀，瓶口加一小漏斗，浸泡过夜，置电热板上，于 120～140 ℃加热消解 4～8 h（必要时延长消解时间，至消解完全），放冷，加 20％硫酸溶液 5 ml、5％高锰酸钾溶液 0.5 ml，摇匀，滴加 5％盐酸羟胺溶液至紫红色恰消失，转入 25 ml 量瓶中，用水洗涤容器，洗液合并于量瓶中，并稀释至刻度，摇匀，必要时离心，取上清液，即得。同法同时制备试剂空白溶液。

5. 测定法 精密吸取空白溶液与供试品溶液适量，照标准曲线制备项下的方法测定。从标准曲线上读出供试品溶液中汞的含量，计算，即得。

（五）铜的测定（火焰法）

1. 原理 样品消解处理后，经火焰原子化，在 324.8 nm 处测定吸光度。在一定浓度范围内铜的吸光度值与铜含量成正比，从而采用标准曲线法定量。

2. 测定条件 检测波长为 324.7 nm，采用空气-乙炔火焰，必要时进行背景校正。

3. 标准曲线的制备 分别精密量取铜标准贮备液适量，用 2％硝酸溶液制成每 1 ml 分别含铜 0 μg、0.05 μg、0.2 μg、0.4 μg、0.6 μg、0.8 μg 的溶液。依次喷入火焰，测定吸光度，以吸光度为纵坐标，浓度为横坐标，绘制标准曲线。

4. 供试品溶液的制备 同铅和镉的测定项下供试品溶液的制备。

5. 测定法 精密吸取空白溶液与供试品溶液适量，照标准曲线的制备项下的方法测定。从标准曲线上读出供试品溶液中铜的含量，计算，即得。

四、含量测定法

1. 第一法（标准曲线法）　在仪器推荐的浓度范围内，除另有规定外，制备含待测元素不同浓度的对照品溶液至少 5 份，浓度依次递增，并分别加入各品种项下制备供试品溶液的相应试剂，同时以相应试剂制备空白对照溶液。将仪器按规定启动后，依次测定空白对照溶液和各浓度对照品溶液的吸光度，记录读数。以每一浓度 3 次吸光度读数的平均值为纵坐标，相应浓度为横坐标，绘制标准曲线。按各品种项下的规定制备供试品溶液，使待测元素的估计浓度在标准曲线浓度范围内，测定吸光度，取 3 次读数的平均值，从标准曲线上查得相应的浓度，计算被测元素含量。绘制标准曲线时，一般采用线性回归（图 2-3-10）。对于大多数元素，线性范围的上限介于 0.2～0.3 吸光单位，特别是在高浓度的情况下，浓度和吸光度之间的关系会偏离比尔定律，并不呈现出线性关系，此时采用非线性拟合方法回归（图 2-3-11）。

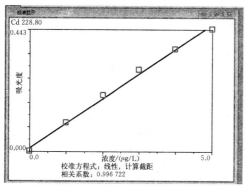

图 2-3-10　线性回归

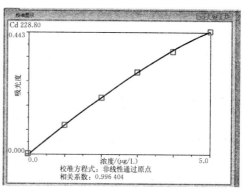

图 2-3-11　非线性拟合方法回归

2. 第二法（标准加入法）　取同体积按各品种项下规定制备的供试品溶液 4 份，分别置 4 个同体积的量瓶（分别编号 1、2、3、4）中，除 1 号量瓶外，其他量瓶分别精密加入不同浓度的待测元素对照品溶液，分别用去离子水稀释至刻度，制成从零开始递增的一系列溶液。按上述标准曲线法自"将仪器按规定启动后"操作，测定吸光度，记录读数；将吸光度读数与相应的待测元素加入量作图，延长此直线至与含量轴的延长线相交，此交点与原点间的距离即相当于供试品溶液取用量中待测元素的含量（图 2-3-12），再以此计算供试品中待测元素的含量。

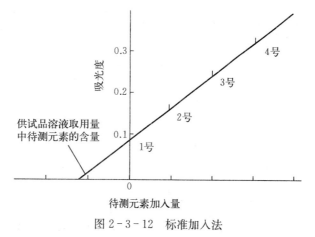

图 2-3-12　标准加入法

五、注意事项

（1）清洗原子吸收分光光度法使用的器皿时不宜用含铬离子的清洗液，因为铬离子容易渗入玻璃等容器中，而应硝酸或硝酸-盐酸混合液清洗后再用去离子水清洗。

（2）使用石墨炉法分析时，最好在原子化升温完毕后用最高温度进行极短加热，以清洗残存于石墨管中的干扰元素。

（3）样品浓度过高使信号达到饱和时，应当适当降低仪器的灵敏度或改用该元素的次要谱线，以确保信号强度与被测元素浓度呈线性关系。

（4）仪器在使用前应充分预热，空心阴极灯应预热至少 30 min。

六、应用实例——蚝贝钙咀嚼片中铅的测定

1. 检验依据 《中国药典》2020 年版一部第 1466 页。重金属及有害元素：取本品，研细，取约 0.5 g，精密称定，照铅、镉、砷、汞、铜测定法（通则 2321 原子吸收分光光度法）测定，铅不得过 5 mg/kg。

2. 测定方法

（1）对照品溶液的制备。精密量取铅单元素标准溶液适量，用 2%硝酸溶液稀释，制成每 1 ml 含铅 1 μg 的溶液，作为铅标准贮备液。精密量取铅标准贮备液 0 ml、0.05 ml、0.20 ml、0.40 ml、0.60 ml、0.80 ml，分别置 6 个 10 ml 容量瓶中，用 2%硝酸溶液定容至刻度，混匀（制成每 1 ml 分别含铅 0 ng、5 ng、20 ng、40 ng、60 ng、80 ng 的溶液）。

（2）供试品溶液的制备。取本品，研细，供试品 1 和供试品 2 分别取 0.522 4 g、0.491 2 g，精密称定，按微波消解法操作，稀释倍数为 50。同法同时制备试剂空白溶液。

（3）加样回收样品溶液的制备。取本品，研细，回收 1 和回收 2 分别取 0.504 7 g、0.501 8 g，精密称定，精密量取铅标准贮备液 0.5 ml 后，按供试品溶液的制备方法制备，稀释倍数为 50。

（4）测定。取对照品溶液、试剂空白溶液、供试品溶液与加样回收样品溶液，依法操作。对照品测定结果见表 2-3-10，样品测定结果见表 2-3-11。

表 2-3-10 对照品测定结果

对照品浓度/	测得吸光度			
（ng/ml）	第 1 次	第 2 次	第 3 次	平均值
0	0.003 2	0.002 9	0.003 1	0.003 1
5	0.018 1	0.022 2	0.020 1	0.020 1
20	0.078 2	0.078 0	0.078 0	0.078 1
40	0.155 0	0.150 8	0.152 8	0.152 9
60	0.228 4	0.231 2	0.229 8	0.229 8
80	0.290 0	0.299 6	0.294 8	0.294 8

测得曲线方程：$Y = 0.003\,7X + 0.003\,6$ 相关系数 $r^2 = 0.999\,3$

表 2-3-11 样品测定结果

样品名称	测得吸光度				测得浓度/
	第 1 次	第 2 次	第 3 次	平均值	（ng/ml）
试剂空白	0.005 1	0.005 7	0.005 4	0.005 4	0.486 5
供试品 1	0.019 6	0.019 9	0.020 4	0.020 0	4.432 4

（续）

样品名称	测得吸光度				测得浓度/
	第1次	第2次	第3次	平均值	（ng/ml）
供试品2	0.019 2	0.018 9	0.019 5	0.019 2	4.216 2
回收1	0.056 1	0.055 3	0.056 5	0.056 0	14.162 2
回收2	0.055 7	0.056 1	0.054 8	0.055 5	14.027 0

（5）结果计算。在运算过程中，计算结果保留两位有效数字，修约至一位有效数字。将测得浓度代入公式计算：

$$含量1=\frac{(4.432\,4-0.486\,5)\times50}{0.522\,4\times1\,000}=0.38（mg/kg）$$

$$含量2=\frac{(4.216\,2-0.486\,5)\times50}{0.491\,2\times1\,000}=0.38（mg/kg）$$

平均含量：0.38 mg/kg；修约为0.4 mg/kg。

回收率的计算。在运算过程中，计算结果保留四位有效数字，修约至三位有效数字。

$$回收率1=\frac{(14.162\,2-0.486\,5)\times50-0.38\times1\,000\times0.504\,7}{500}=98.49\%$$

$$回收率2=\frac{(14.027\,0-0.486\,5)\times50-0.38\times1\,000\times0.501\,8}{500}=97.27\%$$

平均回收率：97.88%，修约为97.9%；相对平均偏差：0.6%。

技能实训一 灰分测定

一、实训目的

1. 掌握总灰分、酸不溶性灰分操作步骤及计算方法。

2. 学会规范记录原始数据，进行数据处理及结果判断。

二、仪器与试药

1. 仪器与用具 标准药筛（二号）、分析天平（分度值0.1 mg）、恒温干燥箱、高温炉、坩埚、干燥器、恒温水浴锅、表面皿、定量滤纸。

2. 试药 九味羌活丸、10%硝酸铵溶液。

三、操作方法

[检查] 总灰分不得过7.0%（通则2302）。

酸不溶性灰分不得过2.0%（通则2302）。

（一）总灰分

1. 空坩埚恒重 取洁净的空坩埚，置高温炉内500～600 ℃灼烧2 h，关闭电源，待温度降至200 ℃以下，取出，置干燥器中，室温冷却30 min，精密称定重量，再在上述条件下灼烧1 h，取出，置干燥器中，室温冷却30 min，精密称量并记录数据，重复灼烧至恒重。

2. 样品处理 取九味羌活丸5袋，粉碎，过二号筛，混合均匀，称取3～5 g，置炽灼至恒重的坩埚中，称定重量（准确至0.01 g）。

3. 炭化、灰化 将盛有供试品的坩埚置电炉上缓缓灼烧，半盖埚盖，缓缓加热，至完全炭化不冒烟时，盖上埚盖，置高温炉中逐渐升高温度至 500～600 ℃，炽灼 5 h 使完全灰化，关闭电源，待温度降至 200 ℃以下，取出，置干燥器中，室温冷却 30 min，精密称定重量。

4. 恒重 在上述条件下炽灼 1 h，室温冷却 30 min，精密称定重量，直至恒重。

（二）酸不溶性灰分

1. 酸水解 取总灰分测定所得的灰分，取下埚盖，在坩埚中小心加入稀盐酸 10 ml，用埚盖覆盖坩埚，置水浴上加热 10 min，取出，埚盖用热水 5～10 ml 冲洗，洗液并入坩埚中，用无灰滤纸滤过，坩埚内的残渣用水洗于滤纸上，并洗涤至洗液不显氯化物反应为止。

2. 炭化、灰化 将滤渣连同滤纸移至同一坩埚中，置电加热炉上，半盖埚盖，缓缓加热，至完全炭化不冒烟时，移至干燥器中，室温冷却 30 min，置高温炉中逐渐升高温度至 500～600 ℃，炽灼 5 h 使完全灰化，关闭高温炉，待温度降至 200 ℃以下，取出，置干燥器中，室温冷却 30 min，精密称定重量。

3. 恒重 在上述条件下炽灼 1 h，室温冷却 30 min，精密称定重量，直至恒重。

四、记录

灰分测定原始记录见表 2-3-12。

表 2-3-12 灰分测定原始记录

检验项目	灰分									
检验依据										
使用仪器	仪器名称					仪器编号				
炽灼温度/℃										
结果	坩埚号	炽灼时间/h	W_0/g	$W_供$/g	炽灼时间/h	W_1/g	炽灼时间/h	W_2/g	灰分/%	酸不溶性灰分/%
		5			5		5			
		1			1		1			
标准规定										
结论	□符合规定　　　　□不符合规定									
公式	灰分（%）＝$(W_1-W_0)/W_供$ 酸不溶性灰分（%）＝$(W_2-W_0)/W_供$ 式中：$W_供$ 为供试品重量；W_0 为坩埚重量；W_1 为坩埚＋灰分重量；W_2 为坩埚＋酸不溶性灰分重量									
备注	W_0、W_1、W_2 均取恒重的数据中最小值									

五、实训评价

实训评价见表 2-3-13。

表 2-3-13 实训评价

序号	实训任务	评价指标	分值比例
1	检测方案制订	(1) 正确解读《中国药典》检测方法	10%
		(2) 写出详细的实验方案	
2	坩埚、样品恒重	(1) 正确选择合适的天平	10%
		(2) 正确使用分析天平	
		(3) 正确使用马弗炉	
		(4) 正确使用干燥器	
		(5) 正确炽灼坩埚、供试品至恒重	
3	供试品称取	(1) 正确取样	10%
		(2) 样品称量在规定范围内	
		(3) 正确使用天平	
4	酸水解	(1) 正确配制稀盐酸	10%
		(2) 正确对样品进行酸水解	
		(3) 正确鉴别氯化物	
5	供试品炭化、灰化	(1) 正确使用电炉	15%
		(2) 正确选用滤纸	
		(3) 正确对样品进行灰化、炭化	
6	数据处理与填写报告	(1) 原始记录填写及时、规范、整洁	15%
		(2) 有效数字保留准确	
		(3) 计算准确，测定结果准确	
		(4) 正确填写检验报告	
7	其他操作	(1) 工作服整洁	10%
		(2) 操作时间控制在规定时间内	
		(3) 及时整理、清洗、回收玻璃器皿及仪器设备	
		(4) 注意操作规范和操作安全	
8	综合素养	(1) 具有环境保护、安全防护、质量管理意识	20%
		(2) 具有一丝不苟、精益求精的工匠精神	
		(3) 具有学习新知识、新技术的能力	
合计			100%

技能实训二　黄连上清片重金属检查

一、实训目的

(1) 掌握重金属检查操作步骤及计算方法。

(2) 学会规范记录原始数据,进行数据处理及结果判断。

二、仪器与试药

1. 仪器　25 ml 纳氏比色管、分析天平(分度值 0.1 mg)、量瓶(100 ml、1 000 ml)、移液管(10 ml)、量筒、比色管架、白纸等。

2. 试药　硝酸铅、硫代乙酰胺试液、醋酸盐缓冲液(pH3.5)、盐酸、硫酸、氨试液等。

三、操作方法

[检查]重金属:取本品 10 片,除去包衣,研细,称取约 1.0 g,照炽灼残渣检查法(通则 0841)炽灼至完全灰化。取遗留的残渣,依法(通则 0821 第二法)检查,含重金属不得过 20 mg/kg。

1. 标准铅溶液用量计算　根据式(2-3-4)计算标准铅溶液的体积:

$$V=\frac{L\times W}{C}=\frac{20\times10^{-6}\times1.0}{10\times10^{-6}}=2.0 \text{ (ml)}$$

2. 标准铅溶液、试液的制备　照标准规定的方法制备。

3. 供试品溶液、标准溶液制备　取 25 ml 纳氏比色管两支,分别标记为甲管、乙管。

甲管(标准管):取配制供试品溶液的试剂(硫酸、硝酸、氨试液、酚酞指示剂),置瓷皿中蒸干后,加醋酸盐缓冲液(pH3.5)2 ml 与水 15 ml,微热溶解后,置甲管中,加标准铅溶液 2.00 ml,再用水稀释至 25 ml。

乙管(供试品管):取本品 10 片,除去包衣,研细,取约 1.0 g,置已炽灼至恒重的坩埚内,精密称定,置电炉上缓缓灼烧,缓缓加热至供试品完全炭化并不冒烟时,放冷至室温,滴加硫酸 0.5～1 ml 使湿润,继续在电炉上低温加热至硫酸蒸气除尽后,在 600 ℃炽灼使完全灰化。取遗留的残渣,加硝酸 0.5 ml,蒸干,至氧化氮蒸气除尽后,放冷,加盐酸 2 ml,置水浴锅上蒸干后加水 15 ml,滴加氨试液至对酚酞指示液显粉红色,再加醋酸盐缓冲液(pH3.5)2 ml,微热溶解后,移至乙管中,加水稀释至 25 ml。

4. 显色　在甲、乙两管中分别加硫代乙酰胺试液各 2 ml,摇匀,放置 2 min,同置白纸上,自上向下透视。

5. 结果判定　乙管中显出的颜色与甲管比较,不得更深,符合规定。

四、记录

重金属检查原始记录见表 2-3-14。

表 2-3-14 重金属检查原始记录

检验项目	重金属		
使用仪器	仪器名称	仪器编号	仪器型号

标准溶液	精密量取标准铅贮备液（每 1 ml 相当于 100 μg 的 Pb）_____ ml，置_____ ml 量瓶中，加水稀释至刻度即得标准铅溶液（每 1 ml 相当于 10 μg 的 Pb）		
	标准铅贮备液（每 1 ml 相当于 100 μg 的 Pb）有效期至：		
	标准铅溶液取用量计算：		

标准铅溶液浓度/（μg/ml）	规定限度	标准规定供试品取样量/g	标准铅用量/ml
10			

供试品	取样量		□g □ml

实验操作	甲管：取配制供试品溶液的试剂，置瓷皿中蒸干后，加醋酸盐缓冲液（pH 3.5）2 ml 与水 15 ml，微热溶解后，置纳氏比色管中，加标准铅溶液 2.00 ml，再用水稀释至 25 ml
	乙管：取本品 10 片，除去包衣，研细，取约 1.0 g，置已炽灼至恒重的坩埚内，精密称定，置电炉上缓缓灼烧，缓缓加热至供试品完全炭化并不冒烟时，放冷至室温，滴加硫酸 0.5～1 ml 使湿润，继续在电炉上低温加热至硫酸蒸气除尽后，在 600 ℃ 炽灼使完全灰化。取遗留的残渣，加硝酸 0.5 ml，蒸干至氧化氮蒸气除尽后，放冷，加盐酸 2 ml，置水浴锅上蒸干后加水 15 ml，滴加氨试液至对酚酞指示液显粉红色，再加醋酸盐缓冲液（pH 3.5）2 ml，微热溶解后，移至乙管中，加水稀释至 25 ml
	在甲、乙两管中分别加硫代乙酰胺试液各 2 ml，摇匀，放置 2 min，同置白纸上，自上而下透视，乙管中显出的颜色与甲管比较，不得更深

结果	

标准规定	不得过	mg/kg

结论	□符合规定	□不符合规定

公式	标准铅溶液用量（ml）＝杂质限量×供试品量/标准铅溶液浓度×1 000 000

备注	铅单元素标准溶液 Pb 批号 生产商： 含量：

五、实训评价

实训评价见表 2-3-15。

表 2-3-15 实训评价

序号	实训任务	评价指标	分值比例
1	检测方案制订	(1) 正确解读《中国药典》检测方法	10%
		(2) 写出详细的实验方案	
2	标准溶液制备	(1) 正确计算标准铅溶液取用量	15%
		(2) 正确选择合适的天平	
		(3) 正确使用天平	
		(4) 正确使用移液管	
		(5) 正确使用容量瓶	
		(6) 正确配制标准铅溶液	
3	供试品称取	(1) 正确取样	10%
		(2) 样品称量在规定范围内	
		(3) 正确使用天平	
4	供试品溶液制备	(1) 正确配制试液	15%
		(2) 正确对样品进行炽灼处理	
5	比色	(1) 正确加入试液	10%
		(2) 正确比色	
6	结果判定	(1) 结果判定准确	10%
		(2) 及时记录	
		(3) 正确填写检验报告	
7	其他操作	(1) 工作服整洁	10%
		(2) 操作时间控制在规定时间内	
		(3) 及时整理、清洗、回收玻璃器皿及仪器设备	
		(4) 注意操作规范和操作安全	
8	综合素养	(1) 具有实验室安全意识	20%
		(2) 综合应用理论知识,具有发现、分析和解决复杂问题的职业素养	
		(3) 具有环境保护意识	
合计			100%

技能实训三　牛黄解毒片砷盐检查

一、实训目的

（1）掌握重金属检查操作步骤及计算方法。

（2）学会规范记录原始数据，进行数据处理及结果判断。

二、仪器与试药

1. 仪器　古蔡氏法检测砷装置（图 2-3-1）、分析天平（分度值 0.1 mg）、恒温水浴锅、量瓶（10 ml、100 ml、1 000 ml）、移液管（2 ml、5 ml）、量筒、定量滤纸等。

2. 试药　碘化钾试液、酸性氯化亚锡试液、稀硫酸、20％氢氧化钠溶液、溴化汞试纸、锌粒、盐酸、醋酸铅棉花等。

三、操作方法

1. 检验依据　取本品适量（包衣片除去包衣），研细，精密称取 1.52 g，加稀盐酸 20 ml，时时搅拌 1 h，滤过，残渣用稀盐酸洗涤 2 次，每次 10 ml，搅拌 10 min，洗液与滤液合并，置 500 ml 量瓶中，加水稀释至刻度，摇匀。精密量取 5 ml，置 10 ml 量瓶中，加水至刻度，摇匀。精密量取 2 ml，加盐酸 5 ml 与水 21 ml，照砷盐检查法（通则 0822 第一法）检查，所显砷斑颜色不得深于标准砷斑。

2. 标准砷溶液的制备　按标准规定操作。

3. 仪器装置　准备两套古蔡氏法检测砷装置。

4. 供试品砷斑的制备　取本品 10 片，除去包衣，研细，精密称取 1.52 g，加稀盐酸 20 ml，时时搅拌 1 h，滤过，残渣用稀盐酸洗涤 2 次，每次 10 ml，搅拌 10 min，洗液与滤液合并，置 500 ml 量瓶中，加水稀释至刻度，摇匀。精密量取 5 ml，置 10 ml 量瓶中，加水至刻度，摇匀。精密量取 2 ml 置 A 瓶中，加盐酸 5 ml 与水 21 ml，再加碘化钾试液 5 ml 与酸性氯化亚锡试液 5 滴，在室温放置 10 min 后，加锌粒 2 g，预先在导气管 C 中装入 60 mg 醋酸铅棉花，在旋塞 D 的顶端平面上放一片溴化汞试纸，立即盖上旋塞盖 E 并旋紧，将导气管 C 密塞于 A 瓶上，并将 A 瓶置 25～40 ℃水浴中反应 45 min，取出溴化汞试纸，即得供试品砷斑。

5. 标准砷斑的制备　精密量取标准砷溶液 2 ml，加盐酸 5 ml 与水 21 ml，再加碘化钾试液 5 ml 与酸性氯化亚锡试液 5 滴，在室温放置 10 min 后，加锌粒 2 g，预先在导气管 C 中装入 60 mg 醋酸铅棉花和旋塞 D 的顶端平面上放一片溴化汞试纸，立即盖上旋塞盖 E 并旋紧，将导气管 C 密塞于 A 瓶上，并将 A 瓶置 25～40 ℃水浴中反应 45 min，取出溴化汞试纸，即得标准砷斑。

6. 结果判定　若供试品生成的砷斑颜色浅于标准砷斑，判定为符合规定。

四、记录

记录所采用的方法，供试品取样量，标准砷溶液使用量，操作过程，使用特殊试剂、试液的名称和用量，实验过程中出现的现象及实验结果等，三氧化二砷检查原始记录见表 2-3-16。

表 2-3-16 三氧化二砷检查原始记录

检验项目	三氧化二砷		
检验依据			
仪器	仪器名称	型号	仪器编号
标准砷溶液的制备	精密量取标准砷储备液（每 1 ml 相当于 100 μg 的 As）1 ml，置 100 ml 量瓶中，加稀硫酸 10 ml，用水稀释至刻度，摇匀，即得（每 1 ml 相当于 1 μg 的 As）		
	标准砷溶液使用量的计算		
	标准砷浓度/(μg/ml)	规定限度	标准砷使用量/ml
供试品取样量		□g	□ml
供试品砷斑的制备	取本品 10 片，除去包衣，研细，精密称取 1.52 g，加稀盐酸 20 ml，时时搅拌 1 h，滤过，残渣用稀盐酸洗涤 2 次，每次 10 ml，搅拌 10 min，洗液与滤液合并，置 500 ml 量瓶中，加水稀释至刻度，摇匀。精密量取 5 ml，置 10 ml 量瓶中，加水至刻度，摇匀。精密量取 2 ml，置 A 瓶中，加盐酸 5 ml 与水 21 ml，再加碘化钾试液 5 ml 与酸性氯化亚锡试液 5 滴，在室温放置 10 min 后，加锌粒 2 g，预先在导气管 C 中装入 60 mg 醋酸铅棉花，在旋塞 D 的顶端平面上放一片溴化汞试纸，立即盖上旋塞盖 E 并旋紧，将导气管 C 密塞于 A 瓶上，并将 A 瓶置 25～40℃水浴中反应 45 min，取出溴化汞试纸，即得供试品砷斑		
标准砷斑的制备	精密量取标准砷溶液 2 ml，按供试品砷斑的制备，自"置 A 瓶中，加盐酸 5 ml 与水 21 ml"起依法操作，即得标准砷斑		
结果			
结论	□符合规定	□ 不符合规定	
计算公式	标准砷溶液用量（ml）＝杂质限量×供试品量/(标准砷溶液浓度×1 000 000)		
备注	砷单元素标准溶液 As 批号：　　　生产商：　　　含量：		

五、实训评价

实训评价见表 2-3-17。

表 2-3-17 实训评价

序号	实训任务	评价指标	分值比例
1	检测方案制订	(1) 正确解读《中国药典》检测方法	10%
		(2) 写出详细的实验方案	
2	标准溶液制备	(1) 正确选择合适的天平	15%
		(2) 正确使用天平	
		(3) 正确使用移液管	
		(4) 正确使用容量瓶	
		(5) 正确配制标准砷溶液	
3	供试品称取	(1) 正确取样	10%
		(2) 样品称量在规定范围内	
		(3) 正确使用天平	
4	供试品砷斑制备	(1) 正确配制试液	15%
		(2) 砷检查操作正确	
		(3) 正确使用天平	
5	标准砷斑制备	(1) 正确使用移液管	10%
		(2) 正确制备标准砷斑	
6	记录与结果判定	(1) 结果判定准确	10%
		(2) 及时记录	
		(3) 正确填写检验报告	
7	其他操作	(1) 工作服整洁	10%
		(2) 操作时间控制在规定时间内	
		(3) 及时整理、清洗、回收玻璃器皿及仪器设备	
		(4) 注意操作规范和操作安全	
8	综合素养	(1) 具有探究学习的能力	20%
		(2) 具有精益求精、认真严谨的职业素养	
		(3) 具有分类收集实验室废液、废弃物，绿色环保的安全意识	
合计			100%

技能实训四 党参二氧化硫残留量测定

一、实训目的

（1）掌握二氧化硫残留量测定操作步骤。

（2）学会规范记录原始数据，进行数据处理及结果判断。

二、仪器与试药

1. 仪器 酸碱滴定法蒸馏仪器装置（图2-3-4）、电子天平（分度值0.1 mg）、锥形瓶（100 ml）、氮气瓶、磁力搅拌器、电热套、气体流量计、滴定管等。

2. 试药 盐酸、3%过氧化氢溶液、甲基红乙醇溶液指示剂（2.5 mg/ml）、氢氧化钠标准滴定液（0.01 mol/L）。

三、操作方法

1. 检验依据 ［检查］二氧化硫残留量，照二氧化硫残留量测定法（通则2331）测定，不得过400 mg/kg。

2. 仪器装置 酸碱滴定法蒸馏仪器装置。

3. 滴定液配制 精密量取氢氧化钠标准滴定液10 ml于100 ml容量瓶中，加水稀释定容至刻度，即得。

4. 供试品溶液制备 取党参细粉（过五号筛）10 g，精密称定，置两颈圆底烧瓶中，加水300～400 ml（没过刻度分液漏斗下端）。在刻度分液漏斗中加入盐酸溶液（6 mol/L）适量备用。打开回流冷凝管开关给水，将冷凝管的上端二氧化硫气体导出口处连接一橡胶导气管置于100 ml锥形瓶底部。锥形瓶内加入3%过氧化氢溶液50 ml作为吸收液（橡胶导气管的末端应在吸收液液面以下）。使用前，在吸收液中加入3滴甲基红乙醇溶液指示剂（2.5 mg/ml），并用0.01 mol/L氢氧化钠滴定液滴定至黄色。开通氮气，使用流量计调节气体流量至约0.2 l/min；打开分液漏斗的活塞，使盐酸溶液（6 mol/L）10 ml流入蒸馏瓶，立即加热两颈烧瓶内的溶液至沸腾，并保持微沸；烧瓶内的水沸腾1.5 h后，停止加热。

5. 滴定 吸收液放冷后，置于磁力搅拌器上不断搅拌，用氢氧化钠滴定液（0.01 mol/L）滴定，至黄色持续时间20 s不褪。

6. 空白试验 将滴定的结果用空白试验校正。

7. 计算 根据式（2-3-8）计算二氧化硫残留量。

四、记录

记录供试品重量、氢氧化钠滴定液浓度、供试品溶液消耗氢氧化钠滴定液的体积、空白消耗氢氧化钠滴定液的体积等。二氧化硫检查原始记录见表2-3-18。

表2-3-18 二氧化硫检查原始记录

检验项目	二氧化硫		
检验依据			

（续）

使用仪器	仪器名称		仪器型号		仪器编号	

实验操作	取本品细粉约 10 g（如果二氧化硫残留量较高，超过 1 000 mg/kg，可适当减少取样量，但应不少于 5 g），精密称定，置两颈圆底烧瓶中，加水 350 ml，按标准规定测定，即得					
	规定氢氧化钠滴定液浓度 F/(mol/L)		0.01	室温/℃		
	实际氢氧化钠滴定液浓度 c/(mol/L)			有效期		
	指示剂	甲基红乙醇溶液指示剂（2.5 mg/ml）		终点颜色		黄色
	空白 1/ml		空白 2/ml		空白平均 B/ml	
	序号	取样量 W/g	消耗体积 A/ml	含量/(mg/kg)	平均含量/(mg/kg)	相对平均偏差/%	修约/(mg/kg)
	1					
	2					

计算公式	二氧化硫残留量（mg/kg）＝$\dfrac{(A-B)\times c\times 0.032\times 10^6}{W}$

标准规定	不得过 400 mg/kg

结论	

备注	滴定的初始体积均为 0.00 ml，只记录终读数
	当品种项下没有要求结果需相乘系数时，换算因子输入 1
	1. 氢氧化钠滴定溶液浓度为 0.100 0 mol/L；
	2. 精密吸取上述滴定液 25 ml，置 250 ml 量瓶中，加水稀释至刻度，摇匀，即得所要求浓度的滴定液（浓度：0.010 0 mol/L）

五、实训评价

实训评价见表 2-3-19。

表 2-3-19　实训评价

序号	实训任务	评价指标	分值比例
1	检测方案制订	（1）正确解读《中国药典》检测方法	10%
		（2）写出详细的实验方案	
2	滴定液配制、标定	（1）正确选择合适的天平	15%
		（2）正确使用天平	
		（3）正确称取基准物质	
		（4）正确滴定	
		（5）正确计算滴定液的浓度	
		（6）正确选择存放滴定液的容器	

（续）

序号	实训任务	评价指标	分值比例
3	供试品称取	（1）正确使用粉碎机 （2）正确选择药筛 （3）正确取样 （4）样品称量在规定范围内 （5）正确使用天平	10%
4	滴定操作	（1）正确搭建酸碱滴定法蒸馏仪器装置 （2）滴定操作正确 （3）空白校正试验操作正确 （4）滴定终点判定准确	20%
5	数据处理与填写报告	（1）原始记录填写及时、规范、整洁 （2）有效数字保留准确 （3）计算准确，测定结果准确 （4）正确填写检验报告	15%
6	其他操作	（1）工作服整洁 （2）操作时间控制在规定时间内 （3）及时整理、清洗、回收玻璃器皿和仪器设备，正确回收废弃物 （4）注意操作规范和操作安全	10%
7	综合素养	（1）具有实验室安全意识 （2）具有质量为本、精益求精的职业素养 （3）具有勇于探索学习，发现问题、解决问题的能力	20%
合计			100%

目标检测

扫码看答案

一、单项选择题

1. 下列属于特殊杂质检查的是（　　）。

A. 砷盐检查　　　　　　　　　　　　B. 甲醇量检查

C. 乌头碱的测定　　　　　　　　　　D. 二氧化硫残留量测定

2. 下列属于灵敏度检查的是（　　）。

A. 重金属检查　　　　　　　　　　　B. 注射液有关物质检查

C. 砷盐检查　　　　　　　　　　　　D. 总灰分

3. 在炽灼残渣检查时，如需将残渣留作重金属检查，则炽灼温度必须控制在（　　）。

A. 700～800 ℃　　　　　　　　　　B. 500～600 ℃

C. 400～500 ℃　　　　　　　　　　D. 600～700 ℃

4. 炽灼至恒重，除另有规定外，是指在规定温度下连续两次炽灼后的重量差异在（　　）以下的重量。

　　A. 0. 6 mg　　　　　　　B. 0. 4 mg　　　　　　　C. 0. 2 mg　　　　　　　D. 0. 3 mg

5. 在灰分检查时，若供试品不易灰化，可将坩埚放冷，加入（　　）使残渣湿润。

　　A. 10％的硫酸　　　　　　　　　　　　　B. 10％的盐酸

　　C. 10％的硝酸铵　　　　　　　　　　　　D. 10％高氯酸

6. 重金属检查法第一法（硫代乙酰胺法）在甲、乙、丙三管显色后，以下（　　）情景，可判定为符合规定。

　　A. 丙管中显出的颜色不浅于甲管时，乙管中显示的颜色浅于甲管

　　B. 丙管中显出的颜色浅于甲管时，乙管中显示的颜色浅于甲管

　　C. 丙管中显出的颜色浅于甲管时，乙管中显示的颜色不浅于甲管

　　D. 丙管中显出的颜色不浅于甲管时，乙管中显示的颜色不浅于甲管

7. 古蔡氏法中醋酸铅棉花装入导气管中的高度为（　　），不要塞入近下端，要保持疏松、干燥。

　　A. 60～80 mm　　　　B. 100～120 mm　　　　C. 20～40 mm　　　　D. 10～30 mm

8. 酸碱滴定法测定二氧化硫时，加热两颈烧瓶内的溶液至沸腾，并保持微沸；烧瓶内的水沸腾（　　）h后，停止加热。

　　A. 1　　　　　　　　　B. 1. 5　　　　　　　　　C. 2　　　　　　　　　D. 0. 5

9. 离子色谱法测定二氧化硫，整个蒸馏过程控制在（　　）min，保证供试品中亚硫酸盐系列物质遇酸生成的二氧化硫气体充分被吸收液吸收，生成硫酸根离子。

　　A. 30～40　　　　　　B. 10～20　　　　　　C. 50～60　　　　　　D. 70～80

10. 冷蒸气发生原子化器一般用于测定下列哪个元素？（　　）

　　A. 砷　　　　　　　　B. 汞　　　　　　　　C. 铁　　　　　　　　D. 铜

11. 下列不属于二氧化硫残留测定法的是（　　）。

　　A. 酸碱滴定法　　　　　　　　　　　　B. 氧化还原滴定法

　　C. 离子色谱法　　　　　　　　　　　　D. 气相色谱法

12. 注射液中加入新配制的30％磺基水杨酸溶液能产生沉淀的物质是（　　）。

　　A. 蛋白质　　　　B. 鞣质　　　　C. 树脂　　　　D. 草酸盐

13. 注射液中树脂检查的操作方法为（　　）。

　　A. 加新配制的含1％鸡蛋清的生理氯化钠溶液5 ml

　　B. 取注射液5 ml，加盐酸1滴，放置30 min

　　C. 取溶液型静脉注射液适量，用稀盐酸调节 pH 至1～2，滤过，取滤液2 ml，滤液调节 pH 至5～6，加3％氯化钙溶液2～3滴，放置10 min

　　D. 取注射液1 ml，加新配制的30％磺基水杨酸溶液1 ml

14. 无菌原料药可见异物检查时5份检查的供试品中如检出微细可见异物，每份供试品中检出微细可见异物的数量应符合相应注射用无菌制剂的规定；如有1份超出限度规定，另取（　　）份同法复试，均应不超出限度规定。

　　A. 10　　　　　　　　B. 20　　　　　　　　C. 5　　　　　　　　D. 15

15. 混悬型供试品或乳状液，可见异物检查灯检法中光照度应为（　　）。

A. 2 000 lx   B. 4 000 lx   C. 3 000 lx   D. 1 500 lx

二、多项选择题

1. 杂质检查的项目有（　　）。
　　A. 酸不溶性灰分　　B. 重金属　　C. 水分　　D. 农药残留

2. 杂质检查的主要方法有（　　）。
　　A. 对照法　　　　　B. 准确测量法　　C. 灵敏度法　　D. 限量检查法

3. 属于重金属检查法的是（　　）。
　　A. 灰分检查法　　　　　　　　　B. 炽灼残渣检查法
　　C. 硫化钠法　　　　　　　　　　D. 硫代乙酰胺法

4. 可见异物检查，除另有规定外，取供试品 20 支（瓶），用于检查的有（　　）。
　　A. 注射液　　　　　　　　　　　B. 注射用无菌制剂
　　C. 无菌原料药　　　　　　　　　D. 眼用液体制剂

5. 注射剂有关物质检查，除另有规定外，一般应检查（　　）。
　　A. 蛋白质　　　B. 鞣质　　　C. 树脂　　　D. 草酸盐

6.《中国药典》2020 年版收载 9 种有机氯类农药包括（　　）。
　　A. 六六六　　　B. 滴滴涕　　C. 二嗪农　　D. 五氯硝基苯

7.《中国药典》2020 年版收载的有机磷类农药残留量测定（气相色谱法）所用的检测器为（　　）。
　　A. FID　　　　B. FPD　　　C. ECD　　　D. NPD

8. 关于砷盐检查，下列说法正确的有（　　）。
　　A. 醋酸铅棉花吸收硫化氢　　　　B. 使用普通锌粒
　　C. 溴化汞试纸一般宜新鲜制备　　D. 标准砷斑可以与供试品检查先后进行

9. 原子吸收光谱的原子化器有（　　）。
　　A. 火焰原子化器　　　　　　　　B. 石墨炉原子化器
　　C. 氢化物发生原子化器　　　　　D. 冷蒸气发生原子化器

10. 氢化物发生原子化器可用于测定的元素有（　　）。
　　A. 铅　　　　　B. 镉　　　　C. 砷　　　　D. 硒

11. 中药制剂中常用的消解方法有（　　）。
　　A. 加热回流　　B. 微波消解　　C. 湿法消解　　D. 干法消解

三、判断题

1. 本身无毒性、不影响中药制剂的稳定性和疗效的物质一定不是杂质。　　（　　）

2. 杂质检查可以得到杂质的准确含量。　　（　　）

3. 在硫代乙酰胺重金属检查法中，在观察甲、乙、丙三管时可以将其同时置于白纸上，比较其颜色深浅。　　（　　）

4. 硫化钠法在显色后，若供试品管颜色浅于标准管，则判定为符合规定。　　（　　）

5. 某批川芎药材的酸不溶性灰分不符合规定，说明其所含的无机盐类多。　　（　　）

6. 若供试品需经有机破坏后再进行砷盐检查，则应取标准砷溶液代替供试品，按照该品种项下规定的方法同法处理后，依法制备标准砷斑。　　（　　）

7. 二乙基二硫代氨基甲酸银法既可检查药品中砷盐的限量，也可准确测定砷盐的含量。（ ）

8. 可见异物检查不反光的黑色背景用于检查无色或白色异物；不反光的白色背景用于检查有色异物。（ ）

9. 汞广泛存在于自然界中，因此作为重金属检查的代表元素。（ ）

10. 原子吸收分光光度法使用器皿的清洗不宜用含铬离子的清洗液，这是因为铬离子容易渗透入玻璃等容器中，而应用硝酸或硝酸-硫酸混合液清洗后再用去离子水清洗。（ ）

四、简答题

1. 重金属检查的方法有哪些？写出它们的适用范围。

2. 砷盐检查的注意事项有哪些？

3. 简述原子吸收光谱仪的组成其及功能。

4. 重金属及有害元素是指什么？

五、计算题

1. 黄芪中总灰分和酸不溶性灰分的计算。

测定黄芪中总灰分和酸不溶性灰分的实验数据见下表：

时间/h	W_0（坩埚重量）/g	$W_供$（供试品重量）/g	时间/h	W_1（总灰分＋坩埚重量）/g	时间/h	W_2（酸不溶性灰分＋坩埚重量）/g
5	50.731 5	5.012 5	5	50.915 6	5	50.903 5
1	50.730 1		1	50.917 2	1	50.902 8

2. 党参中二氧化硫的残留量计算。

测定党参中二氧化硫的残留量的实验数据见下表：

规定氢氧化钠滴定液浓度/(mol/L)	实际氢氧化钠滴定液浓度/(mol/L)	空白消耗滴定液体积/ml	取样量/g	供试品溶液消耗滴定液体积/ml
0.01	0.010 01	0.02	10.080 2	0.38
		0.02	10.060 7	0.37

项目四

中药指纹图谱和特征图谱检测

➡ 知识目标

1. 熟悉中药指纹图谱和特征图谱的概念、特征、作用、研究程序与方法。
2. 了解指纹图谱和特征图谱建立的意义、技术要求和评价方法。

➡ 能力目标

1. 熟练掌握中药指纹图谱和特征图谱的基本操作技能。
2. 学会运用高效液相色谱法检测常见品种的指纹图谱和特征图谱的操作技能。

➡ 素养目标

1. 通过认识指纹图谱和特征图谱，培养用发展的眼光看待事物，正确认识新形势。
2. 通过学习指纹图谱的研究程序和实验过程，培养学生的科学思维能力和严谨的逻辑思维体系。

中药指纹图谱（fingerprints of Chinese medicines）是指中药材、提取物及中药制剂经适当的处理后，采用一定的分析手段（如光谱、色谱等技术），得到能够体现中药某些整体特征（如化学的、生物学的或其他的特征）信息的图谱。中药特征图谱（characteristic spectrum of Chinese medicines）是指中药材、提取物或中药制剂经过适当的处理后，采用一定的分析手段，得到能够标识其中各种组分群体特征的共有峰的图谱。中药指纹图谱和特征图谱检测是对中药及其制剂进行综合性评价与特征性评价的检测技术，分别通过测定样品在一定光谱或色谱条件下所显示的整体特征来控制中药制剂的质量，符合中药质量控制中具有整体、宏观分析的特点，在中药质量控制评价中应用广泛。

任务一 中药指纹图谱检测

任务导入

《中国药典》2020 年版一部收载品种"注射用双黄连（冻干）"是全国首个在《中国药典》收载的采用"中药指纹图谱技术"的中成药。为了加强中药注射剂的质量管理，确保中药注射剂的质量稳定、可控，开展了该中药指纹图谱质控技术的研究，并在生产过程中制定出与高效液相色谱（HPLC）指纹图谱质控相适应的制备工艺，从而确保药品质量和临床疗效，该标准最早收载于《中国药典》2005 年版一部增补本。

◆ 思考：

1. 什么是中药指纹图谱和特征图谱？

2. 指纹图谱在中药质量控制中有什么重要意义？

3. 指纹图谱和特征图谱的区别是什么？

一、基本属性

中药指纹图谱具有整体性和模糊性两个基本属性。

整体性是指指纹图谱能完整地比较谱图的特征面貌。对照指纹图谱是由各个具有指纹意义峰的完整图谱构成。各峰的位置、峰面积、相对应的比例关系等是指纹图谱的综合参数。每味中药都由物种的遗传或制备工艺的稳定性决定其具有固有的共性特征。另外，由于中药体系的复杂性，中药指纹图谱是较为合适的整体表现形式，建立中药指纹图谱将能较为全面地反映中药及其制剂中所含化学成分的种类与数量，进而对药品质量进行整体描述和评价。

模糊性是指对照品与供试品指纹图谱具有相似性，而非完全相同。由于中药存在着的个体差异，样品指纹图谱中不保证每个峰都能完全重叠，因此，要求只达到一定的相似度。

指纹图谱可以从药品生产全过程进行样品分析，通过相似性和相关性比对，监测中药质量稳定性及差异。《中国药典》2020 年版一部收载的进行中药指纹图谱检测的品种，见表 2-4-1。

表 2-4-1 《中国药典》2020 年版一部收载的进行中药指纹图谱检测的品种

类别	品种
药材和饮片	红曲（血脂康胶囊）
植物油脂和提取物	三七三醇皂苷、三七总皂苷、丹参水提物（丹参总酚酸提取物）、丹参酮提取物、积雪草总苷、莪术油、薄荷素油、银杏叶提取物
单味制剂和成方制剂	三七通舒胶囊、复方丹参滴丸、复方血栓通胶囊、夏桑菊颗粒、天舒胶囊、抗宫炎片、抗宫炎胶囊、抗宫炎颗粒、注射用双黄连（冻干）、清开灵注射液、腰痛宁胶囊、血塞通片、血塞通胶囊、血塞通颗粒、血栓通胶囊、血脂康片、血脂康胶囊、诺迪康胶囊

二、特点和分类

(一) 特点

中药指纹图谱应满足专属性、重现性和实用性的技术要求，具有以下主要特点。

(1) 通过指纹图谱的特征性以区分中药的真伪与优劣，如果用一张指纹图谱不足以反映其全部特征，可选择两张或两张以上的指纹图谱来反映各品种不同侧面的特征，从而构成其全貌来反映出化学成分信息。

(2) 通过制定指纹图谱主要特征峰的面积、比例及吸收峰的强度、相似度等量化指标，有效控制产品的质量。

(3) 能反映整体中药化学成分及指标成分。

(二) 分类

1. 按应用对象分类　按照中药制剂研究、生产过程不同阶段的应用对象，可分为中药材（原药材）指纹图谱、中药原料药（包括饮片、提取物、配方颗粒）指纹图谱、中间体及中药制剂指纹图谱。

2. 按研究方法分类　可分为中药生物学指纹图谱和中药化学指纹图谱。

(1) 中药生物学指纹图谱。中药生物学指纹图谱包括中药材 DNA 指纹图谱、中药基因组学指纹图谱及中药蛋白组学指纹图谱等。中药材的 DNA 指纹图谱，是由于每个物种的基因都具有唯一性和遗传性，可用于对中药材的种属鉴定、植物分类研究和品质研究。

(2) 中药化学指纹图谱。是指测定中药材所含各种化学成分（次生代谢产物）而建立的指纹图谱，主要分为色谱指纹图谱和光谱指纹图谱。色谱指纹图谱主要包括气相色谱指纹图谱、高效液相色谱指纹图谱、超临界流体色谱指纹图谱等；光谱指纹图谱主要包括紫外光谱指纹图谱、红外光谱指纹图谱、核磁共振波谱指纹图谱等。其中以色谱指纹图谱应用最为广泛，高效液相色谱及其各种联用技术是中药指纹图谱研究与应用的主流技术。

三、建立的意义

中药指纹图谱是当前符合中药特色的用于中药质量整体评价的质量控制模式之一。通过建立中药指纹图谱，能比较全面地反映中药所含化学成分的大部分种类和数量或指标成分，尤其是在绝大多数有效成分未明确的情况下，能更好地反映中药内在质量，提高中药质量评价的技术手段和水平。

中药指纹图谱质控技术是中药制剂要达到"安全、有效、质量可控"的国际共识，实现其走向标准化、现代化、国际化的必备保证。同时为新药研发和快速筛选提供了研究思路和方法。

四、建立的原则

建立中药指纹图谱要满足系统性、特征性和稳定性三个基本原则。

1. 系统性　系统性是指中药指纹图谱中所反映的中药化学组分应是全部指标性组分或中药所含的大部分组分。

2. 特征性　特征性是指中药指纹图谱所反映的或标示的化学成分种类和数量的信息应具有高度的选择性。每味中药所含化学成分种类或数量不同，建立的中药指纹图谱应有差异。如果用一张指纹图谱不足以反映其全部特征，也可以用多张指纹图谱来反映该品种不同侧面的特征，从而构成其全貌，但对其中的每一张图谱仍需要满足其特征性（专属性）的要求。

3. 稳定性 稳定性是指所建立的中药指纹图谱应在规定的实验方法与检测条件下建立，并在不同的操作者和不同试验室具有良好的重现性，其误差控制在允许的范围内，以确保标准图谱的通用性和实用性。

五、建立的步骤

建立中药指纹图谱的一般步骤见图2－4－1。

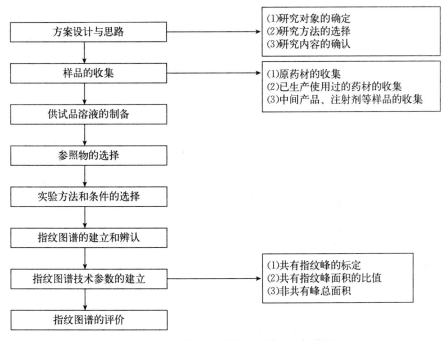

图2－4－1 建立中药指纹图谱的一般步骤

1. 方案设计与思路 包括研究对象的确定、研究方法的选择和研究内容的确定。

（1）研究对象的确定。研究某一中药或中药制剂的指纹图谱，必须详尽地了解有效部位、中间体、成品中所含化学成分的种类及其理化特性，然后找出成品中的药效组分或有效组分，作为成品和中间体指纹图谱的研究对象。复方注射剂应根据处方中君臣佐使的原则，以君药、臣药中的有效组分作为指纹图谱的主要研究对象。

（2）研究方法的选择。应根据研究对象的理化性质及所含化学成分来选择。通常首选色谱法，大多数化合物可采用高效液相色谱法分析，挥发性成分、油脂类成分也可选用气相色谱法分析。一个中药制剂的指纹图谱可以同时采用多种方法进行研究。

（3）研究内容的确认。主要研究内容有中药材的名称、来源，以及供试品的制备、对照品溶液或内标物溶液的制备、测定方法（包括仪器、试剂、测定条件、测定方法）、指纹图谱及各项技术参数、起草说明等。

2. 样品的收集 在研究中药指纹图谱时，样品的收集应遵循以下原则。

（1）原药材的收集。对于多来源的中药材，必须固定单一品种。对于多药用部位的中药材，必须固定单一药用部位。固定产地、采收期和炮制方法。

（2）已生产使用过的药材的收集。应结合临床使用情况选择工艺稳定、疗效稳定、无临床不良反应的药材批次。

（3）中间产品、注射剂等样品的收集。应选择规范生产工艺生产的实际样品，中间产品、各类制剂和相关产品均应收集不少于 10 批次，取样不少于 3 次检验量，并留够留样，以保证测试样品的代表性，掌握研究对象的内在质量情况和规律。

3. 供试品溶液的制备　制备样品的基本原则是使其具有代表性和完整性。应根据待测供试品（原药材、饮片、中间产品、各类制剂及相关产品）所含化学成分的理化性质和检测方法，选择合适的制备方法，最大限度地将中药中的化学成分提取、富集、纯化。应选取有代表性的样品作为供试品，选择直接使用、稀释或选择适宜的溶剂、适宜的提取方法制成供试品溶液。

4. 参照物的选择　建立中药指纹图谱须设立参照物，以考察该指纹图谱的稳定性和重现性。根据供试品中所含化学组分的性质，选择适宜的对照品作为参照物，若没有适宜的对照品，可选择适宜的内标物作为参照物。参照物一般选取供试品中容易获得的一个或多个主要活性成分或指标成分。

5. 实验方法和条件的选择　应根据所含化学成分的性质，选取适宜的测定方法和条件，获取足以代表品种特征并满足指纹图谱的专属性、重现性和普遍适用性的指纹图谱。方法和条件须经过严格的方法学考察，如专属性试验、稳定性试验、精密度试验、耐用性试验等。

对于含生物碱、蒽醌、黄酮、有机酸、酚类等成分的中药及制剂可选用高效液相色谱法，最常见的检测器是紫外-可见光检测器。为了获得更全面的信息，也可使用二极管阵列检测器，以获取不同波长的色谱图。挥发性成分等可选用气相色谱法。

6. 指纹图谱的建立和辨认　根据所确定的实验方法和条件进行足够样品（10 批次以上供试品）的检测，将所获得的所有样品的指纹图谱进行逐一比较，根据指纹图谱所获取的信息，确定共有峰、重叠率、n 强峰（从众多的色谱峰中，按其峰面积的大小，选择列前的 n 个色谱峰为强峰，这 n 个强峰的总峰面积和应占整个峰面积和的 70％以上）、特征指纹峰，根据峰数、峰值和峰位等信息制定指纹图谱。

中药指纹图谱的辨认应从指纹特征的整体性出发。一个品种的中药指纹图谱是由各个有指纹意义的特征峰（或斑点）组成的完整图谱构成，各个特征峰的位置、大小或高度以及各峰之间的相对比例是指纹图谱的综合参数，比较和辨认时应注意特征峰之间的相互依存关系。

7. 指纹图谱技术参数的建立　根据检测结果的相关参数，建立中药指纹图谱，应用相似度软件等技术，进行分析、识别图谱信息及相似度。建立指纹图谱分析比较的各项技术参数。

（1）共有指纹峰的标定。共有指纹峰是指各个样品所具有的相同相对保留值的色谱峰。采用色谱法建立指纹图谱，需根据参照峰（S 峰）的保留时间，根据 10 次以上的供试品检测结果，标定共有指纹峰。色谱法采用保留时间或相对保留时间标定指纹峰，光谱法采用波长或波数标定指纹峰。

（2）共有指纹峰面积的比值。以对照品作参照物的指纹图谱，以参照物峰面积作为 1，计算各共有指纹峰面积与参照物峰面积的比值；以内标物作为参照物的指纹图谱，则以共有指纹峰其中一个峰（要求峰是积分面积相对较大、较稳定的共有峰）的峰面积作为 1，计算其他各共有峰的峰面积比值。各共有峰的峰面积的比值必须相对固定，并允许有一定的波动范围。未达基线分离的共有峰，应计算该组峰总面积作为峰面积，同时标定该组各峰的相对保留时间。

（3）非共有峰总面积。共有指纹峰以外的、相对保留值（波数或波长）不同的峰即为非共有峰。非共有峰总面积应控制在一定比例范围之内，一般中药材供试品的图谱和对照指纹图谱比较，非共有峰总面积不得大于总峰面积10%，注射剂及其有效部位或中间体供试品的图谱和对照指纹图谱比较，非共有峰总面积不得大于总峰面积5%。

8. 指纹图谱的评价　目前，《中国药典》采用的评价模式主要是相似度评价、特征峰分析评价和随性对照评价。相似度评价法的评价指标是以供试品的指纹图谱与该品种对照用指纹图谱之间的相似性来衡量的，相似度是供试品指纹图谱与对照指纹图谱的相似性的量度，中药指纹图谱相似度一般采用指纹图谱上所有峰进行计算。《中药注射剂色谱指纹图谱实验研究技术指南（试行）》规定：中药指纹图谱相似度可借助国家药典委员会推荐的"中药指纹图谱计算机辅助相似度评价软件"计算，除个别品种视情况而定外，一般情况下成品相似度介于0.9~1.0（90%~100%）即认为符合要求。

六、应用实例——夏桑菊颗粒

1. 检验依据　《中国药典》2020年版一部1 450页。［指纹图谱］照高效液相色谱法（通则0512）测定。

（1）标准要求。供试品指纹图谱中，应分别呈现与参照物色谱保留时间相应的色谱峰。夏桑菊颗粒的对照指纹图谱见图2-4-2。按中药色谱指纹图谱相似度评价系统计算5~60 min的色谱峰，供试品指纹图谱与对照指纹图谱的相似度不得低于0.90。对照指纹图谱7个共有峰中峰1为绿原酸、峰5为迷迭香酸、峰6为蒙花苷。夏桑菊颗粒样品指纹图谱与对照指纹图谱对比见图2-4-3。

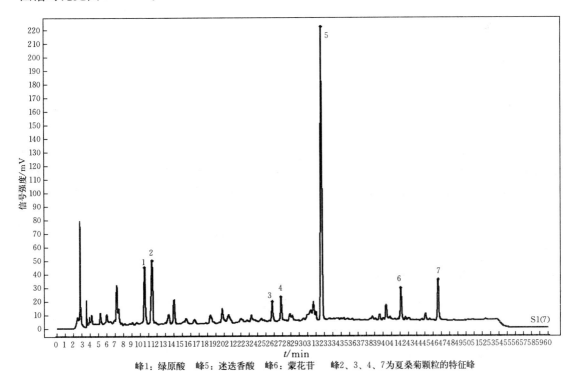

峰1：绿原酸　峰5：迷迭香酸　峰6：蒙花苷　峰2、3、4、7为夏桑菊颗粒的特征峰

图2-4-2　夏桑菊颗粒的对照指纹图谱

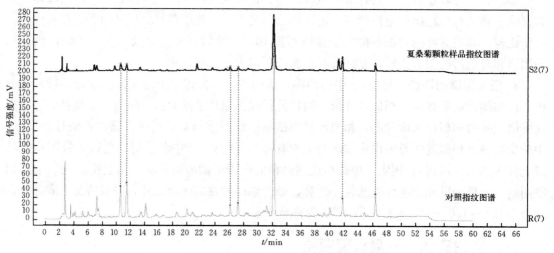

图 2-4-3　夏桑菊颗粒样品指纹图谱与对照指纹图谱对比

（2）色谱条件与系统适用性试验。以十八烷基硅烷键合硅胶为填充剂，以乙腈为流动相 A，以 1‰醋酸溶液为流动相 B，按表 2-4-2 中的规定进行梯度洗脱；流速为每分钟 0.9 ml；柱温为 35 ℃；检测波长为 320 nm。理论板数按迷迭香酸峰计算应不低于 20 000。

表 2-4-2　梯度洗脱程序

时间/min	流动相 A/%	流动相 B/%
0～50	8→33	92→67
50～51	33→8	67→92
51～60	8	92

（3）参照物溶液的制备。取绿原酸对照品、迷迭香酸对照品和蒙花苷对照品适量，精密称定，分别加甲醇制成每 1 ml 含绿原酸 25 μg、迷迭香酸 15 μg 和蒙花苷 25 μg 的溶液，即得。

（4）供试品溶液的制备。取本品内容物，混匀，研细，取约 1.25 g，精密称定，置具塞锥形瓶中，精密加入 75％甲醇 25 ml，密塞，称定重量，超声处理（功率 250 W，频率 33 kHz）30 min，取出，放冷至室温，再称定重量，用 75％甲醇补足减失的重量，摇匀，滤过，取续滤液，即得。

（5）测定。分别精密吸取参照物溶液和供试品溶液各 10 μl，注入液相色谱仪，测定，记录 60 min 色谱图。

2. 实验数据和结果　夏桑菊颗粒对照指纹图谱实验数据和结果见表 2-4-3。

表 2-4-3　夏桑菊颗粒对照指纹图谱实验数据和结果

参照物名称	参照物溶液保留时间/min	供试品溶液中相应峰保留时间/min
绿原酸对照品（峰 1）	10.964	10.969
迷迭香酸对照品（峰 5）	32.697	32.679

（续）

参照物名称	参照物溶液保留时间/min	供试品溶液中相应峰保留时间/min
蒙花苷对照品（峰6）	42.518	42.547
标准规定	供试品指纹图谱与对照指纹图谱的相似度不得低于0.90	
结果	供试品指纹图谱与对照指纹图谱的相似度为0.97	
结果判定	符合规定	

任务二 中药特征图谱检测

任务导入

中医药是中华民族的一个伟大宝库，在新型冠状病毒感染疫情防治期间发挥了重要的作用。例如现代药理研究证明金银花中所含的环烯醚萜苷类成分具有保肝利胆、抗炎镇痛、解热、抗病毒等作用，因此在新版药典标准中增加环烯醚萜苷类成分控制的特征图谱项目。

◆ 思考：

1. 特征图谱在中药质量控制中有什么重要意义？

2. 如何进行中药制剂特征图谱检测？

一、简述

中药特征图谱是指中药经过适当的处理后，采用一定的分析手段和仪器检测得到能够标识其中各种组分群体特征的共有峰的图谱。它是一种综合的、可量化的鉴别手段，可用于鉴别中药材的真伪，评价中药材及其制剂质量的均一性和稳定性。

中药特征图谱可分为化学（成分）特征图谱和生物特征图谱。化学（成分）特征图谱是建立在中药化学成分系统研究的基础上，采用一定的分析手段，寻找同一中药群体化学成分的共性，以此反映其化学成分组成和种类上的特征。色谱（HPLC和GC）及其联用技术是目前中药特征图谱的首选方法。生物特征图谱多采用分子标记技术测定，以研究和建立DNA特征图谱为主，反映药材生物遗传学上的特征。因此，生物特征图谱在道地药材、动物药材以及中药的种质资源研究与鉴别中具有重要意义。

中药指纹图谱与特征图谱的区别在于指纹图谱是基于图谱的整体信息，用于中药质量的整体评价；特征图谱则是选取图谱中某些重要的特征信息，作为控制中药质量的重要鉴别手段。指纹图谱要求样品中所包含的主要成分都能在图谱中体现，以满足有效信息最大化为原则，表征待测样品所含成分的整体性；特征图谱是根据所确定的主要成分特征峰表征待测样品所含成分的专属性和特征性。《中国药典》2020年版一部收载的进行特征图谱检测的品种见表2-4-4。

表 2 - 4 - 4　《中国药典》2020 年版一部收载的进行特征图谱检测的品种

类别	品种
药材和饮片	羌活、沉香、天麻、石斛、羌活、蟾酥、金银花
植物油脂和提取物	山楂叶提取物、茵陈提取物、茶叶提取物、金银花提取物 肿节风浸膏、刺五加浸膏、颠茄流浸膏、颠茄浸膏、人参茎叶总皂苷、人参总皂苷、满山红油、猴头菌丝体、连翘提取物
单味制剂和成方制剂	心可舒片、心脑健片、茵栀黄泡腾片、银黄片、清火栀麦片、葛根芩连片、颠茄片、猴头健胃灵片、心脑健胶囊、枣仁安神胶囊、茵栀黄软胶囊、茵栀黄胶囊、康莱特软胶囊、清火栀麦胶囊、枣仁安神颗粒、茵栀黄颗粒、银黄颗粒、鱼腥草滴眼液、清火栀麦丸、银黄丸、消癥丸、五子衍宗丸、颠茄酊、银黄口服液、抗病毒口服液、宽胸气雾剂

二、方法

(一) 简述

中药特征图谱和指纹图谱在概念、样品采集、制备与方法选择、结果处理、方法学验证等方面均非常近似。差别在于：特征图谱通常是指主要有效成分（至少 3 个以上）的特征峰谱图；指纹图谱除了含有主要成分的特征峰外，还包括更多有效信息内容，更具有专一性。在结果判定方面，指纹图谱计算图谱的整体相似度，一般要求相似度不低于 0.9；特征图谱需计算各特征峰相对于参照物峰的相对保留时间，一般要求各特征峰的相对保留时间应在规定值的 ±5% 之内，已确认其具有特征性。

(二) 应用实例——抗病毒口服液

1. 检验依据　《中国药典》2020 年版一部第 1 027 页。[特征图谱] 照高效液相色谱法（通则 0512）测定。

（1）标准要求。供试品特征图谱中应有 7 个特征峰，其中有 2 个峰应分别与相应的参照物峰保留时间相同，与 (R,S)-告依春参照物相应的峰为 S 峰，除 6 号峰外，计算特征峰 1～7 号与 S 峰的相对保留时间，其中 1 号峰的相对保留时间在规定值的 ±5% 之内，其余特征峰的相对保留时间在规定值的 ±8% 之内。规定值为：0.58（峰 1）、1.00（峰 2）、2.38（峰 3）、2.61（峰 4）、2.65（峰 5）、4.94（峰 7）。积分参数斜率灵敏度为 80，峰宽为 0.01，最小峰面积为 10，最小峰高为 15。

（2）色谱条件与系统适用性试验。以十八烷基硅烷键合硅胶为填充剂（YMC Hydrosphere C_{18} 色谱柱，柱长为 25 cm，内径为 4.6 mm，粒径为 5 μm）；以乙腈为流动相 A，以 0.01% 磷酸溶液为流动相 B，按表 2 - 4 - 5 中的规定进行梯度洗脱；流速为 1 ml/min；检测波长为 236 nm；柱温为 30 ℃。理论板数按 (R,S)-告依春峰计算应不低于 20 000，4 号峰与 5 号峰的分离度应不低于 1.0。

表 2 - 4 - 5　梯度洗脱程序

时间/min	流动相 A/%	流动相 B/%
0～22	7→18	93→82
22～29	18	82

（续）

时间/min	流动相 A/%	流动相 B/%
29～31	18→23	82→77
31～40	23	77
40～53	23→40	77→60
53～60	40	60
60～65	40→7	60→93

（3）参照物溶液的制备。取（R,S)-告依春对照品、连翘苷对照品适量，精密称定，加70%甲醇制成每 1 ml 含（R,S)-告依春 0.02 mg、连翘苷 0.06 mg 的混合溶液，即得。

（4）供试品溶液的制备。精密量取本品 25 ml，用乙酸乙酯振摇提取 6 次，每次 25 ml，合并乙酸乙酯液，蒸干，残渣加 70%甲醇溶解，置 10 ml 量瓶中，加 70%甲醇至刻度，摇匀，即得。

（5）测定法。分别精密吸取对照品溶液与供试品溶液各 20 μl，注入液相色谱仪，测定，即得。

2. 实验数据和结果 抗病毒口服液特征图谱见图 2-4-4，其实验数据和结论见表 2-4-6。

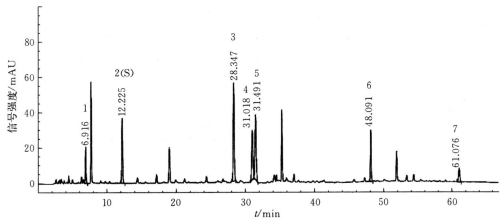

峰2(S)：(R-S)-告依春 峰5：连翘酯苷A 峰6：连翘苷 峰7：连翘酯素 峰1、3、4、7为抗病毒口服液的特征峰

图 2-4-4 抗病毒口服液特征图谱

表 2-4-6 抗病毒口服液特征图谱实验数据和结论

色谱峰编号	相对保留时间（规定值）	规定值范围	供试品溶液保留时间/min	供试品溶液相对保留时间
峰 1	0.58（±5%）	0.551～0.609	6.916	0.566
峰 2	1.00（S 峰）	/	12.225	1.00
峰 3	2.38（±8%）	2.190～2.570	28.347	2.319
峰 4	2.61（±8%）	2.401～2.819	31.018	2.537
峰 5	2.65（±8%）	2.438～2.862	31.491	2.576
峰 6	/	/	48.091	/
峰 7	4.94（±8%）	4.545～5.335	61.076	4.996
结果判定		符合规定		

技能实训　抗宫炎片指纹图谱检测

一、任务描述

学生分组完成以下任务：

（1）查询《中国药典》2020年版一部抗宫炎片的质量标准，设计抗宫炎片指纹图谱检测方案。

（2）准备指纹图谱检测所需仪器设备及样品、试剂耗材。

（3）正确配制参照物溶液。

（4）正确制备供试品溶液。

（5）正确设置色谱条件及开展系统适应性试验。

（6）正确进行结果记录及数据分析处理。

二、实训工作准备

（1）查询《中国药典》2020年版一部中抗宫炎片的质量标准，设计抗宫炎片指纹图谱检测方案。

（2）准备指纹图谱检测所需仪器设备及样品、试剂耗材。

三、实施步骤

1. 色谱条件与系统适用性试验　以十八烷基硅烷键合硅胶为填充剂（资生堂 CAP-CELL PAK C_{18} 色谱柱，柱长为 25 cm，内径为 4.6 mm，粒径为 3 μm）；以乙腈为流动相 A，0.5%磷酸溶液为流动相 B，按表 2-4-7 的规定进行梯度洗脱；检测波长见表 2-4-8；柱温为 30 ℃；流速为每分钟 0.8 ml。理论板数按连翘酯苷 B 峰计算应不低于 5 000。

表 2-4-7　梯度洗脱程序

时间/min	流动相 A/%	流动相 B/%
0～35	12	88
35～45	12→17	88→83
45～65	12	83
65～85	17→25	83→75
85～95	25→35	75→65
95～100	35→90	65→10
100～105	90	10
105～110	90→12	10→88
110～115	12	88

表 2-4-8　检测波长

时间/min	检测波长/nm
0～44	280
44～100	332

2. 参照物溶液的制备　取去甲异波尔定对照品、连翘酯苷 B 对照品及金石蚕苷对照品适量，精密称定，加 50% 甲醇制成每 1 ml 含去甲异波尔定 25 μg、连翘酯苷 B 0.15 mg、金石蚕苷 0.15 mg 的溶液，即得参照物溶液。

3. 供试品溶液的制备　取本品 10 片，除去包衣，研细，取约 1 g，精密称定，置具塞锥形瓶中，精密加入 50% 甲醇 50 ml，称定重量，加热回流 1 h，放冷，再称定重量，用 50% 甲醇补足减失的重量，摇匀，滤过，取续滤液，即得供试品溶液。

4. 测定　分别精密吸取参照物溶液和供试品溶液各 10 μl，注入液相色谱仪，测定，记录色谱图。

供试品指纹图谱中应分别呈现与参照物色谱峰保留时间相同的色谱峰。按中药色谱指纹图谱相似度评价系统计算，供试品指纹图谱与对照指纹图谱的相似度不得低于 0.90。

四、数据处理与报告填写

指纹图谱检测原始记录见表 2-4-9。

表 2-4-9　指纹图谱检测原始记录

样品名称		检验项目	
检验依据	《中国药典》2020 年版一部		
标准规定	供试品指纹图谱与对照指纹图谱的相似度不得低于 0.90		
仪器			
天平室温湿度	T：　　℃；　RH：　　%		
参照物溶液的制备	去甲异波尔定对照品的配制（中检院，批号　　　，含量　　%） 精密称取　　mg→　　ml，（浓度　　mg/ml） 连翘酯苷 B 对照品的配制（中检院，批号　　　，含量　　%） 精密称取　　mg→　　ml，（浓度　　mg/ml） 金石蚕苷对照品的配制（中检院，批号　　　，含量　　%） 精密称取　　mg→　　ml，（浓度　　mg/ml）		
供试品溶液的制备			
取样量/g	样 1	样 2	
色谱条件	色谱柱信息：		
	检测器：　　　　检测波长：　　　　柱温：		
	流动相：		
系统适用性试验	理论板数（按　　峰计，应 $n\geqslant$　　）	$t_R=$　　min $n=$	详见　页图谱
	分离度 R（应$\geqslant$1.5）	R=	详见　页图谱
	重复性（RSD应$\leqslant$　%）	RSD=　　%	详见　页图谱

（续）

进样量/μl	对照品		样品	
结果	参照物名称		参照物溶液 保留时间/min	供试品溶液中 相应峰保留时间/min
	去甲异波尔定对照品			
	连翘酯苷B对照品			
	金石蚕苷对照品			
	供试品指纹图谱与对照指纹图谱的相似度为			
结果/结论	□符合规定，□不符合规定			
备注	/			

五、实训评价

实训评价见表 2 - 4 - 10。

表 2 - 4 - 10　实训评价

序号	工作任务	评价指标	分值比例
1	检测方案制订	(1) 正确选用检测标准及检测方法	15%
		(2) 检测方案制订合理规范	
2	色谱条件设置	(1) 色谱条件选择正确	15%
		(2) 系统适用性符合标准要求	
3	参照物溶液的制备	(1) 正确选择合适的天平进行规范称量	10%
		(2) 正确进行定容	
		(3) 正确计算稀释倍数	
4	供试品溶液的制备	(1) 去除包衣方法正确	10%
		(2) 回流装置搭建正确	
		(3) 精密称定准确	
5	指纹图谱相似度评价	会正确使用"中药色谱指纹图谱相似度评价系统"进行评价	10%
6	数据处理与记录填写	(1) 原始记录填写及时、规范、整洁	15%
		(2) 有效数字保留准确	
		(3) 计算准确，测定结果准确	
7	其他操作	(1) 工作服整洁、能够正确进行标识	10%
		(2) 熟练操作高效液相色谱仪	
		(3) 及时整理、清洗、回收玻璃器皿及仪器设备	
		(4) 注意操作规范和操作安全	
8	综合素养	(1) 具有实验室安全意识	15%
		(2) 用发展的眼光看待事物，有正确认识新形势的学习态度	
		(3) 善于运用科学思维和严谨的逻辑思维体系	
合计			100%

目标检测

扫码看答案

一、单项选择题

1. 中药指纹图谱的评价指标是（　　）。
    A. 相似度　　　　　　B. 准确度　　　　　　C. 精确度　　　　　　D. 相同

2. 中药指纹图谱的基本属性有（　　）。
    A. 整体性　　　　　　　　　　　　　　B. 模糊性
    C. 整体性＋模糊性　　　　　　　　　　D. 发散性

3. 中药化学指纹图技术的首选方法（　　）。
    A. 高效液相色谱　　　　　　　　　　　B. 红外光谱
    C. 核磁共振　　　　　　　　　　　　　D. 质谱法

4. 中药指纹图谱应满足专属性、（　　）和实用性的技术要求。
    A. 相似性　　　　　　B. 准确性　　　　　　C. 精确性　　　　　　D. 重现性

5. 中药指纹图谱可分为（　　）和中药生物指纹图谱。
    A. 中药分子指纹图谱　　　　　　　　　B. 中药原子指纹图谱
    C. 中药化学（成分）指纹图谱　　　　　D. 中药物理指纹图谱

6. 中药指纹图谱具有整体中药化学成分及（　　）面貌。
    A. 特征　　　　　　　B. 特殊　　　　　　　C. 整体　　　　　　　D. 部分

7. 中药指纹图谱具有无法精确度量的（　　）特点。
    A. 近似性　　　　　　B. 模糊性　　　　　　C. 整体性　　　　　　D. 准确性

8. 建立中药指纹图谱必须以化学成分研究和药理作用研究为基础，体现系统性、特征性和（　　）三个基本原则。
    A. 近似性　　　　　　B. 模糊性　　　　　　C. 发散性　　　　　　D. 稳定性

9. 中药特征图谱是一种综合的、（　　）的鉴别手段，可用于鉴别中药的真伪。
    A. 系统化　　　　　　B. 可量化　　　　　　C. 发散性　　　　　　D. 结构化

10. 中药特征图谱是指中药经过适当的处理后，采用一定的分析手段和仪器检测得到能够标识其中各种组分群体特征的（　　）的图谱。
    A. 共有峰　　　　　　B. 最高峰　　　　　　C. 最小峰　　　　　　D. 最大峰

11. 中药指纹图谱计算图谱的整体相似度，一般要求相似度不低于（　　）。
    A. 0.9　　　　　　　B. 1.1　　　　　　　C. 0.8　　　　　　　D. 0.95

12. 中药特征图谱需计算各特征峰相对于参照物峰的相对保留时间，一般要求各特征峰的保留时间应在规定值的（　　）之内。
    A. $\pm 1\%$　　　　　B. $\pm 2\%$　　　　　C. $\pm 3\%$　　　　　D. $\pm 5\%$

二、多项选择题

1. 中药指纹图谱相似度为（　　）可认为符合要求。
    A. 0.1　　　　　　　　　　B. 0.92　　　　　　　　　　C. 0.99
    D. 0.85　　　　　　　　　　E. 0.8

2. 中药指纹图谱方法学考察包括哪些项目（　　）。
    A. 线性范围　　　　　　　　B. 独立性　　　　　　　　　C. 稳定性试验

D. 精密度试验　　　　　　E. 专属性试验

三、简答题

1. 中药指纹图谱与中药特征图谱有何差别?

2. 如何建立中药指纹图谱?

中药制剂含量测定技术

📌 **知识目标**

1. 掌握紫外-可见分光光度法、高效液相色谱法、气相色谱法测定中药制剂含量的原理和方法。

2. 熟悉薄层色谱扫描法、容量分析法、浸出物测定法测定中药制剂含量的原理和方法。

3. 了解挥发油测定法测定中药制剂含量的原理和方法。

📌 **能力目标**

1. 熟练掌握紫外-可见分光光度法、高效液相色谱法、气相色谱法测定中药制剂含量的基本操作技能，能够根据药品标准独立完成检测任务。

2. 学会薄层色谱扫描法、浸出物测定法、挥发油测定法测定中药制剂含量的基本操作技能。

📌 **素养目标**

1. 培养质量意识是质量管理的基础，应以对生命的敬畏，严把药品质量关。

2. 从质量意识、能力培养和价值塑造多方面构建学生的人文精神和职业素养，注重在潜移默化中坚定学生为医药学事业奋斗的理想信念，厚植爱国主义情怀，培养奋斗精神，提升学生综合素质。

中药制剂含量测定是指通过适当的化学方法或仪器分析方法对中药制剂中某种（些）有效成分或特征性成分进行定量分析，并以测定结果是否符合药品标准的规定来判断药品质量的优劣，是控制和评价药物制剂质量的重要手段之一，随着现代仪器分析技术的不断进步，含量测定技术在中药制剂中的应用也越来越广泛。《中国药典》2020年版一部收载了1 607种中药制剂，其中95%以上的品种有含量测定项目，其中约98%的品种使用仪器分析方法测定。

中药制剂的含量测定，除另有规定外，一般按每一计量单位（1片、1丸、1袋等）的重量计。另外，为了减少测量误差，在测定含量时，要求每份样品测定两次，并以测定平均值作为判断是否符合规定的标准。

任务一　浸出物测定法

任务导入

2020年6月陕西省药品监督管理局公布的第16期药品质量公告显示，抽验发现6批次药品不符合规定，有3批次药品被检出浸出物不符合规定。

◆　思考：

1. 哪些中药制剂需要做浸出物测定？

2. 浸出物测定有哪些方法？

浸出物测定法是指用水、乙醇或其他适宜溶剂，有针对性地对药材及制剂中可溶性物质进行测定的方法，适用于有效成分尚不清楚、尚无确切的定量分析方法或现有分析方法所测成分含量甚微的药材及制剂。《中国药典》2020年版一部收载的有浸出物测定的中药制剂品种共36种。

一、原理

用适当的溶剂将一定质量的供试品的浸出物提取出来，将溶剂除去并干燥后，精密称定干燥物的质量，即可计算出浸出物的含量（％）。

二、测定方法

《中国药典》2020年版收载的浸出物测定方法有三种：水溶性浸出物测定法、醇溶性浸出物测定法和挥发性醚浸出物测定法。其中以第二种方法最常用。

浸出物测定，供试品应测定2份，2份的测定结果相对平均偏差应小于5％。

（一）水溶性浸出物测定法

本法包括冷浸法和热浸法，热浸法仅适用于不含或少含淀粉、黏液质等成分的药物检定。测定用的供试品需粉碎，使能通过二号筛，并混合均匀。

1. 冷浸法　取供试品约4 g，精密称定，置250～300 ml的锥形瓶中，精密加水100 ml，密塞，冷浸，前6 h内时时振摇，再静置18 h，用干燥滤器迅速滤过，精密量取续滤液20 ml，置已干燥至恒重的蒸发皿中，在水浴上蒸干后，于105 ℃干燥3 h，置干燥器中冷却30 min，迅速精密称定重量。除另有规定外，以干燥品计算供试品中水溶性浸出物的含量（％）。

2. 热浸法　取供试品2～4 g，精密称定，置100～250 ml的锥形瓶中，精密加水50～100 ml，密塞，称定重量，静置1 h后，连接回流冷凝管，加热至沸腾，并保持微沸1 h。放冷后，取下锥形瓶，密塞，再称定重量，用水补足减失的重量，摇匀，用干燥滤器滤过，精密量取滤液25 ml，置已干燥至恒重的蒸发皿中，在水浴上蒸干后，于105 ℃干燥3 h，置干燥器中冷却 30 min，迅速精密称定重量。除另有规定外，以干燥品计算供试品中水溶性浸出物的含量（％）。

3. 注意事项

（1）仪器应干净、干燥。

（2）锥形瓶的选用应与加入溶剂的体积相对应。

（3）干燥时参考水分测定法中烘干法的有关内容。

（4）称定浸出物要迅速。

（5）迅速滤过是为了防止溶剂挥发干扰测定结果，必要时可采用减压或加压的方式滤过。

（二）醇溶性浸出物测定法

操作方法：照水溶性浸出物测定法测定。除另有规定外，以各品种项下规定浓度的乙醇代替水为溶剂。

（三）挥发性醚浸出物测定法

1. 操作方法　取供试品（过四号筛）2～5 g，精密称定，置五氧化二磷干燥器中干燥 12 h，置索氏提取器中，加乙醚适量，除另有规定外，加热回流 8 h，取乙醚液，置干燥至恒重的蒸发皿中，放置，挥去乙醚，残渣置五氧化二磷干燥器中，干燥 18 h，精密称定，缓缓加热至 105 ℃，并于 105 ℃干燥至恒重。其减失重量即为挥发性醚浸出物的重量。

2. 注意事项

（1）加热回流须在水浴上进行。

（2）蒸发皿中挥去乙醚的操作须在室温下、通风橱中进行。

（3）"残渣置五氧化二磷干燥器中，干燥 18 h"一步操作主要目的是除去醚浸出物中的水分，以防止在下一步加热操作中水分蒸发干扰测定。如果水分较多，应及时更换干燥器中的五氧化二磷干燥剂。

（4）蜜丸测定挥发性醚浸出物时，供试品应尽量剪碎，以提高浸出效率。

三、含量计算

$$浸出物含量＝\frac{W}{W_供}×100\% \qquad （2-5-1）$$

式中，W 为浸出物重量（g）；$W_供$ 为供试品重量（g）。

四、应用实例

七厘散醇溶性浸出物的测定。

1. 检测依据　《中国药典》2020 年版一部第 479 页。

取本品约 2 g，称定重量，用乙醇作溶剂，照浸出物测定法（通则 2201 醇溶性浸出物测定法——热浸法）测定。本品含醇溶性浸出物不得少于 60％。

2. 测定　精密称定本品两份约 2 g，分别置 250 ml 锥形瓶中，分别精密加水 100 ml，密塞，称定重量，静置 1 h 后，连接回流冷凝管，加热至沸腾，并保持微沸 1 h。放冷后，取下锥形瓶，密塞，再称定重量，用水补足减失的重量，摇匀，用干燥滤器滤过，精密量取滤液 25 ml，置已干燥至恒重的蒸发皿中，在水浴上蒸干后，于 105 ℃干燥 3 h，置干燥器中冷却 30 min，迅速精密称定重量。

3. 计算与结果 在运算过程中，计算结果保留三位有效数字，修约至两位有效数字。七厘散醇溶性浸出物实验数据见表 2-5-1。

表 2-5-1　七厘散醇溶性浸出物实验数据

样品序号	蒸发皿重量 W_0/g	供试品重量 $W_{供}$/g	浸出物和蒸发皿重量 W/g
1	38.622 3	2.028 7	38.951 9
2	36.261 2	2.040 3	36.592 5

$$醇溶性浸出物含量 1 = \frac{W_1 - W_{0-1}}{W_{供1}} \times 100\% = \frac{38.951\ 9 - 38.622\ 3}{2.028\ 7 \times \frac{25}{100}} \times 100\% = 65.0\%$$

$$醇溶性浸出物含量 2 = \frac{W_2 - W_{0-2}}{W_{供2}} \times 100\% = \frac{36.592\ 5 - 36.261\ 2}{2.040\ 3 \times \frac{25}{100}} \times 100\% = 65.0\%$$

$$醇溶性浸出物平均含量 = \frac{65.0\% + 65.0\%}{2} = 65.0\%$$

结果修约为 65%。

4. 结论 符合规定。

任务二　挥发油测定法

任务导入

2018 年 4 月河南省食品药品监督管理局公布的第 4 期药品质量公告显示，亳州市某药业有限公司生产的细辛被检出挥发油不符合规定。

◆ 思考：

1. 挥发油是什么？

2. 如何测定中药制剂中挥发油的含量？

挥发油又称芳香油或精油，是广泛存在于植物体内的一类具有芳香气味的油状液体的总称。挥发油在常温下具有挥发性、可随水蒸气蒸馏、水不溶性的特点，是中药及其制剂中一类重要的有效成分，因此测定挥发油总含量对控制中药制剂质量具有重要意义。

一、原理

利用挥发油可随水蒸气蒸馏出来但又不溶于水的特点，使用挥发油测定仪器装置可测出其含量。挥发油测定仪器装置如图 2-5-1 所示。A 为 1 000 ml（或 500 ml、2 000 ml）的硬质圆底烧瓶，上接挥发油测定器 B，B 的上端连接回流冷凝管 C。以上各部件均用玻璃磨口连接。挥发油测定器 B 应具有 0.1 ml 的刻度。全部仪器应充分洗净，并检查接合部分是否严密，以防挥发油逸出。

二、操作方法

根据挥发油相对密度不同，挥发油测定法分为甲法和乙法两种。其中甲法适用于测定相对密度在 1.0 以下的挥发油，而乙法适用于测定相对密度在 1.0 及以上的挥发油。

（一）甲法

取供试品适量（相当于含挥发油 0.5～1.0 ml），称定重量（准确至 0.01 g），置烧瓶中，加水 300～500 ml（或适量）与玻璃珠数粒，振摇混合后，连接挥发油测定器与回流冷凝管。自冷凝管上端加水使充满挥发油测定器的刻度部分，并溢流入烧瓶时为止。置电热套中或用其他适宜方法缓缓加热至沸，并保持微沸约 5 h，至测定器中油量不再增加，停止加热，放置片刻，开启测定器下端的活塞，将水缓缓放出，至油层上端到达刻度 0 线上面 5 mm 处为止。放置 1 h 以上，再开启活塞使油层下降至其上端恰与刻度 0 线平齐，读取挥发油量，并计算供试品中挥发油的含量（%）。

（二）乙法

取水约 300 ml 与玻璃珠数粒，置烧瓶中，连接挥发油测定器。自测定器上端加水使充满刻度部分，并溢流入烧瓶时为止，再用移液管加入二甲苯 1 ml，然后连接回流冷凝管。将烧瓶内容物加热至沸腾，并继续蒸馏，其速度以保持冷凝管的中部呈冷却状态为度。30 min 后，停止加热，放置 15 min 以上，读取二甲苯的容积。然后照甲法自"取供试品适量"起，依法测定，自油层量中减去二甲苯量，即为挥发油量，计算供试品中挥发油的含量（%）。

（三）注意事项

（1）装置中挥发油测定器的支管分岔处应与基准线平行。

（2）应注意检查各部件连接处的严密性，防止挥发油逸出。

（3）注意控制加热速度，以微沸状态为宜。

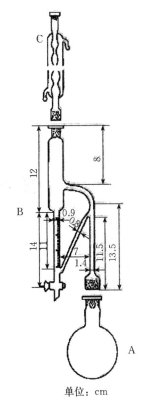

单位：cm

图 2-5-1　挥发油测定仪器装置

A. 圆底烧瓶　B. 挥发油测定器

C. 回流冷凝管

三、应用实例——正骨水中挥发油的含量测定

1. 检测依据　《中国药典》2020 年版一部第 792 页。

精密量取本品 10 ml，置分液漏斗中。加饱和氯化钠溶液 100 ml，振摇 1～2 min，放置 1～2 h，分取上层液，移入圆底烧瓶中，用热水洗涤分液漏斗数次，洗液并入圆底烧瓶中，照挥发油测定法（通则 2 204 甲法）测定，含挥发油不得少于 9.5%。

2. 测定　精密量取本品 10 ml 两份，分别置 250 ml 分液漏斗中，依法操作，即得。

3. 结果判定　正骨水中挥发油的含量测定结果见表 2-5-2。

知识拓展：《中国药典》（2020 年版）测定挥发油的中药制剂品种

表 2 - 5 - 2　正骨水中挥发油的含量测定结果

样品序号	挥发油体积/ml	挥发油百分含量/%
1	1.02	10.2
2	1.04	10.4
平均含量	10.3	
结论	符合规定	

任务三　紫外-可见分光光度法

任务导入

2020 年 4 月 9 日，山东省药品监督管理局发布了关于 13 家生产企业（配制单位）的 5 个品种 16 批次药品抽检不符合标准规定的通告，其中某医院制剂碘化钾溶液的含量检测结果不合格，并标注了该品种含量测定使用的方法为紫外-可见分光光度法。

◆ 思考：

1. 什么是紫外-可见分光光度法？

2. 紫外-可见分光光度法的原理是什么？

紫外-可见分光光度法也称为紫外-可见吸收光谱法，是研究物质分子对紫外-可见光（190～800 nm）的吸收而建立起来的分析方法。紫外-可见分光光度法的灵敏度和准确度都较高。《中国药典》2020 年版一部收载的使用本法测定含量的中成药品种共有 23 个。

一、原理

（一）物质分子对光的选择性吸收

不同波长的光的能量不同，而某一特定分子只能选择性吸收特定波长的光，这就是物质分子对光的选择性吸收。物质分子对光的选择性吸收是紫外-可见分光光度法定性分析的重要依据。

（二）朗伯-比尔（Lambert - Beer）定律

1760 年朗伯（Lambert）阐明了光的吸收程度和液层厚度的关系。1852 年比耳（Beer）又提出了光的吸收程度和吸收物浓度之间也具有类似的关系。二者的结合称为朗伯-比尔定律，它是紫外-可见分光光度法定量分析的依据，其物理意义为：当一束平行的单色光通过均匀、非散射体系的低浓度溶液时，在单色光强度、溶液温度等条件不变的情况下，吸光度与液层厚度（吸收池厚度）和溶液浓度的乘积成正比。其数学表达式如下：

$$A = EcL = -\lg T \qquad (2-5-2)$$

式中，A 为吸光度；E 为吸收系数；c 为溶液的浓度；L 为液层厚度（吸收池厚度）；T 为透光率。

吸收系数 E 为常数，它表示在一定条件下物质对某一特定波长光的吸收能力。不同物质对同一波长单色光可有不同的吸收系数。吸收系数越大，表示该物质对特定波长的光的吸收能力越强，测定的灵敏度就越高。

吸收系数有两种表示方法：百分吸收系数（$E_{1cm}^{1\%}$）和摩尔吸收系数（ε）。百分吸收系数是指在一定波长下，溶液浓度为 1%（g/100 ml），吸收池厚度为 1 cm 时的吸光度。摩尔吸收系数是指在一定波长下，溶液浓度为 1 mol/L，吸收池厚度为 1 cm 时的吸光度。

二、紫外-可见分光光度计简介

（一）基本构造

紫外-可见分光光度计通常由五个部分组成：光源、单色器、吸收池、检测器、数据处理系统。

1. 光源 在紫外光区和可见光区可以发射连续光谱。氢灯和氘灯为紫外区的常用光源，可产生 190～400 nm 的连续光谱。钨灯和碘钨灯为可见光区的常用光源，可产生 350～2 500 nm 的连续光谱。

2. 单色器 单色器是将光源发射的连续光分解成单色光，并可从中选出任一波长单色光的光学系统。单色器的性能直接影响单色光的纯度和强度，从而影响分光光度计的测定灵敏度及选择性。

3. 吸收池 吸收池又称比色皿，用于盛放被测溶液。吸收池主要有石英池和玻璃池两种。在紫外光区必须采用石英池，在可见光区一般采用玻璃池。吸收池使用前要挑选配对，以减少测量误差。

4. 检测器 检测器的功能是检测光信号。它利用光电效应将透过吸收池的光信号变成可测量的电信号。常用的检测器有光电池、光电管或光电倍增管。

5. 数据处理系统 数据处理系统的作用是放大信号并以适当的方式指示或记录下来。常用的数据处理系统有直流检流计、电位调节指零装置以及数字显示或自动记录装置。现在很多型号的紫外-可见分光光度计可由计算机进行仪器自动控制和数据处理。

（二）基本操作

查看视频学习紫外-可见分光光度计的操作。

三、含量测定

紫外-可见分光光度法在含量测定中一般包括对照品比较法、吸收系数法和比色法三种。

视频：紫外-可见分光光度计的操作

（一）对照品比较法

按各品种项下的方法，分别配制供试品溶液和对照品溶液，对照品溶液中所含被测成分的量应为供试品溶液中被测成分规定量的 100%±10%，所用溶剂也应完全一致，在规定的波长测定供试品溶液和对照品溶液的吸光度后，按表 2-5-3 中的公式计算供试品中被测溶液的浓度。

（二）吸收系数法

按各品种项下的方法配制供试品溶液，在规定的波长处测定其吸光度，再以该品种在规定条件下的百分吸收系数（$E_{1cm}^{1\%}$）计算含量。

用本法测定时，吸收系数通常应大于 100，并注意仪器的校正和检定。此法主要用于化学药物的含量测定。

（三）比色法

供试品本身在紫外-可见光区没有强吸收，或在紫外光区虽有吸收但为了避免干扰或提高灵敏度，可加入适当的显色剂，使反应产物的最大吸收移至可见光区，这种测定方法称为比色法。比色法可分为（显色后）对照品比较法和标准曲线法。

1.（显色后）对照品比较法　取对照品溶液与供试品溶液同时操作，显色后，以相应的试剂为空白，在各品种规定的波长处测定对照品和供试品溶液的吸光度，按表2-5-3中的对照品比较法浓度计算公式计算供试品溶液的浓度。

2. 标准曲线法　当吸光度与浓度关系不呈良好线性时，应取数份梯度量的对照品溶液，用溶剂补充至同一体积，显色后，以相应试剂为空白，在各品种规定的波长处测定各份溶液的吸光度，以吸光度为纵坐标，浓度为横坐标，绘制标准曲线，再根据供试品的吸光度在标准曲线上查得其相应的浓度，并求出其含量。也可以根据标准曲线的回归方程求出浓度再求其含量。

本法适用于批量样品的分析，当仪器和测定条件固定时，曲线可以多次使用。

四、计算

（一）浓度的计算公式

紫外-可见分光光度法供试品溶液浓度计算公式见表2-5-3。

表2-5-3　紫外-可见分光光度法供试品溶液浓度计算公式

含量测定方法	浓度计算公式	公式中各符号的含义
对照品比较法	$c_供=\dfrac{A_供}{A_对}\times c_对$	式中，$c_对$ 为对照品溶液的浓度；$A_供$、$A_对$ 分别为供试品溶液和对照品溶液的吸光度
吸收系数法	$c_供=\dfrac{A_供}{E_{1\,cm}^{1\%}\times L\times 100}$	式中，$A_供$ 为供试品溶液的吸光度；$E_{1\,cm}^{1\%}$ 为供试品百分吸收系数；L 为液层厚度（吸收池厚度）
比色法（标准曲线法）	$c_供=\dfrac{A_供-b}{a}$	式中，$A_供$ 为供试品溶液的吸光度；a、b 为标准曲线回归方程（$y=ax+b$）的常数

（二）含量的计算公式

仪器分析法常用含量计算公式见表2-5-4。

表2-5-4　仪器分析法常用含量计算公式

药　　物	含量计算公式	含量表示形式
固体	含量$=\dfrac{c_供\times V\times D}{W}\times 100\%$	百分含量
	含量$=\dfrac{c_供\times V\times D}{W}\times\dfrac{\overline{W}}{S}\times 100\%$	标示百分含量
	含量$=\dfrac{c_供\times V\times D}{W}$	每一计量单位（1 g、1 mg 等）的重量
	含量$=\dfrac{c_供\times V\times D}{W}\times\overline{W}$	每一计量单位（1片、1丸、1粒等）的重量

（续）

药　　物	含量计算公式	含量表示形式
液体	含量＝$c_供×D$	每一计量单位（1 ml、1 L 等）的重量
	含量＝$c_供×\overline{V}×D$	每一计量单位（1 支、1 瓶等）的重量

注：式中，$c_供$ 为供试品溶液浓度；D 为稀释倍数；V 为固体药物变成液态的体积（ml）；W 为供试品取样量（g）；$\overline{W}$ 为平均重量 [g/片（丸、粒等）]；S 为标示量 [mg/片（粒、丸)]；$\overline{V}$ 为平均装量体积 [ml/支（瓶等)]。

五、应用实例

（一）降脂通络软胶囊中姜黄素类化合物的含量测定

本品为降脂通络软胶囊，其姜黄素类化合物的含量测定按照紫外-可见分光光度法的对照品比较法测定。规格为每粒含姜黄素类化合物 50 mg。

1. 检验依据　《中国药典》2020 年版一部第 1 209 页。

对照品溶液的制备：取姜黄素对照品 10 mg，精密称定，置 50 ml 量瓶中，加甲醇适量使溶解并稀释至刻度，摇匀；精密量取 2 ml，置 25 ml 量瓶中，加甲醇至刻度，摇匀，即得。

供试品溶液的制备：取装量差异项下的本品内容物，混匀，取约 0.3 g，精密称定，置具塞锥形瓶中，精密加入甲醇 100 ml，称定重量，加热回流 20 min，放冷，再称定重量，用甲醇补足减失的重量，摇匀（溶液备用）。精密量取 2 ml，置 25 ml 量瓶中，加甲醇至刻度，摇匀，即得。

测定法：精密量取对照品溶液和供试品溶液各 2 ml，分别置 25 ml 量瓶中，各加甲醇 5 ml、1 mol/L 硼酸甲醇溶液 4 ml、硫酸-冰醋酸（1∶1）溶液 9 ml，摇匀，放置 45 min，再加甲醇至刻度，摇匀；以相应的试剂为空白。照紫外-可见分光光度法（通则 0401），在 515 nm 波长处测定吸光度，计算，即得。

本品每粒含姜黄素类化合物以姜黄素（$C_{21}H_{20}O_6$）计，应为 47.5～57.5 mg。

2. 测定

（1）对照品溶液的制备。取姜黄素对照品适量，依法操作，即得。

（2）供试品溶液的制备。取装量差异项下的本品内容物适量，依法操作，即得。

（3）待测溶液的制备。精密量取供试品溶液与对照品溶液各 2 ml，依法操作，即得。

（4）A 值的测定。上机操作，即得。

3. 计算与结果　在运算过程中，计算结果保留四位有效数字，修约至三位有效数字。

实验数据：$\overline{W}_{20}=0.451\,2$ g；$W_对=10.22$ mg；$W_{供1}=0.303\,2$ g；$W_{供2}=0.306\,6$ g；$A_对=0.334$；$A_{供1}=0.555$；$A_{供2}=0.556$。

$$含量=\frac{c_供×V×D×\overline{W}}{W_供}=\frac{c_对×\dfrac{A_供}{A_对}×V×D×\overline{W}}{W_供}$$

$$含量_1=\frac{\dfrac{10.22}{50}×\dfrac{2}{25}×\dfrac{0.555}{0.334}×100×\dfrac{25}{2}×0.451\,2}{0.303\,2}×10^{-3}=49.98（mg/粒）$$

$$含量_2=\frac{\frac{10.22}{50}\times\frac{2}{25}\times\frac{0.556}{0.334}\times100\times\frac{25}{2}\times0.4512}{0.3066}\times10^{-3}=50.07\ (\text{mg/粒})$$

平均含量＝50.03（mg/粒），修约为50.0（mg/粒）。

4. 结论 符合规定。

(二) 小儿七星茶口服液中总黄酮的含量测定

本品的含量测定按照紫外-可见分光光度法的标准曲线法测定。

1. 检验依据 《中国药典》2020年版一部第551页。

对照品溶液的制备：取芦丁对照品50 mg，精密称定，置25 ml量瓶中，加70%乙醇20 ml，置水浴上微热使溶解，放冷，加70%乙醇至刻度，摇匀。精密量取5 ml，置50 ml量瓶中，加水至刻度，摇匀，即得（每1 ml含芦丁0.2 mg）。

标准曲线的制备：精密量取对照品溶液1.0 ml、2.0 ml、3.0 ml、4.0 ml、5.0 ml、6.0 ml，分别置25 ml量瓶中，各加水至6.0 ml，加5%亚硝酸钠溶液1 ml，混匀，放置6 min，加10%硝酸铝溶液1 ml，混匀，放置6 min，加氢氧化钠试液10 ml，再加水至刻度，摇匀，放置15 min；以相应的试剂为空白，按照紫外-可见分光光度法（通则0401），在505 nm波长处测定吸光度，以吸光度为纵坐标，对照品浓度为横坐标，绘制标准曲线。

测定法：取装量项下的本品，混匀，精密量取5 ml，置50 ml量瓶中，加水至刻度，摇匀。精密量取2 ml，置25 ml量瓶中，按照标准曲线制自"加水至6.0 ml"起依法测定吸光度，从标准曲线上读出供试品溶液中芦丁（$C_{27}H_{30}O_{16}$）的量，计算，即得。

本品每1 ml含总黄酮以芦丁计，不得少于3.0 mg。

2. 测定

(1) 对照品溶液的制备。取对照品49.82 mg，依法操作，即得。

(2) 标准曲线溶液的制备。精密量取对照品溶液1 ml、2 ml、3 ml、4 ml、5 ml、6 ml，分别置25 ml量瓶中，依法操作，即得。

(3) 测定。取装量项下的本品，混匀，精密量取5 ml，依法操作，即得。

(4) 实验数据。$W_{对}$＝49.82 mg；$A_{对}$见表2-5-5；$A_{供1-1}$＝0.425；$A_{供2-1}$＝0.427。

表2-5-5 一系列对照品溶液的浓度值及对应吸光度值

量取体积/ml	1	2	3	4	5	6
对照品浓度 $c_{对}$/(μg/ml)	7.971	15.94	23.91	31.88	39.86	47.83
对照品溶液吸光度 $A_{对}$	0.113	0.225	0.345	0.469	0.599	0.723

(5) 绘制标准曲线。以对照品溶液浓度为横坐标，对照品溶液吸光度为纵坐标，绘制标准曲线。小儿七星茶口服液标准曲线见图2-5-2。

3. 计算与结果 在运算过程中，计算结果保留三位有效数字，修约至两位有效数字。

将c_1、c_2代入图2-5-2中的标准曲线方程$y=0.0154x-0.0176$计算：

$$含量_1=c_1\times D=\frac{0.425+0.0176}{0.0154}\times\frac{25}{2}\times\frac{50}{5}\times10^{-3}=3.59\ (\text{mg/ml})$$

$$含量_2=c_2\times D=\frac{0.427+0.0176}{0.0154}\times\frac{25}{2}\times\frac{50}{5}\times10^{-3}=3.61\ (\text{mg/ml})$$

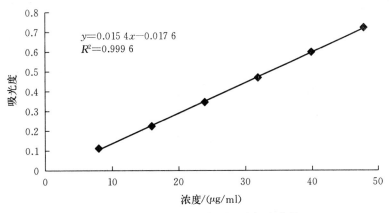

图 2-5-2　小儿七星茶口服液标准曲线

平均含量＝3.60（mg/L），修约为 3.6（mg/ml）。

4. 结论　符合规定。

任务四　薄层色谱扫描法

任务导入

视频：薄层
色谱扫描法

2019 年 11 月 7 日，国家药监局综合司发布了公开征求《中药配方颗粒质量控制与标准制定技术要求（征求意见稿）》意见的公告，其中征求意见稿中含量测定的第 4 种方法为薄层色谱扫描法。

◆　思考：

1. 什么是薄层色谱扫描法？

2. 薄层色谱扫描法的定性和定量测定原理是什么？

薄层色谱扫描法是指将供试品及标准品在同一薄层板上点样、展开，然后用一定波长的光照射薄层板上的斑点，对薄层色谱中有紫外吸收或可见吸收的斑点或经照射激发产生的荧光斑点进行扫描，将扫描得到的图谱及积分数据用于定性和定量的方法。该法具有设备简单、简便快捷等特点。《中国药典》2020 年版一部收载的使用到本法测定含量的中成药品种共有 18 个。

一、原理

薄层色谱扫描法根据测定方法不同，可分为薄层吸收扫描法和薄层荧光扫描法。薄层色谱扫描法定量方法可采用外标法和内标法，《中国药典》2020 年版一部记载的薄层色谱扫描法定量方法为外标法。

外标法是指将一定量的供试品溶液和对照品溶液分别交叉点加在同一薄层板上，展开，显色，定位，上机扫描待测组分斑点和对照品斑点，测定相应的吸光度或荧光强度的积分值，根据所得数据计算被测成分的含量。

根据对照品标准曲线性质的不同，外标法又分为外标一点法和外标两点法。所谓外标一点法是指在一块薄层板上对照品的浓度为一种点样浓度；外标两点法是指在一块薄层板上对照品的浓度为两种点样浓度。外标法点样示意如图2-5-3所示。

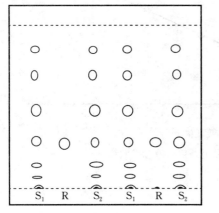 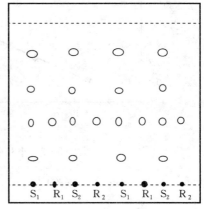

外标一点法　　　　　　　　　　　外标两点法

图2-5-3　外标法点样示意

S₁、S₂. 供试品　R. 对照品　R₁. 大质量对照品　R₂. 小质量对照品

《中国药典》2020年版一部收载的中药制剂中，除了马钱子散采用外标一点法外，其他17个品种均采用外标两点法。

二、薄层色谱扫描仪简介

（一）薄层色谱扫描仪的基本构造

薄层色谱扫描仪主要由光源、单色器、移动平台、数据处理系统组成。前三者组成薄层色谱仪的主机；数据处理系统为计算机软件，也称为工作站。

（二）薄层色谱扫描仪的操作

以岛津CS-9301型双波长飞点薄层扫描仪为例。

（1）开机。打开主机电源开关，待自检完成后，打开电脑和工作站软件，连接主机。

（2）设置控制参数。点击"scanner→parameter→change→control parameters"，弹出对话框，在"photo mode"栏中选择适当的扫描方式。

（3）设置平台和光斑参数。点击"stage and beam parameters"，设定扫描波长、光斑尺寸和光斑摆幅。光斑尺寸一般勾选"0.4×0.4"。

（4）设置信号处理参数。点击"single processing parameters"，选择背景扣除参数和线性拟合器参数，硅胶板一般勾选"SX3"。

（5）设置自动列参数。放入待扫描的薄层板，固定好后移动薄层板，调整光斑在薄层板上的位置，记录合适的star X、star Y及end Y的参数，将记录的各数据输入"autolane parameter"中。

（6）扫描及文件保存。各参数设置完成后点击"OK"，点击主界面中的"star"开始扫描。扫描结束后在弹出的对话框中修改数据文件名并保存。

（7）寻峰。在主菜单中点击"peak→find peak"，调出数据文件，弹出峰列表，设置样品参数，记录扫描得到的各斑点吸光度的积分值，在主菜单中点击"print→plot out"，设置打印内容及格式，再点击"OK"打印。

（8）关机。先退出工作站软件，再关机。

（9）填写仪器使用记录。

三、计算

（一）浓度或重量的计算公式

薄层色谱扫描法供试品溶液浓度或重量计算公式见表2-5-6。

表2-5-6　薄层色谱扫描法供试品溶液浓度或重量计算公式

含量测定方法	浓度或重量计算公式	公式中各符号的含义
外标一点法	$$c_x = \frac{A_x}{A_r} \times c_r$$ $$W_x = \frac{A_x}{A_r} \times W_r$$	式中，c_r、W_r 分别为对照品溶液的浓度和重量；A_x、A_r 分别为供试品溶液和对照品溶液的吸光度积分值
外标两点法	$$W_供 = f_1 \times A_供 + f_2$$ $$f_1 = \frac{W_大 - W_小}{A_大 - A_小}$$ $$f_2 = \frac{W_小 \times A_大 - W_大 \times A_小}{A_大 - A_小}$$	式中，$A_供$ 为供试品溶液的吸光度积分值；f_1 为斜率；f_2 为截距；$W_大$、$A_大$ 分别为大质量对照品的重量（或浓度）和对应的吸光度积分值；$W_小$、$A_小$ 分别为小质量对照品的重量（或浓度）和对应的吸光度积分值

（二）含量的计算公式

含量的计算公式见表2-5-4。

四、应用实例——马钱子散中士的宁的测定

本品的含量测定采用薄层色谱扫描法中的外标一点法。

1. 检测依据　《中国药典》2020年版一部第607页。

取装量差异项下的本品约0.5 g，精密称定，置具塞锥形瓶中，精密加入三氯甲烷20 ml、浓氨试液1 ml，轻轻摇匀，称定重量后，于室温放置24 h，再称定重量，用三氯甲烷补足减失的重量，充分振摇，滤过，滤液作为供试品溶液。另取士的宁对照品，加三氯甲烷制成每1 ml含1 mg的溶液，作为对照品溶液。按照薄层色谱法（通则0502）试验，分别吸取供试品溶液8 µl和对照品溶液4 µl交叉点于同一硅胶GF254薄层板上，以甲苯-丙酮-乙醇-浓氨试液（16：12：1：4）的上层溶液为展开剂，展开，取出，晾干。按照薄层色谱法（通则0502薄层色谱扫描法）进行扫描，波长：$\lambda_S = 257$ nm，$\lambda_R = 300$ nm，测量供试品与对照品吸光度积分值，计算，即得。

本品每袋含马钱子以士的宁（$C_{21}H_{22}N_2O_2$）计应为7.2～8.8 mg。

2. 测定

（1）供试品溶液的制备。取装量差异项下的本品约0.5 g，精密称定，依法操作，即得。

（2）对照品溶液的制备。取士的宁对照品25 mg，置25 ml量瓶中，加三氯甲烷溶解并稀释至刻度，即得。

（3）展开剂的制备。取甲苯16.0 ml、丙酮12.0 ml、乙醇1.0 ml、浓氨试液4.0 ml，置

具塞锥形瓶中，静置，取上层溶液备用。

（4）硅胶 GF_{254} 薄层板。取规格为 10 cm×10 cm 的市售高效薄层板，于 110 ℃活化 30 min，置干燥器中备用。

（5）点样。用微升毛细管点样，供试品溶液点样量为 8 μl，对照品溶液点样量为 4 μl，从左到右点样顺序为：第 1 份供试品溶液、对照品溶液、第 2 份供试品溶液、第 1 份供试品溶液、对照品溶液、第 2 份供试品溶液。

（6）展开。取展开缸，加入展开剂 20 ml，放入载有样品的薄层板，立即密闭，展开约 7 cm 时取出薄层板，晾干，在薄层板上覆盖同样大小的玻璃板，周围用胶布固定。

（7）上机扫描。λ_S＝257 nm，λ_R＝300 nm。

3. 计算与结果 在运算过程中，计算结果保留三位有效数字，修约至两位有效数字。

实验数据 $\overline{W}$＝0.602 3 g；$W_{对}$＝24.72 mg；$W_{供1}$＝0.526 7 g；$W_{供2}$＝0.523 2 g；$A_{对-1}$＝21 363.26；$A_{对-2}$＝21 407.56；$A_{供1-1}$＝15 427.85；$A_{供1-2}$＝15 469.53；$A_{供2-1}$＝15 322.72；$A_{供2-2}$＝15 355.68。

$$\overline{A}_{对}=\frac{21\ 363.26+21\ 407.56}{2}=21\ 384.41$$

代入公式计算含量：

$$含量=\frac{c_{供}\times V\times D}{W}\times\overline{W}=\frac{c_{对}\times\dfrac{V_{对}}{V_{供}}\times\dfrac{A_{供}}{A_{对}}\times D\times V}{W}\times\overline{W}$$

$$含量_{1-1}=\frac{\dfrac{24.72}{25}\times\dfrac{4}{8}\times\dfrac{15\ 427.85}{21\ 384.41}\times1\times20}{0.526\ 7}\times0.602\ 3=8.16\ (mg/袋)$$

$$含量_{1-2}=\frac{\dfrac{24.72}{25}\times\dfrac{4}{8}\times\dfrac{15\ 469.53}{21\ 384.41}\times1\times20}{0.526\ 7}\times0.602\ 3=8.18\ (mg/袋)$$

$$含量_{2-1}=\frac{\dfrac{24.72}{25}\times\dfrac{4}{8}\times\dfrac{15\ 322.72}{21\ 384.41}\times1\times20}{0.523\ 2}\times0.602\ 3=8.16\ (mg/袋)$$

$$含量_{2-2}=\frac{\dfrac{24.72}{25}\times\dfrac{4}{8}\times\dfrac{15\ 355.68}{21\ 384.41}\times1\times20}{0.523\ 2}\times0.602\ 3=8.17\ (mg/袋)$$

平均含量＝8.17（mg/袋）

结果修约为 8.2（mg/袋）。

4. 结论 符合规定。

任务五　高效液相色谱法

任务导入

2019 年 8 月 12 日，国家药监局发布了关于使用高效液相色谱法检测化妆品中西咪替丁的通告（2019 年第 48 号）。

◆ 思考：

1. 什么是高效液相色谱法？

2. 高效液相色谱法在含量测定中有什么特点？

高效液相色谱法是 20 世纪 60 年代末发展起来的一种新型分离分析技术，随着不断改进与发展，目前已成为应用极为广泛的化学分离分析的重要手段。本法具有分离性能高、选择性好、灵敏度高、分析速度快、适用范围广的特点。《中国药典》2020 年版一部收载的使用本法进行测定含量的中成药品种共有 1 462 个，占有"含量测定"项的中成药品种数的 91%。

一、原理

（一）色谱基础知识

色谱分离基本原理：不同物质在由固定相和流动相构成的体系中具有不同的分配系数，在采用流动相洗脱过程中，不同组分被流动相携带移动的速度不等，从而实现分离。

1. 色谱流出曲线与色谱峰 用检测器输出的信号强度与时间作图，所得的曲线称为色谱流出曲线（图 2-5-4）。曲线上突起部分为色谱峰。

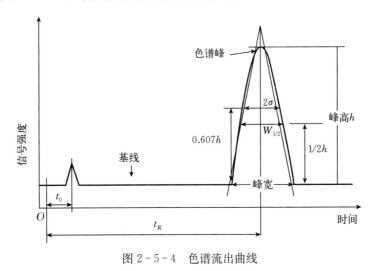

图 2-5-4 色谱流出曲线

2. 基线 当没有待测组分进入检测器时，反映检测器噪声随时间变化的曲线为基线。稳定的基线应是一条与横坐标轴平行的直线。

3. 峰高（h） 色谱峰顶点与基线的垂直距离称为峰高，峰高可用于被测组分的定量计算。

4. 峰面积（A） 色谱峰的积分面积称为峰面积，峰面积可用于被测组分的定量计算。

5. 保留时间（t_R） 从进样到被测组分在柱后出现色谱峰极大值时所经历的时间称为保留时间，保留时间可以用于被测组分的定性。

6. 标准偏差（σ） 标准偏差为正态分布曲线上两拐点间距离的一半，σ 值的大小表示组分离开色谱柱的分散程度。σ 值越大，流出组分越分散，分离效果差；反之，流出组分越集中，分离效果好。

7. 半峰宽（$W_{1/2}$） 峰高一半处对应的峰宽称为半峰宽，$W_{1/2}=2.355\sigma$。

8. 峰宽（W） 通过色谱峰两侧的拐点作切线，在基线上的截距称为峰宽。

$W=4\sigma=1.699W_{1/2}$。

（二）定量依据

高效液相色谱法包括外标法、内标法、面积归一化法等，用于中药制剂含量测定的主要是外标法。外标法的定量依据是待测组分色谱峰的峰面积（或峰高）与待测组分浓度（或质量）在一定的范围内呈线性关系。内标法的定量依据是待测组分与内标物的峰面积比与其浓度比在一定的范围内呈线性关系。

二、高效液相色谱仪简介

（一）高效液相色谱仪的基本构造

液相色谱仪的基本构造包括高压输液系统、进样系统、分离系统、检测系统、数据处理系统。高效液相色谱仪流程示意见图 2-5-5。

1. 高压输液系统 由于高效液相色谱所用固定相颗粒极细，因此对流动相阻力很大，为使流动相较快流动，必须配备高压输液系统。高压输液系统是高效液相色谱仪最重要的部件，一般由贮液罐、高压输液泵、滤过器、压力脉动阻力器等组成，其中高压输液泵是核心部件。

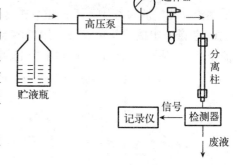

2. 进样系统 进样装置有手动进样器（六通阀）和自动进样器两种。

图 2-5-5 高效液相色谱仪流程示意

3. 分离系统 分离系统包括色谱柱和柱温箱，其中色谱柱是液相色谱的心脏部件，它包括柱管与固定相两部分。柱管材料多为不锈钢。一般色谱柱长 5～30 cm，内径为 4～5 mm，凝胶色谱柱内径 3～12 mm，制备柱内径较大，可达 25 mm 以上。色谱柱可因填充材料、制造工艺不同，其分离性能和用途也不同。在中药制剂的定量分析中，主要使用十八烷基硅烷键合硅胶柱（C_{18}柱）。

4. 检测系统 用来连续监测经色谱柱分离后流出物的组成和含量变化的装置。常用的检测器有紫外检测器、二极管阵列检测器等。

5. 数据处理系统 数据处理系统常被称为色谱工作站，是一种辅助色谱仪器采样、收集色谱检测器当中的信号，并进行数据分析处理、输出的计算机软件。数据处理系统具有谱图采集与显示、色谱图处理、输出结果，以及计算保留时间、峰面积、基线噪声及漂移、色谱柱板数、分离度、拖尾因子、容量因子等色谱指标的功能。

（二）高效液相色谱仪的操作

查看视频，学习高效液相色谱仪的操作。

视频：高效液相色谱仪的操作

三、高效液相色谱法定量方法

（一）外标法

用待测组分的纯品作对照物质，以对照物质和样品中待测组分的响应信号相比较进行定量的方法称为外标法。按各品种项下的规定，精密称（量）取对照品和供试品，配制成溶液，分别精密称（量）取一定量，注入仪器，记录色谱图，测量对照品和供试品待测成分的峰面积（或峰高），按正比关系计算供试品溶液的浓度。

（二）内标法

选择样品中不含有的纯物质作为对照物质加入待测样品溶液中，以待测组分与对照物质的响应信号（即峰面积或峰高）对比，测定待测组分含量的方法称为内标法。

四、计算

（一）浓度的计算公式

高效液相色谱法供试品溶液浓度计算公式见表 2-5-7。

表 2-5-7　高效液相色谱法供试品溶液浓度计算公式

含量测定方法	浓度计算公式	公式中各符号的含义
外标法	$c_{供} = \dfrac{A_{供}}{A_{对}} \times c_{对}$	式中，$c_{对}$ 为对照品溶液的浓度；$A_{供}$、$A_{对}$ 分别为供试品溶液和对照品溶液的峰面积
内标法	$f = \dfrac{A_{内}/c_{内}}{A_{对}/c_{对}}$ （1） $c_{供} = f \times c'_{内} \times \dfrac{A_{供}}{A'_{内}}$ （2）	式（1）中，f 为校正因子；$A_{内}$、$A_{对}$ 分别为内标物和对照品的峰面积；$c_{内}$、$c_{对}$ 分别为内标物和对照品的浓度 式（2）中，f 为校正因子；$A'_{供}$、$A_{内}$ 分别为供试品和供试品溶液中内标物的峰面积；$c'_{内}$ 为供试品溶液中内标物的浓度

（二）含量的计算公式

含量的计算公式见表 2-5-4。

五、应用实例——复方黄连素片中盐酸小檗碱的测定

本品的含量测定采用高效液相色谱法中的外标法。

1. 检测依据　《中国药典》2020 年版一部第 1 338 页。

（1）色谱条件与系统适用性试验。以十八烷基硅烷键合硅胶为填充剂；以乙腈-0.033 mol/l 磷酸二氢钾溶液（40∶60）为流动相；检测波长为 265 nm；理论板数按盐酸小檗碱峰计算应不低于 3 000。

（2）对照品溶液的制备。取盐酸小檗碱对照品约 25 mg，精密称定，置 250 ml 烧杯中，加沸水 150 ml 使溶解，稍冷后加入稀盐酸 3 ml，搅匀，放冷，转移至 250 ml 量瓶中，加水至刻度，摇匀，精密量取 2 ml，置 25 ml 量瓶中，用流动相稀释至刻度，摇匀，即得（每 1 ml 含盐酸小檗碱 8 μg）。

（3）供试品溶液的制备。取本品 20 片，除去糖衣，精密称定，研细，取 1 片的量，精密称定，置 250 ml 烧杯中，加沸水 150 ml 使溶解，稍冷后加入稀盐酸 3 ml，搅匀，放冷，转移至 250 ml 量瓶中，加水至刻度，摇匀，离心（转速为 4 000 r/min），精密量取上清液 2 ml，置 25 ml 量瓶中，用流动相稀释至刻度，摇匀，即得。

测定法：分别精密吸取对照品溶液与供试品溶液各 10 μl，注入液相色谱仪，测定，即得。

本品每片含盐酸小檗碱（$C_{20}H_{17}NO_4 \cdot HCl$）应为标示量的 85.0%～115.0%。

2. 测定

（1）流动相的配制。取乙腈（色谱纯）200 ml 和 0.033 mol/l 磷酸二氢钾溶液 300 ml，

混合均匀，用 0.45 μm 的滤膜滤过，超声处理 10 min，即得。

（2）精密称取盐酸小檗碱对照品约 25 mg，依法操作，即得。

（3）取本品 20 片，除去糖衣，精密称定，研细，精密称取 1 片的量，依法操作，即得。

（4）测定：上机操作，即得。

3. 计算与结果 在运算过程中，计算结果保留四位有效数字，修约至三位有效数字。实验数据如下：

20 片总重量为 5.520 2 g；$W_{供1}=0.267\,8$ g；$W_{供2}=0.263\,2$ g；$W_{对}=0.025\,08$ g；$A_{供1\text{-}1}=19\,356$；$A_{供1\text{-}2}=19\,424$；$A_{供2\text{-}1}=19\,063$；$A_{供2\text{-}2}=19\,080$；$A_{对\text{-}1}=17\,762$；$A_{对\text{-}2}=17\,836$。

标示量：每片含盐酸小檗碱 30 mg。

$$\overline{A}_{对}=\frac{A_{对\text{-}1}+A_{对\text{-}2}}{2}=\frac{17\,762+17\,836}{2}=17\,799$$

$$含量_{供}=\frac{\dfrac{c_{供}\times D_{供}\times V_{供}}{W_{供}}}{标示量}=\frac{\dfrac{c_{对}\times\dfrac{A_{供}}{A_{对}}\times D_{供}\times V_{供}}{W_{供}}}{标示量}\times100\%$$

$$含量_{供1\text{-}1}=\frac{\dfrac{\dfrac{0.025\,08\times\dfrac{2}{25}}{250}\times\dfrac{19\,356}{17\,799}\times\dfrac{25}{2}\times250}{0.267\,8}\times\dfrac{5.520\,2}{20}}{0.03}\times100\%=93.70\%$$

$$含量_{供1\text{-}2}=\frac{\dfrac{\dfrac{0.025\,08\times\dfrac{2}{25}}{250}\times\dfrac{19\,424}{17\,799}\times\dfrac{25}{2}\times250}{0.267\,8}\times\dfrac{5.520\,2}{20}}{0.03}\times100\%=94.03\%$$

$$含量_{供2\text{-}1}=\frac{\dfrac{\dfrac{0.025\,08\times\dfrac{2}{25}}{250}\times\dfrac{19\,063}{17\,799}\times\dfrac{25}{2}\times250}{0.263\,2}\times\dfrac{5.520\,2}{20}}{0.03}\times100\%=93.89\%$$

$$含量_{供2\text{-}2}=\frac{\dfrac{\dfrac{0.025\,08\times\dfrac{2}{25}}{250}\times\dfrac{19\,080}{17\,799}\times\dfrac{25}{2}\times250}{0.263\,2}\times\dfrac{5.520\,2}{20}}{0.03}\times100\%=93.98\%$$

$$平均含量=\frac{93.70\%+94.03\%+93.89\%+93.98\%}{4}=93.90\%$$

结果修约为 93.9%。

4. 结论 符合规定。

任务六 气相色谱法

任务导入

2018 年 8 月 17 日,国家药典委员会发布了关于拟修订缬沙坦药典标准的征求意见公示,提出了使用气相色谱法检测缬沙坦中 N-亚硝基二甲胺的含量测定。

视频:气相
色谱法

◆ 思考:

1. 什么是气相色谱法?

2. 气相色谱法适合检测哪些类型的样品?

气相色谱法(GC)是采用惰性气体(N_2、He、Ar 等)为流动相(载气)流经装有填充剂的色谱柱进行分离测定的色谱方法。它与高效液相色谱法类似,具有分离效能高、灵敏度高、分析速度快等特点。气相色谱法适用于低沸点、在操作温度下有良好稳定性的中小分子化合物的分析。《中国药典》2020 年版一部收载的使用到本法测定含量的中成药品种共有 45 个。

一、原理

(一)分离原理
与高效液相色谱法类似。

(二)定量依据
与高效液相色谱法类似,但气相色谱法多使用内标法进行含量测定。

(三)气相色谱仪简介
气相色谱仪的基本构造包括气路系统、进样系统、分离系统、检测系统、数据处理系统。气相色谱仪的结构示意如图 2-5-6 所示。

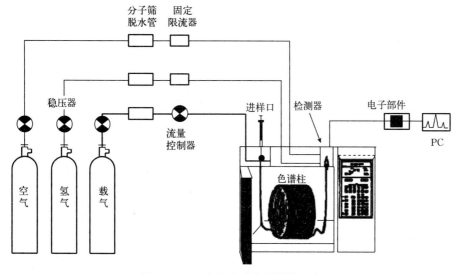

图 2-5-6 气相色谱仪的结构示意

1. 气路系统 气路系统包括气源及气流控制测量装置、气体净化装置。流动相为高纯气体，称为载气，氦气、氮气等惰性气体可用作载气，可由高压钢瓶或高纯度气体发生器提供，经过适当的控制测量装置，以恒定的流速经过进样器和色谱柱。

2. 进样系统 进样系统包括进样装置和气化室两部分。进样系统可将液体或固体试样，在进入色谱柱之前瞬间气化，然后快速定量地转入色谱柱中。

进样器可分为手动进样器（六通阀）、自动进样器、顶空进样器。

气化室常用金属块制成气化室，内有石英衬管，衬管可以清洗或更换。

3. 分离系统 分离系统由色谱柱和柱温箱组成。

色谱柱分为填充柱和毛细管柱两大类。填充柱由不锈钢、玻璃和聚四氟乙烯等材料制成，常用的为不锈钢柱，柱管内径为 2～6 mm，柱长 1～5 m。柱形有 U 形和螺旋形两种。毛细管柱又称为空心柱，分为涂壁空心柱、多孔层空心柱和涂载体空心柱。空心毛细管柱材质为玻璃或石英。内径一般为 0.2～0.5 mm，长度 30～300 m，呈螺旋形。

色谱柱因填充材料、制造工艺不同，其分离性能和用途也不同。

4. 检测系统 检测系统是将流出色谱柱的被测组分的浓度转变为电信号的装置。常用的检测器有氢火焰离子化检测器（FID）、电子捕获检测器（ECD）、热导检测器（TCD）、火焰光度检测器（FPD）、氮磷检测器（NPD）。

5. 数据处理系统 数据处理系统常被称为色谱工作站，是一种辅助色谱仪器采样、收集色谱检测器当中的信号，并进行数据分析处理、输出的计算机软件。具有谱图采集与显示、色谱图处理、输出结果，以及计算保留时间、峰面积、基线噪声及漂移、色谱柱板数、分离度、拖尾因子、容量因子等色谱指标的功能。

二、气相色谱仪的操作

查看视频，学习气相色谱仪的操作。

视频：气相色谱仪的操作

三、气相色谱法

参考高效液相色谱法。

四、计算

参考高效液相色谱法。

五、应用实例——冠心苏合丸中冰片的测定

本品的含量测定采用气相色谱法中的内标法。

1. 检测依据 《中国药典》2020 年版一部第 1 415 页。

（1）色谱条件与系统适用性试验。以聚乙二醇 20 000（PEG-20M）为固定相，涂布浓度为 10%；柱温为 140 ℃，理论板数按正十五烷峰计算应不低于 1 200。

（2）校正因子测定。取正十五烷适量，精密称定，加乙酸乙酯制成每 1 ml 含 7 mg 的溶液，作为内标溶液。另取冰片对照品 10 mg，精密称定，置 5 ml 量瓶中，精密加入内标溶液 1 ml，加乙酸乙酯至刻度，摇匀，吸取 1 μl，注入气相色谱仪，测定，计算校正因子。

（3）测定法。取本品 10 丸，精密称定，研匀；或取本品 10 丸，精密称定，每丸各取

1/4，合并，精密称定，精密加入等量硅藻土，研匀。取适量（约相当于冰片 12 mg），精密称定，置具塞试管中，精密加入内标溶液 1 ml 与乙酸乙酯 4 ml，密塞，振摇使冰片溶解，静置。吸取上清液 1 μl，注入气相色谱仪，测定，以龙脑、异龙脑峰面积之和计算，即得。

本品每丸含冰片（$C_{10}H_{18}O$）应为 80.0～120.0 mg。

2. 测定

（1）内标溶液的制备。取正十五烷适量，精密称定，置 10 ml 量瓶中，加乙酸乙酯至刻度，摇匀。另取冰片对照品 10 mg，精密称定，置 5 ml 量瓶中，精密加入内标溶液 1 ml，加乙酸乙酯至刻度，摇匀，即得。

（2）供试品溶液的制备。取本品 10 丸，精密称定，研匀，依法操作，即得。

（3）测定。上机操作，即得。

（4）计算与结果。在运算过程中，计算结果保留五位有效数字，修约至四位有效数字。实验数据如下：$W_内 = 70.16$ mg；$W_对 = 10.12$ mg；$W_总 = 60.712\,4$ g；$W_{供1} = 0.622\,5$ g；$W_{供2} = 0.616\,2$ g；$A_{内1} = 795\,523$；$A_{内2} = 795\,431$；$A_{内3} = 795\,429$；$A_{对1} = 764\,547$；$A_{对2} = 764\,323$；$A_{对3} = 764\,385$；$A'_{内1-1} = 788\,581$；$A'_{内1-2} = 788\,803$；$A'_{内2-1} = 788\,592$；$A'_{内2-2} = 788\,748$；$A_{供1-1} = 775\,116$；$A_{供1-2} = 767\,427$；$A_{供2-1} = 767\,361$；$A_{供2-2} = 775\,234$。

$$f = \frac{A_内 / c_内}{A_对 / c_对}$$

$$f_1 = \frac{795\,523 \times \dfrac{10.12}{5}}{764\,547 \times \dfrac{70.16 \times 1}{10 \times 5}} = 1.500\,9$$

$$f_2 = \frac{795\,431 \times \dfrac{10.12}{5}}{764\,323 \times \dfrac{70.16 \times 1}{10 \times 5}} = 1.501\,1$$

$$f_3 = \frac{795\,429 \times \dfrac{10.12}{5}}{764\,385 \times \dfrac{70.16 \times 1}{10 \times 5}} = 1.501\,0$$

$$\overline{f} = \frac{1.500\,9 + 1.501\,1 + 1.501\,0}{3} = 1.501\,0$$

$$含量 = \frac{c_供 \times V \times \overline{W}}{W_供} = \frac{\dfrac{\overline{f} \times c_内 \times A_供}{A'_内} \times V \times \overline{W}}{W_供}$$

$$含量_{供1-1} = \frac{\dfrac{1.501\,0 \times \dfrac{70.16 \times 1}{10 \times 5} \times 775\,116}{788\,581} \times 5 \times \dfrac{60.712\,4}{10}}{0.622\,5} = 100.96\ (mg/丸)$$

$$含量_{供1-2} = \frac{\dfrac{1.501\,0 \times \dfrac{70.16 \times 1}{10 \times 5} \times 767\,427}{788\,803} \times 5 \times \dfrac{60.712\,4}{10}}{0.622\,5} = 99.93\ (mg/丸)$$

$$含量_{供2-1}=\dfrac{\dfrac{1.501\,0\times\dfrac{70.16\times1}{10\times5}\times767\,361}{788\,592}\times5\times\dfrac{60.712\,4}{10}}{0.626\,2}=99.35\ (\text{mg/丸})$$

$$含量_{供2-2}=\dfrac{\dfrac{1.501\,0\times\dfrac{70.16\times1}{10\times5}\times775\,234}{788\,748}\times5\times\dfrac{60.712\,4}{10}}{0.626\,2}=100.35\ (\text{mg/丸})$$

$$\overline{含量}=\dfrac{100.96+99.93+99.35+100.35}{4}=100.15\ (\text{mg/丸})$$

结果修约为 100.1（mg/丸）。

3. 结论 符合规定。

技能实训一 水溶性浸出物测定

一、实训目的

（1）掌握水溶性浸出物测定的原理和方法。

（2）掌握水溶性浸出物测定的基本操作步骤和技能。

二、检测依据

（1）《中国药典》2020 年版一部第 1 720 页。

（2）《中国药典》2020 年版四部通则 2201——浸出物测定法。

三、仪器与用具

1. 仪器 电子分析天平（感量为 0.1 mg）、水浴锅、烘箱、玻璃干燥器。

2. 用具 研钵 1 套、二号筛 1 套、250 ml 具塞锥形瓶、250 ml 烧杯 1 个；滤过装置 1 套、蒸发皿 1 个、20 ml 移液管 1 支。

四、试药

试药为暑症片。

五、操作方法

取供试品 20 片，研碎，过二号筛，混匀。取粉末约 4 g，精密称定，置 250 ml 的具塞锥形瓶中，用移液管精密加水 100 ml，密塞，冷浸，前 6 h 内时时振摇，再静置 18 h，用干燥滤器迅速滤过，精密量取续滤液 20 ml，置已干燥至恒重的蒸发皿中，在水浴上蒸干后，于 105 ℃干燥 3 h，置干燥器中冷却 30 min，迅速精密称定重量。除另有规定外，以干燥品计算供试品中水溶性浸出物的含量。

本品水溶性浸出物含量不得少于 25.0%。

六、注意事项

（1）所用的仪器应该干净、干燥。

（2）称定浸出物要迅速。

七、原始数据与结果判定

暑症片浸出物测定原始数据记录（模板）表 2-5-8。

表2-5-8 暑症片浸出物测定原始数据记录（模板）

检品名称	暑症片		检品编号		
检验项目	浸出物		检验日期		
检验方法	《中国药典》2020年版四部通则2201——浸出物测定法				
使用仪器	仪器编号		仪器名称		型号
实验条件	水浴温度：	℃			
实验操作	照水溶性浸出物测定法（通则2201）项下的冷浸法测定				
	溶剂		加入量/ml		精密量取滤液/ml
	稀释倍数：				

结果	皿号	$W_{供}$/g	时间/h	W_0/g	时间/h	W/g	浸出物/%	平均含量/%	修约/%	相对平均偏差/%
			5		3					
			1							
			5		3					
			1							

标准规定	应不得少于25.0%
结论	
实验说明	注：W_1取恒重的数据中最小值；2份的相对平均偏差应小于3%
公式	$$含量=\frac{(W-W_0)\times稀释倍数}{W_{供}}\times100\%$$ $W_{供}$：供试品重量；W_0：蒸发皿重量；W：蒸发皿和浸出物重量

八、实训评价

实训评价见表2-5-9。

表2-5-9 实训评价

序号	工作任务	评价指标	分值比例
1	检测方案制订	（1）正确解读《中国药典》检测方法 （2）写出详细的实验方案	20%
2	实验操作	（1）正确使用电子天平 （2）正确使用移液管 （3）正确滤过 （4）正确过筛 （5）正确使用水浴锅	30%

（续）

序号	工作任务	评价指标	分值比例
3	数据处理与填写报告	（1）原始记录填写及时、规范、整洁 （2）有效数字保留准确 （3）计算准确，测定结果准确，平行性好 （4）正确填写检测报告	20%
4	其他操作	（1）工作服整洁并能够正确进行标识 （2）操作时间控制在规定时间内 （3）及时整理、清洗、回收玻璃器皿及仪器设备 （4）注意操作规范和操作安全	10%
5	综合素养	（1）具有实验室安全意识 （2）具有独立思考、务实求真的学习精神 （3）具有勇于发现问题、解决问题的职业素质	20%
合计			100%

技能实训二　挥发油测定

一、实训目的
（1）掌握挥发油测定的原理和方法。
（2）掌握挥发油的基本操作步骤和技能。

二、检测依据
（1）《中国药典》2020 年版一部第 637 页。
（2）《中国药典》2020 年版四部通则 2204——挥发油测定法。

三、仪器与用具
1. 仪器　电热套（1 000 ml）。
2. 用具　10 ml 移液管 1 支、250 ml 分液漏斗 1 个、100 ml 量筒 1 个、1 000 ml 圆底烧瓶 1 个、挥发油测定器 1 个、回流冷凝管 1 个、铁架台 1 个（含铁圈、夹子等）。

四、试药
试药为云香祛风止痛酊。

五、操作方法
供试品前处理：精密吸取本品 10 ml，置 250 ml 分液漏斗中，加入 100 ml 饱和氯化钠溶液，振摇 1 min，放置 1～2 h，分取上层液移入 1 000 ml 圆底烧瓶中，用热水洗涤分液漏斗，每次用 100 ml，洗涤 3 次，洗液并入圆底烧瓶中，即得。

测定方法：加数粒玻璃珠至将上述多得的供试品溶液中，连接挥发油测定器与回流冷凝管，自冷凝管上端加水使充满挥发油测定器的刻度部分，并溢流入烧瓶时为止。置电热套中缓缓加热至沸，并保持微沸约 5 h，至测定器中油量不再增加，停止加热，放置片刻，开启测定器下端的活塞，将水缓缓放出，至油层上端到达刻度 0 线上面 5 mm 处为止。放置 1 h 以上，再开启活塞使油层下降至其上端恰与刻度 0 线平齐，读取挥发油量，并计算供试品中挥发油的含量（％）。

本品含挥发油不得少于 9.0％（ml/ml）。

六、注意事项

（1）连接挥发油测定装置时应检查各接合处的密闭性，以免造成挥发油损失。

（2）挥发油测定器的支管分岔处应与基准线平行。

七、原始数据

云香祛风止痛酊挥发油测定原始记录见表 2-5-10。

表 2-5-10　云香祛风止痛酊挥发油测定原始记录

检品名称		云香祛风止痛酊			检品编号		
检验项目		挥发油			检验日期		
检验依据							
使用仪器	仪器编号		仪器名称			型号	
取样及结果	序号	取样量 W_s/g	油层体积/ml	加入二甲苯体积/ml	挥发油体积/ml	挥发油含量/％	平均含量/％	修约含量/％
	1							
	2							
标准规定		应不得少于 9.0％（ml/ml）						
结论								
备注	甲法：挥发油体积＝油层体积							
	乙法：挥发油体积＝油层体积－加入二甲苯体积							
	挥发油含量（％）＝挥发油体积/取样量×100％							

八、实训评价

实训评价见表 2-5-11。

表 2-5-11　实训评价

序号	工作任务	评价指标	分值比例
1	检测方案制订	（1）正确解读《中国药典》检测方法 （2）写出详细的实验方案	20％
2	实验操作	（1）正确使用移液管 （2）正确使用分液漏斗 （3）正确组装挥发油测定装置 （4）正确使用挥发油测定装置 （5）正确使用电热套	30％

（续）

序号	工作任务	评价指标	分值比例
3	数据处理与填写报告	(1) 原始记录填写及时、规范、整洁 (2) 有效数字保留准确 (3) 计算准确，测定结果准确，平行性好 (4) 正确填写检测报告	20%
4	其他操作	(1) 工作服整洁、能够正确进行标识 (2) 操作时间控制在规定时间内 (3) 及时整理、清洗、回收玻璃器皿及仪器设备 (4) 注意操作规范和操作安全	10%
5	综合素养	(1) 具有实验室安全意识 (2) 具有独立思考、务实求真的学习精神 (3) 具有勇于发现问题、解决问题的职业素质	20%
合计			100%

技能实训三　含量测定——紫外-可见分光光度法（对照品比较法）

一、实训目的

（1）掌握紫外-可见分光光度法中对照品比较法测定含量的原理和方法。

（2）掌握紫外-可见分光光度法中对照品比较法测定中药制剂含量的基本操作步骤和技能。

二、检测依据

（1）《中国药典》2020 年版一部第 918 页。

（2）《中国药典》2020 年版四部通则 0401——紫外-可见分光光度法。

三、仪器与用具

1. 仪器　紫外-可见分光光度计、电子分析天平（感量为 0.1 mg）、超声仪、水浴锅、低温恒温反应浴。

2. 用具　50 ml 烧杯 4 个、100 ml 具塞锥形瓶 1 个、研钵 1 套、滤过装置 1 套、定性滤纸若干、25 ml 单刻度移液管 1 支、10 ml 移液管 1 支、10 ml 量筒 1 个、25 ml 量瓶 3 个。

四、试药与试液

1. 试药　盐酸水苏碱对照品、产复康颗粒（10 g/袋）。

2. 试液　0.1 mol/l 盐酸溶液、95% 乙醇、活性炭、2% 硫氰酸铬铵溶液。

五、操作方法

1. 对照品溶液的制备　精密称取盐酸水苏碱对照品 10 mg，置 50 ml 烧杯中，用移液管精密加入 0.1 mol/l 盐酸溶液 10 ml 使溶解，即得。

2. 供试品溶液的制备 取装量差异下的产复康颗粒，混匀，取适量进行研细，精密称取 12 g，置 100 ml 具塞锥形瓶中，精密加入乙醇 50 ml，称定重量，超声处理（功率 300 W，频率 40 kHz）30 min，放冷，用乙醇补足重量，摇匀，滤过，弃去初滤液，精密量取续滤液 25 ml，置 50 ml 烧杯中，置水浴上蒸干，残渣用移液管精密加入 0.1 mol/l 盐酸溶液 10 ml 使溶解，即得。

3. 测定法 取上述对照品溶液和供试品溶液，各加活性炭 0.5 g，置水浴上加热 1 min，搅拌，滤过，滤液分别置 25 ml 量瓶中，用 0.1 mol/l 盐酸溶液 10 ml 分次洗涤烧杯和滤器，洗涤液并入同一量瓶中；另取 0.1 mol/l 盐酸溶液 20 ml，置另一 25 ml 量瓶中，作为空白溶液。在上述三种溶液中精密加入 2% 硫氰酸铬铵溶液（临用前配制）3 ml，摇匀，加 0.1 mol/l 盐酸溶液至刻度，摇匀，置冰浴中放置 1 h，用干燥滤纸滤过，弃去初滤液，取续滤液；以 0.1 mol/l 盐酸溶液为空白。按照紫外-可见分光光度法，在 525 nm 的波长处分别测定吸光度。用空白溶液的吸光度分别减去对照品溶液与供试品溶液的吸光度，计算，即得。

本品每袋含总生物碱以盐酸水苏碱（$C_7H_{13}NO_2 \cdot HCl$）计，不得少于 3.0 mg。

六、注意事项

（1）超声仪的功率和频率必须符合要求，否则影响提取的效果。

（2）用活性炭脱色必须达到完全脱色的效果，否则会影响吸光度的测定。

（3）2% 硫氰酸铬铵溶液必须临用前配制，否则会降低吸光度。

七、原始数据与结果判定

产复康颗粒含量测定原始记录见表 2-5-12。

表 2-5-12 产复康颗粒含量测定原始记录

检品名称	产复康颗粒			检品编号	
检验项目	含量测定			检验日期	
检验依据					
使用仪器	仪器编号	仪器名称	型号		
对照品	编号		中文名称		
	批号		生产商		
	用途		干燥条件		
	含量		有效期		
实验操作	测定波长	nm			
	对照品溶液的制备				
	供试品溶液的制备				
	测定法				

（续）

空白溶剂		结果	
标准规定	本品每袋含总生物碱以盐酸水苏碱（$C_7H_{13}NO_2 \cdot HCl$）计，不得少于 3.0 mg		
结果			
结论			
备注			

八、实训评价

实训评价见表 2-5-13。

表 2-5-13　实训评价

序号	工作任务	评价指标	分值比例
1	检测方案制订	(1) 正确解读《中国药典》检测方法 (2) 写出详细的实验方案	20%
2	对照品溶液制备	(1) 正确使用分析天平 (2) 正确使用移液管 (3) 正确配制 0.1 mol/l 盐酸溶液	10%
3	供试品溶液制备	(1) 正确使用电子天平 (2) 正确使用移液管 (3) 正确滤过 (4) 正确使用超声仪 (5) 正确使用水浴锅	10%
4	实验操作	(1) 正确使用移液管 (2) 正确使用水浴锅 (3) 正确滤过 (4) 正确使用紫外-可见分光光度计	10%
5	数据处理与填写报告	(1) 原始记录填写及时、规范、整洁 (2) 有效数字保留准确 (3) 计算准确，测定结果准确，平行性好 (4) 正确填写检测报告	20%
6	其他操作	(1) 工作服整洁、能够正确进行标识 (2) 操作时间控制在规定时间内 (3) 及时整理、清洗、回收玻璃器皿及仪器设备 (4) 注意操作规范和操作安全	10%
7	综合素养	(1) 具有实验室安全意识 (2) 具有独立思考、务实求真的学习精神 (3) 具有勇于发现问题、解决问题的职业素质	20%
合计			100%

技能实训四 含量测定——紫外-可见分光光度法（标准曲线法）

一、实训目的

(1) 掌握紫外-可见分光光度法中标准曲线法测定含量的原理和方法。

(2) 掌握紫外-可见分光光度法中标准曲线法测定中药制剂含量的基本操作步骤和技能。

二、检测依据

(1)《中国药典》2020 年版一部第 1 368 页。

(2)《中国药典》2020 年版四部通则 0401——紫外-可见分光光度法。

三、仪器与用具

1. 仪器 紫外-可见分光光度计、电子分析天平（0.1 mg）、水浴锅、高速离心机。

2. 用具 100 ml 容量瓶 3 个、25 ml 量瓶 7 个、研钵 1 套、移液管（2 ml、5 ml、10 ml 各 1 支）、5 ml 量筒 1 个、100 ml 量筒 1 个。

四、试药与试液

1. 试药 芦丁对照品、独一味胶囊。

2. 试液 70% 乙醇、5% 亚硝酸钠溶液、10% 硝酸铝溶液、氢氧化钠试液。

五、操作方法

1. 对照品溶液的制备 精密称取芦丁对照品 0.2 g，置 100 ml 量瓶中，加 70% 乙醇 70 ml，置水浴上微热使溶解，放冷，加 70% 乙醇至刻度，摇匀。精密量取 10 ml，置 100 ml 量瓶中，加水至刻度，摇匀，即得（每 1 ml 含芦丁 0.2 mg）。

2. 标准曲线的制备 精密量取对照品溶液 1 ml、2 ml、3 ml、4 ml、5 ml、6 ml，分别置 25 ml 量瓶中，加水至 6 ml，加 5% 亚硝酸钠溶液 1 ml，混匀，放置 6 min，加 10% 硝酸铝溶液 1 ml，摇匀，放置 6 min，加氢氧化钠溶液 10 ml，再加水至刻度，摇匀，放置 15 min；以相应的溶液为空白。照紫外-可见分光光度法，在 500 nm 的波长处测定吸光度，以吸光度为纵坐标，浓度为横坐标，绘制标准曲线。

3. 测定法 取装量差异项下的独一味胶囊内容物，混匀，研细，精密称取 0.6 g，置 100 ml 量瓶中，加 70% 乙醇 70 ml，置水浴上微热并时时振摇 30 min，放冷，加 70% 乙醇至刻度，摇匀，取适量，离心（转速为 4 000 r/min），精密量取上清液 1 ml，置 25 ml 量瓶中，照标准曲线的制备项下的方法，自"加水至 6 ml"起，依法测定吸光度，从标准曲线上读出供试品溶液中芦丁的量，计算，即得。

本品每粒含总黄酮以芦丁（$C_{27}H_{30}O_{16}$）计，不得少于 26 mg。

六、注意事项

(1) 比色测定应在加入氢氧化钠溶液 15 min 后立即进行，放置时间过长会影响吸光度。

(2) 水浴微热时应时时振摇，以免因萃取不完全造成吸光度偏低。

七、原始数据与结果

独一味胶囊含量测定原始记录见表 2-5-14。

表 2-5-14 独一味胶囊含量测定原始记录

检品名称					检品编号		
检验项目					检验日期		
检验依据							
使用仪器	仪器编号		仪器名称			型号	

	编号		中文名称	
对照品	批号		生产商	
	用途		干燥条件	
	含量		有效期	

	测定波长	
实验操作	对照品溶液制备	
	标准曲线的制备	
	测定法	

空白溶剂		结果		

对照品溶液	取样量/mg	含量/%	稀释倍数	浓度 (mg/ml)

	编号	吸取对照品体积	稀释倍数	对照品量/mg	吸光度 A	相关系数 (r)	线性方程
	曲线1	1					
	曲线2	2					
标准曲线	曲线3	3					
	曲线4	4					
	曲线5	5					
	曲线6	6					

	取样数/粒	总重/g	内容物重/g	平均装量 $\overline{W}$/g	取样量 $W_{供}$/g		
供试品取样					第1份		
					第2份		

	编号	吸光度 A	相对于对照品的量/mg	稀释倍数	含量/(mg/粒)	平均含量/(mg/粒)	修约/(mg/粒)	相对平均偏差/%
供试品计算	第1份							
	第2份							

（续）

公式	对照品溶液的计算	浓度＝取样量×含量÷稀释倍数
	标准曲线的计算	对照品量＝对照品浓度×吸取对照品体积×稀释倍数
		线性方程：$y=ax+b$　　y：吸光度 A　　x：对照品量
	供试品的计算	相对于对照品的量＝（吸光度$-b$）÷a
		含量＝$\dfrac{相当于对照品的量×稀释倍数}{W_{供}}×\overline{W}$
标准规定		本品每粒含总黄酮以芦丁（$C_{27}H_{30}O_{16}$）计，不得少于 26 mg
结论		

八、实训评价

实训评价见表 2-5-15。

表 2-5-15　实训评价

序号	工作任务	评价指标	分值比例
1	检测方案制订	（1）正确解读《中国药典》检测方法 （2）写出详细的实验方案	20%
2	对照品溶液制备	（1）正确使用分析天平 （2）正确使用移液管 （3）正确使用水浴锅	5%
3	标准曲线制作	（1）正确使用移液管 （2）正确使用紫外-可见分光光度计 （3）正确配制5%亚硝酸钠溶液 （4）正确配制10%硝酸铝溶液 （5）正确配制氢氧化钠试液	10%
4	供试品溶液制备与测定	（1）正确使用移液管 （2）正确使用分析天平 （3）正确使用水浴锅 （4）正确使用离心机 （5）正确使用紫外-可见分光光度计 （6）正确配制70%乙醇	15%
5	数据处理与填写报告	（1）原始记录填写及时、规范、整洁 （2）有效数字保留准确 （3）计算准确，测定结果准确，平行性好 （4）正确填写检测报告	20%
6	其他操作	（1）工作服整洁、能够正确进行标识 （2）操作时间控制在规定时间内 （3）及时整理、清洗、回收玻璃器皿及仪器设备 （4）注意操作规范和操作安全	10%

（续）

序号	工作任务	评价指标	分值比例
7	综合素养	（1）具有实验室安全意识 （2）具有独立思考、务实求真的学习精神 （3）具有勇于发现问题、解决问题的职业素质	20%
合计			100%

技能实训五 含量测定——高效液相色谱法（外标法）

一、实训目的

（1）掌握高效液相色谱法中外标法测定含量的原理和方法。

（2）掌握高效液相色谱法中外标法测定中药制剂含量的基本操作步骤和技能。

二、检测依据

（1）《中国药典》2020年版四部第61页（通则0512——高效液相色谱法）。

（2）《中国药典》2020年版一部第1796页。

三、仪器与用具

1. 仪器 高效液相色谱仪、C_{18}色谱柱、电子分析天平（感量为0.01 mg）、超声波仪。

2. 用具 100 ml量瓶1个、100 ml具塞锥形瓶1个、100 ml烧杯1个、研钵1套、10 μl进样器、一次性过滤头（0.45 μm）。

四、试药与试液

1. 试药 葛根素对照品、感冒清热颗粒（12 g/袋）。

2. 试液 30%乙醇、乙腈（色谱纯）、超纯水。

五、操作方法

1. 色谱条件与系统适用性试验 以十八烷基硅烷键合硅胶为填充剂；以乙腈-水（11∶89）为流动相；检测波长为250 nm。理论板数按葛根素峰计算应不低于4 500。

2. 对照品溶液的制备 精密称取1.6 mg葛根素对照品，置100 ml容量瓶中，加30%乙醇制成每1 ml含16 μg的溶液，即得。

3. 供试品溶液的制备 取装量差异项下的本品，研细，取约0.8 g，精密称定，置100 ml具塞锥形瓶中，精密加入30%乙醇50 ml，密塞，称定重量，超声处理（功率250 W，频率33 kHz）20 min，放冷，再称定重量，用30%乙醇补足减失的重量，摇匀，滤过，取续滤液，即得。

4. 测定法 分别精密吸取对照品溶液与供试品溶液各10 μl，注入液相色谱仪，测定，即得。

本品每袋含葛根以葛根素（$C_{21}H_{20}O_9$）计，不得少于10.0 mg。

六、注意事项

超声仪的功率和频率必须符合要求，否则影响提取的效果。

七、原始数据与结果判定

感冒清热颗粒含量测定原始记录见表 2-5-16。

表 2-5-16　感冒清热颗粒含量测定原始记录

检品名称		检品编号			生产日期/有效期		
送检部门		批号			送检日期		
剂型/规格		检品数量			检验日期		
检验依据							
检验项目		含量测定					
检验方法		《中国药典》2020 年版通则 0512——高效液相色谱法					
使用仪器	仪器编号	仪器名称			型号		
对照品信息	编号	中文名称					
	批号	生产商					
	用途	干燥条件					
	含量	有效期					
色谱柱信息	编号	填料					
	品牌	粒径/μm					
	直径（mm）× 长度（mm）	柱温/℃					
色谱条件	检测波长/nm						
	流动相						
	流速（ml/min）						
	进样体积/μl		对照品		供试品		
系统适用性	标准规定						
	结果						
	结论	符合规定			不符合规定		
实验操作	对照品溶液的制备						
	供试品溶液的制备						
对照品计算	取样量 $W_{对}$/mg	峰面积 $A_{对}$	稀释倍数 $D_{对}$	含量/%	平均峰面积 $\overline{A}$		浓度 $c_{对}$/ (μg/ml)
供试品取样	取样数/袋	总重/g	平均装量 $\overline{W}$/g	取样量 $W_{供}$/g		容器＋样液重/g	
				第 1 份			
				第 2 份			

（续）

供试品计算	序号	峰面积 $A_供$	固体药物由固态变成液态的体积 V	稀释倍数 D	浓度 $c_供$/ ($\mu g/ml$)	含量/ (mg/袋)	平均含量/ (mg/袋)	修约/ (mg/袋)	RSD/%
	1								
	2								

计算公式	$c_对 = \dfrac{W_对 \times 对照品含量}{A_对 \times D_对}$ $含量 = \dfrac{A_供 \times c_对 \times V \times \overline{W}}{A_对 \times W_供}$
标准规定	
结论	□符合规定　　　　□不符合规定

八、实训评价

实训评价见表 2-5-17。

表 2-5-17　实训评价

序号	工作任务	评价指标	分值比例
1	检测方案制订	（1）正确解读《中国药典》检测方法 （2）写出详细的实验方案	20%
2	对照品溶液制备	（1）正确使用分析天平 （2）正确使用容量瓶 （3）正确配制30%乙醇	5%
3	供试品溶液制备	（1）正确使用分析天平 （2）正确使用移液管 （3）正确使用超声仪 （4）正确配制30%乙醇	10%
4	检测操作	（1）正确操作高效液相色谱仪	15%
5	数据处理与填写报告	（1）原始记录填写及时、规范、整洁 （2）有效数字保留准确 （3）计算准确，测定结果准确，平行性好 （4）正确填写检测报告	20%
6	其他操作	（1）工作服整洁、能够正确进行标识 （2）操作时间控制在规定时间内 （3）及时整理、清洗、回收玻璃器皿及仪器设备 （4）注意操作规范和操作安全	10%

（续）

序号	工作任务	评价指标	分值比例
7	综合素养	（1）具有实验室安全意识 （2）具有独立思考、务实求真的学习精神 （3）具有勇于发现问题、解决问题的职业素质	20%
合计			100%

技能实训六　含量测定——气相色谱法（内标法）

一、实训目的

（1）掌握气相色谱法中内标法测定含量的原理和方法。

（2）掌握气相色谱法中内标法测定中药制剂含量的基本操作步骤和技能。

二、检测依据

（1）《中国药典》2020 年版一部第 1 438 页。

（2）《中国药典》2020 年版四部通则 0521——气相色谱法。

三、仪器与用具

1. 仪器　气相色谱仪、电子分析天平（感量为 0.1 mg）、超声波仪。

2. 用具　100 ml 量瓶 1 个、10 ml 量瓶 2 个、1 μl 进样器、滴管 3 支、100 ml 烧杯 3 个。

四、试药与试液

1. 试药　龙脑对照品、桂林西瓜霜。

2. 试液　环己酮、无水乙醇。

五、操作方法

1. 色谱条件与系统适用性试验　改性聚乙二醇 20 000（PEG‐20M）毛细管柱（柱长为 30 m，柱内径为 0.53 mm，膜厚度为 1 μm），柱温为程序升温，初始温度为 60 ℃，保持 4 min，以每分钟 2 ℃ 的速率升温至 100 ℃，再以每分钟 10 ℃ 的速率升温至 140 ℃，保持 4 min，分流进样。理论板数按环己烷峰计算应不低于 5 000。

2. 校正因子测定　精密称取环己酮 0.2 g，置 100 ml 量瓶中，加无水乙醇稀释至刻度，作为内标溶液。另取龙脑对照品 20 mg，精密称定，置 10 ml 量瓶中，用内标溶液溶解并稀释至刻度，摇匀，吸取 1 μl，注入气相色谱仪，计算校正因子，即得。

3. 测定法　取本品约 0.5 g，精密称定，置具塞锥形瓶中，精密加入内标溶液 10 ml，密塞，称定重量，超声处理（功率 500 W，频率 40 kHz）20 min，放冷，再称定重量，用无水乙醇补足减失的重量，摇匀，离心，吸取上清液 1 μl，注入气相色谱仪，测定，即得。

本品每 1 g 含冰片以龙脑（$C_{10}H_{18}O$）计，不得少于 30.0 mg。

六、注意事项

（1）称取环己酮需要迅速完成，避免因环己酮挥发造成较大的误差。

（2）超声波仪的功率和频率必须符合要求，否则影响提取的效果。

七、原始数据与结果判定

桂林西瓜霜含量测定原始数据记录见表2-5-18。

表2-5-18　桂林西瓜霜含量测定原始记录

检品名称			检品编号			生产日期/有效期	
送检部门			批号			送检日期	
剂型/规格			检品数量			检验日期	
检验依据							
使用仪器	仪器编号			仪器名称		型号	
色谱条件	色谱柱类型						
	色谱柱参数	色谱柱编号		内径/mm		柱长/m	
	检测器	类型		进样口温度/℃		检测器温度/℃	
	升温程序						
	气体	载气：			流速：		
	进样	平衡温度/℃	平衡时间/min	进样体积/μl		是否分流	分流比
对照品信息	中文名称		编号				
	批号		生产商				
	用途		干燥条件				
	含量		有效期				
内标物质信息	中文名称		生产商				
	批号		有效期				
系统适应性	标准规定						
	结果						
实验操作	内标溶液						
	对照品溶液						
	供试品溶液						
内标计算	取样量$W_内$	稀释倍数$D_内$		含量/%		浓度$c_内$/(mg/ml)	

（续）

校正因子计算	序号	取样量 $W_{对}$	稀释倍数 $D_{对}$	对照品含量/%	对照品峰面积 $A_{对}$	内标峰面积 $A_{内}$	f 值	$\bar{f}$	RSD/%
	1								
	2								
	3								

供试品		取样量 $W_{供}$/g				容器＋样液重/g			
	第1份								
	第2份								

供试品计算	序号	内标峰面积 $A'_{内}$	供试品峰面积 $A_{供}$	稀释体积 V	含量/(mg/g)	平均含量/(mg/g)	修约/(mg/g)	RSD/%
	1							
	2							

公式	校正因子 $f=\dfrac{A_{内}/c_{对}}{A_{对}/c_{内}}$ $$含量=\dfrac{c_{供}\times V}{W_{供}}=\dfrac{\dfrac{\bar{f}\times c_{对}\times A_{供}}{A'_{内}}\times V}{W_{供}}$$

标准规定	
结论	□符合规定　　　　　　　□不符合规定

八、实训评价

实训评价见表 2-5-19。

表 2-5-19　实训评价

序号	工作任务	评价指标	分值比例
1	检测方案制订	(1) 正确解读《中国药典》检测方法 (2) 写出详细的实验方案	20%
2	对照品溶液及内标溶液制备	(1) 正确使用分析天平 (2) 正确使用容量瓶	7%
3	供试品溶液制备	(1) 正确使用分析天平 (2) 正确使用移液管 (3) 正确使用超声仪 (4) 正确使用离心机	8%
4	检测操作	(1) 正确操作气相色谱仪	15%

（续）

序号	工作任务	评价指标	分值比例
5	数据处理与填写报告	(1) 原始记录填写及时、规范、整洁 (2) 有效数字保留准确 (3) 计算准确，测定结果准确，平行性好 (4) 正确填写检测报告	20%
6	其他操作	(1) 工作服整洁、能够正确进行标识 (2) 操作时间控制在规定时间内 (3) 及时整理、清洗、回收玻璃器皿及仪器设备 (4) 注意操作规范和操作安全	10%
7	综合素养	(1) 具有实验室安全意识 (2) 具有独立思考、务实求真的学习精神 (3) 具有勇于发现问题、解决问题的职业素质	20%
	合计		100%

扫码看答案

目标检测

一、单项选择题

1. 氢火焰离子化检测器简称为（　　）。

A. FID　　　　　　　B. ECD　　　　　　　C. TCD　　　　　　　D. FPD

2. 为了减少测量误差，在测定含量时，要求每份样品测定（　　），并以测定平均值作为判断是否符合规定的标准。

A. 一次　　　　　　B. 两次　　　　　　C. 三次　　　　　　D. 多次

3. 九味羌活丸中羌活、苍术、白芷等药材含有挥发性物质，其浸出物测定以下哪一种？（　　）

A. 水溶性浸出物　　　　　　　　　B. 酸溶性浸出物

C. 醇溶性浸出物　　　　　　　　　D. 挥发性醚浸出物

4. 根据挥发油相对密度不同，挥发油测定法分为甲法和乙法两种。其中甲法适用于测定相对密度在（　　）以下的挥发油。

A. 2.0　　　　　　B. 0.1　　　　　　C. 1.0　　　　　　D. 10

5. 小儿七星茶口服液中总黄酮的含量测定选用（　　）。

A. 薄层扫描法　　　　　　　　　　B. 紫外-可见分光光度法

C. 高效液相色谱法　　　　　　　　D. 气相色谱法

6. 紫外-可见分光光度法在含量测定中一般不包括（　　）。

A. 内标法　　　　　B. 吸收系数法　　　　　C. 比色法　　　　　D. 对照品比较法

7. 用来连续监测经色谱柱分离后的流出物的组成和含量变化的装置，为（　　）。

A. 高压输液系统　　　B. 进样系统　　　　　C. 分离系统　　　　　D. 检测系统

8. 复方黄连素片中盐酸小檗碱的含量测定采用高效液相色谱法中的（　　）。

　　A. 内标法　　　　　　B. 外标法　　　　　　C. 标准曲线法　　　　D. 比较法

9. 当没有待测组分进入检测器时，反映检测器噪声随时间变化的曲线是（　　）。

　　A. 峰高　　　　　　　B. 峰面积　　　　　　C. 峰宽　　　　　　　D. 基线

10. 色谱峰的积分面积称为峰面积，一般用（　　）代表。

　　A. h　　　　　　　B. t_R　　　　　　　C. A　　　　　　　D. W

11. 中药制剂中冰片的含量测定，常采用（　　）方法。

　　A. UV　　　　　　　B. HPLC　　　　　　C. GC　　　　　　　D. TLC

二、多项选择题

1. 液相色谱仪的基本构造包括（　　）。

　　A. 高压输液系统　　B. 进样系统　　　　C. 分离系统　　　　　D. 检测系统

2. $A=EcL=-\lg T$，各字母分别代表什么？（　　）

　　A. E：吸收系数　　　　　　　　　　B. c：溶液的浓度

　　C. L：液层厚度（吸收池厚度）　　　D. T：透光率

3. 紫外-可见分光光度计中紫外区的常用光源有（　　）。

　　A. 氢灯　　　　　　　B. 氖灯　　　　　　　C. 钨灯　　　　　　　D. 碘钨灯

4. 气相色谱法（GC）系采用（　　）气体为流动相（载气）流经装有填充剂的色谱柱进行分离测定的色谱方法。

　　A. N_2　　　　　　　B. He　　　　　　　C. Ar　　　　　　　　D. O_2

5. 《中国药典》（2020 年版）测定挥发油的中药制剂品种有（　　）。

　　A. 云香祛风止痛酊　　　　　　　　　B. 正骨水

　　C. 跌打镇痛膏　　　　　　　　　　　D. 川贝枇杷糖浆

三、判断题

1. 中药制剂含量测定系指通过适当的化学方法或仪器分析方法对中药制剂中某种（些）有效成分或特征性成分进行定量分析，并以测定结果是否符合药品标准的规定来判断药品质量的优劣。（　　）

2. 稳定的基线应是一条与横坐标轴平行的直线。（　　）

3. 检测七厘散浸出物时选择水溶性浸出物测定法。（　　）

4. 选用乙法检测正骨水中挥发油的含量测定。（　　）

5. 不同波长的光的能量不同，而某一特定分子只能选择性吸收特定波长的光，这就是物质分子对光的选择性吸收。（　　）

6. 吸收系数有两种表示方法：百分吸收系数（$E_{1\,cm}^{1\%}$）和摩尔吸收系数（ε）。（　　）

7. 薄层扫描仪主要由光源、单色器、移动平台、数据处理系统组成。（　　）

8. 气相色谱法多使用外标法进行含量测定。（　　）

四、简答题

1. 水溶性浸出物测定法操作时应注意的事项有哪些？

2. 中药制剂含量测定的常用方法有哪些？

3. 高效液相色谱法中色谱峰、基线、峰面积、保留时间分别指什么？

五、综合应用题

1. 药材干姜浸出物含量测定。照水溶性浸出物测定项下的热浸法测定。取供试品 2~4 g, 精密称定, 置 100 ml 的锥形瓶中, 精密加水 50 ml, 密塞, 称定重量, 静置 1 h 后, 连接回流冷凝管, 加热至沸腾, 并保持微沸 1 h。放冷后, 取下锥形瓶, 密塞, 再称定重量, 用水补足减失的重量, 摇匀, 用干燥滤器滤过, 精密量取滤液 25 ml, 置已干燥至恒重的蒸发皿中, 在水浴上蒸干后, 于 105 ℃ 干燥 3 h, 置干燥器中冷却 30 min, 迅速精密称定重量。标准规定不得少于 22.0%。实验数据如下：

$W_{供1}$ = 3.212 0 g；$W_{供2}$ = 3.108 5 g；$W_{皿1}$ = 33.548 2 g；$W_{皿2}$ = 32.221 8 g；$W_{1浸出物+皿}$ = 34.361 0 g；$W_{2浸出物+皿}$ = 33.009 8 g。

(1) 蒸发皿恒重要求是什么？

(2) 计算干姜浸出物含量, 并判断其是否符合规定。

2. 清火栀麦片中穿心莲内酯和脱水穿心莲内酯的含量测定。取本品 20 片, 除去包衣, 精密称定, 研细, 取约 0.3 g, 精密称定, 置 50 ml 量瓶中, 加 70% 甲醇 40 ml, 超声处理 (功率 250 W, 频率 40 kHz) 30 min, 放冷, 加 70% 甲醇至刻度, 摇匀, 滤过, 取续滤液, 即得。取穿心莲内酯对照品、脱水穿心莲内酯对照品适量, 精密称定, 加甲醇制成每 1 ml 含栀子苷 30 μg 与穿心莲内酯、脱水穿心莲内酯各 20 μg 的混合溶液, 即得。分别精密吸取对照品溶液与供试品溶液各 10 μl, 注入液相色谱仪, 测定, 计算每片含穿心莲内酯 ($C_{20}H_{30}O_5$) 和脱水穿心莲内酯 ($C_{20}H_{28}O_4$) 的总量。标准规定：本品每片穿心莲含量以穿心莲内酯 ($C_{20}H_{30}O_5$) 和脱水穿心莲内酯 ($C_{20}H_{28}O_4$) 的总量计, 不得少于 2.0 mg。

实验数据如下：

20 片总重为 6.625 6 g；$W_{供1}$ = 0.309 3 g；$W_{供2}$ = 0.308 6 g；$W_{对(穿心莲内酯)}$ = 0.010 25 g；$W_{对(脱水穿心莲内酯)}$ = 0.010 20 g；穿心莲内酯对照品溶液浓度为 20.42 μg/ml, 脱水穿心莲内酯对照品溶液浓度为 20.28 μg/ml。

$A_{供1-1(穿心莲内酯)}$ = 119 344；$A_{供1-2(穿心莲内酯)}$ = 119 345；$A_{供2-1(穿心莲内酯)}$ = 116 803；$A_{供2-2(穿心莲内酯)}$ = 116 092。

$A_{供1-1(脱水穿心莲内酯)}$ = 596 898；$A_{供1-2(脱水穿心莲内酯)}$ = 595 924；$A_{供2-1(脱水穿心莲内酯)}$ = 587 981；$A_{供2-2(脱水穿心莲内酯)}$ = 589 036。

$A_{对(穿心莲内酯)-1}$ = 407 167；$A_{对(穿心莲内酯)-2}$ = 407 211；$\overline{A}_{对(穿心莲内酯)}$ = 407 189；

$A_{对(脱水穿心莲内酯)-1}$ = 286 808；$A_{对(脱水穿心莲内酯)-2}$ = 287 495；$\overline{A}_{对(脱水穿心莲内酯)}$ = 287 152。

(1) 本品采用何种含量测定方法？

(2) 计算穿心莲内酯和脱水穿心莲内酯含量, 并判断是否符合规定。

模块三

中药典型剂型质量检测与药品标准制定

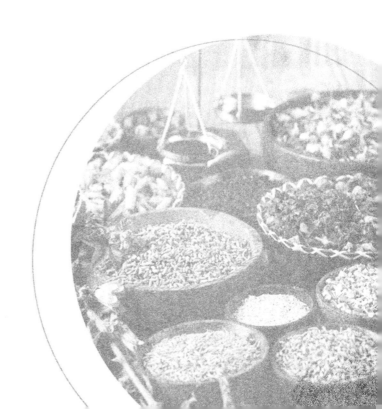

中药典型剂型质量检测

➤ 知识目标

1. 掌握片剂、颗粒剂质量检验项目及操作方法。
2. 掌握药品分析方法验证的内容。
3. 熟悉丸剂、糖浆剂检验项目及操作方法。

➤ 能力目标

1. 能够正确查询药品标准，根据标准完成片剂、颗粒剂质量检测。
2. 能够正确记录原始数据、分析处理并出具检验报告。

➤ 素养目标

1. 培养学生诚信精神，认识诚实守信的重要性。
2. 培养学生自主学习的能力，以及举一反三、触类旁通、融会贯通的能力。

　　中药制剂是在中医药理论指导下，以中药为原料，按规定的处方和方法加工成一定的剂型，用于防病、治病的药品。中药制剂按其物理状态不同，可分为固体制剂、半固体制剂、液体制剂和气体制剂四大类。各种类型的中药制剂都具有自身的特点，都制定了相应的制剂分析方法，比如片剂的崩解时限检查，丸剂的溶散时限检查，颗粒剂的粒度、溶化性检查，糖浆剂的相对密度检查等。制剂通则检查项收载于《中国药典》2020年版四部。

任务一　片剂质量检测

任务导入

　　《中国药典》2020年版一部收载复方丹参片的规格有以下三种：①薄膜衣小片，每片重0.32 g；②薄膜衣大片，每片重0.8 g；③糖衣片。

视频：片剂
质量检测

◆ 思考：

1. 薄膜衣片和糖衣片需要检查重量差异吗？

2. 片剂检查项目有哪些？

片剂是指原料药物（或原料药物与适宜的辅料）制成的圆形或异形的片状固体制剂。《中国药典》2020年版一部收载片剂315种，占全部成方制剂和单味制剂的19.6%，片剂为第二大类型。

一、片剂类型

片剂类型见表3-1-1。

表3-1-1 片剂类型

片剂类型	品种举例
口服普通片	复方丹参片
含片	西瓜霜润喉片
咀嚼片	健胃消食片
泡腾片	小柴胡泡腾片
阴道片、阴道泡腾片	妇必舒阴道泡腾片
分散片	双黄连分散片
缓释片、控释片	雷公藤缓释片
肠溶片	脉血康肠溶片

二、片剂常规检查

（一）重量差异

糖衣片包糖衣后不再检查重量差异。薄膜衣片应在包薄膜衣后检查重量差异并符合规定。凡规定检查含量均匀度的片剂，一般不再进行重量差异检查。

（二）崩解时限

除另有规定外，按照崩解时限检查法（通则0921）检查，应符合规定。

阴道片按照融变时限检查法（通则0922）检查，应符合规定。

咀嚼片不进行崩解时限检查。

凡规定检查溶出度、释放度的片剂，一般不再进行崩解时限检查。

（三）其他项目

阴道泡腾片检查发泡量，分散片检查分散均匀性。

三、应用实例——三黄片理化质量检测

（一）检验依据

《中国药典》2020年版一部第517页。

[规格] 薄膜衣小片，每片重0.26 g。

[处方] 大黄300 g，盐酸小檗碱5 g，黄芩浸膏21 g。

[性状] 本品为糖衣片或薄膜衣片，除去包衣后显棕色；味苦、微涩。

[鉴别]（1）取本品 5 片，除去包衣，研细，取 0.25 g，加甲醇 5 ml，超声处理 5 min，滤过，滤液作为供试品溶液。另取盐酸小檗碱对照品，加甲醇制成每 1 ml 含 0.2 mg 的溶液；再取黄芩苷对照品，加甲醇制成每 1 ml 含 1 mg 的溶液，作为对照品溶液。照薄层色谱法（通则 0502）试验，吸取上述三种溶液各 3~5 μl，分别点于同一硅胶 GF_{254} 薄层板上，以乙酸乙酯-丁酮-甲酸-水（10∶7∶1∶1）为展开剂，展开，取出，晾干，分别置紫外光灯（365 nm）和紫外光灯（254 nm）下检视。供试品色谱中，在与盐酸小檗碱对照品色谱相应的位置上，紫外光（365 nm）下显相同颜色的荧光斑点；在与黄芩苷对照品色谱相应的位置上，紫外光（254 nm）下显相同颜色的斑点。

（2）取 [鉴别]（1）项下的供试品溶液作为供试品溶液。另取大黄对照药材 0.2 g，加甲醇 3 ml，超声处理 5 min，取上清液作为对照药材溶液。照薄层色谱法（通则 0502）试验，吸取上述两种溶液各 5 μl，分别点于同一硅胶 G 薄层板上，以环己烷-乙酸乙酯-甲酸（12∶3∶0.1）为展开剂，展开，取出，晾干，置紫外光灯（365 nm）下检视。供试品色谱中，在与对照药材色谱相应的位置上，显相同颜色的荧光斑点。

[检查] 土大黄苷：取本品 2 片，糖衣片除去糖衣，研细，加甲醇 15 ml，加热回流 30 min，放冷，滤过，滤液作为供试品溶液。另取土大黄苷对照品，加甲醇制成每 1 ml 含 0.3 mg 的溶液，作为对照品溶液。照薄层色谱法（通则 0502）试验，吸取上述两种溶液各 2 μl，分别点于同一硅胶 G 薄层板上，以三氯甲烷-甲醇-甲酸-水（100∶30∶2∶3）为展开剂，展开，取出，晾干，置紫外光灯（365 nm）下检视。供试品色谱中，在与对照品色谱相应的位置上，不得显相同颜色的荧光斑点。

其他：应符合片剂项下有关的各项规定（通则 0101）。

[含量测定] 大黄：照高效液相色谱法（通则 0512）测定。

色谱条件与系统适用性试验：以十八烷基硅烷键合硅胶为填充剂；以甲醇-0.1%磷酸溶液（85∶15）为流动相；检测波长为 254 nm。理论板数按大黄素峰计算应不低于 2 000。

对照品溶液的制备：取大黄素对照品和大黄酚对照品适量，精密称定，加无水乙醇-乙酸乙酯（2∶1）的混合溶液制成每 1 ml 含大黄素 10 μg、大黄酚 25 μg 的混合溶液，即得。

供试品溶液的制备：取本品 20 片，除去包衣，精密称定，研细（过三号筛），取约 0.26 g，精密称定，置锥形瓶中，精密加入乙醇 25 ml，称定重量，加热回流 1 h，放冷，用乙醇补足减失的重量，摇匀，滤过，精密量取续滤液 10 ml，置烧瓶中，蒸干，加 30%乙醇-盐酸（10∶1）的混合溶液 15 ml，置水浴中加热回流 1 h，立即冷却，用三氯甲烷强力振摇提取 4 次，每次 15 ml，合并三氯甲烷液，蒸干，残渣用无水乙醇-乙酸乙酯（2∶1）的混合溶液溶解，转移至 25 ml 量瓶中，并稀释至刻度，摇匀，滤过，取续滤液，即得。

测定法：分别精密吸取对照品溶液与供试品溶液各 10 μl，注入液相色谱仪，测定，即得。

本品每片含大黄以大黄素（$C_{15}H_{10}O_5$）和大黄酚（$C_{15}H_{10}O_4$）的总量计，小片不得少于 1.55 mg，大片不得少于 3.1 mg。

（二）操作方法

1. 性状　包括剂型、颜色、气味。取 1 板，将片剂倒在白纸上，目视检查：本品为薄膜衣片，除去包衣后显棕色，味苦、微涩，规格为小片。

2. 鉴别 薄层色谱鉴别盐酸小檗碱、黄芩浸膏和大黄。黄芩浸膏的主要成分是黄芩苷，采用对照品对照法。

（1）盐酸小檗碱、黄芩苷鉴别。

① 对照品溶液的制备。取盐酸小檗碱对照品 1.05 mg，加甲醇 5 ml 制成每 1 ml 约含 0.2 mg 的溶液，再取黄芩苷对照品 1.02 mg，加甲醇 1 ml 制成每 1 ml 约含 1 mg 的溶液。

② 供试品溶液的制备。依法操作。

③ 点样量。对照品溶液各 3 μl，供试品溶液 3 μl。

④ 薄层板。硅胶 GF_{254} 薄层板。

⑤ 展开剂。乙酸乙酯-丁酮-甲酸-水（10∶7∶1∶1）。

⑥ 检视。置紫外光灯（365 nm）和紫外光灯（254 nm）下检视。

⑦ 结果。记录薄层色谱图，标记溶剂前沿、供试品、对照品位置。三黄片薄层鉴别（盐酸小檗碱、黄芩苷）色谱图见图 3-1-1。

彩图：三黄片薄层鉴别（盐酸小檗碱、黄芩苷）色谱图

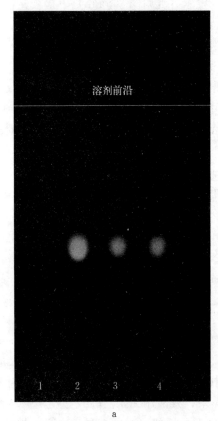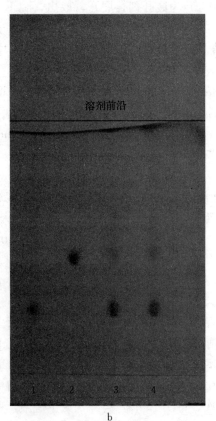

图 3-1-1　三黄片薄层鉴别（盐酸小檗碱、黄芩苷）色谱图
a. 紫外光灯（365nm）　b. 紫外光灯（254nm）
1. 黄芩苷对照品　2. 盐酸小檗碱对照品　3、4. 三黄片

⑧ 结论。符合规定。

（2）大黄鉴别。

① 对照药材溶液的制备。取大黄对照药材 0.22 g，加甲醇 3 ml，超声处理 5 min，取上

清液作为对照药材溶液。

②供试品溶液的制备。取［鉴别］（1）项下的供试品溶液作为供试品溶液。

③点样量。对照药材 5 μl，供试品溶液 5 μl。

④薄层板。硅胶 G 薄层板。

⑤展开剂。环己烷-乙酸乙酯-甲酸（12∶3∶0.1）。

⑥检视。置紫外光灯（365 nm）下检视。

⑦结果。记录薄层色谱图，标记溶剂前沿、对照药材位置。三黄片薄层鉴别（大黄）色谱图见图 3-1-2。

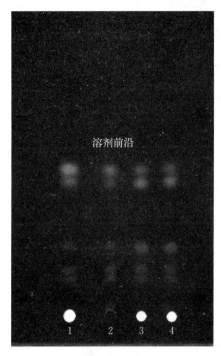

彩图：三黄片
薄层鉴别
（大黄）色
谱图

图 3-1-2　三黄片薄层鉴别（大黄）色谱图
1、3、4. 三黄片　2. 大黄对照药材

⑧结论。符合规定。

3. 检查

（1）土大黄苷鉴别。大黄的品种有很多，2020 年版《中国药典》收载的大黄品种有药用大黄、掌叶大黄、唐古特大黄，这三个品种都不含有土大黄苷。为了防止三黄片中用到伪品大黄，在检查项下增加了土大黄苷的鉴别。

①对照品溶液的制备。取土大黄苷对照品 3.05 mg，加甲醇 10 ml 制成每 1 ml 约含 0.3 mg 的溶液，作为对照品溶液。

②供试品溶液的制备。依法操作。

③点样量。对照品溶液 2 μl，供试品溶液 2 μl。

④薄层板。硅胶 G 薄层板。

⑤展开剂。三氯甲烷-甲醇-甲酸-水（100∶30∶2∶3）。

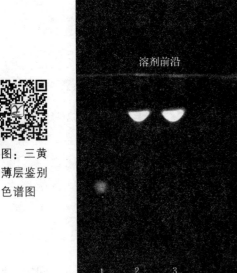

彩图：三黄片薄层鉴别色谱图

图 3-1-3 三黄片薄层鉴别色谱图

1. 土大黄苷对照品　2、3. 三黄片

② 检视。置紫外光灯（365 nm）下检视。

⑦ 结果。记录薄层色谱图，标记溶剂前沿、对照品位置。三黄片薄层鉴别色谱图见图 3-1-3。

⑧ 结论。符合规定。

（2）重量差异。

① 取供试品 20 片，照《中国药典》2020 年版四部片剂项下的方法操作，重量差异限度规定为±7.5%。20 片的数据如下（单位为 g）：0.273 6，0.262 8，0.258 9，0.267 9，0.263 4，0.266 8，0.263 5，0.275 6，0.268 4，0.270 7，0.267 4，0.265 0，0.266 6，0.267 1，0.272 8，0.273 6，0.275 0，0.268 5，0.272 5，0.260 9。

标示重量为 0.26 g，限度范围为：0.24～0.28 g。

② 结果。20 片均未超出限度范围。

③ 结论。符合规定。

（3）崩解时限。

① 取供试品 6 片，照《中国药典》2020 年版四部崩解时限检查法操作，各片均应在 1 h 内全部崩解。

② 结果。6 片的崩解时间均为 30 min。

③ 结论。符合规定。

4. 含量测定　大黄素和大黄酚是大黄的主要有效成分，因此采用高效液相色谱法测定大黄中大黄素和大黄酚的总含量。

（1）对照品溶液的制备。精密称定大黄素 10 mg，置 50 ml 容量瓶中，加无水乙醇-乙酸乙酯（2∶1）稀释至刻度，摇匀。精密称定大黄酚 10 mg，置 20 ml 容量瓶中，加无水乙醇-乙酸乙酯（2∶1）稀释至刻度，摇匀。分别精密量取上述两种溶液各 1 ml 置同一 20 ml 容量瓶中，加无水乙醇-乙酸乙酯（2∶1）稀释至刻度，摇匀，即得。

（2）供试品溶液的制备。取本品 20 片，除去包衣，精密称定，研细（过三号筛），精密称定 0.26 g，依法操作，即得。

（3）测定。精密吸取对照品溶液与供试品溶液各 10 μl，注入液相色谱仪，测定，即得。

（4）计算。在运算过程中，计算结果保留四位有效数字，修约至三位有效数字。实验数据如下：

20 片总重为 5.225 2 g；$W_{供1}$＝0.268 5 g；$W_{供2}$＝0.261 1 g；$W_{对(大黄素)}$＝0.010 39 g；$W_{对(大黄酚)}$＝0.010 25 g。

$A_{供1-1(大黄素)}$＝151 221；$A_{供1-2(大黄素)}$＝152 540；$A_{供2-1(大黄素)}$＝145 224；$A_{供2-2(大黄素)}$＝145 482。

$A_{供1-1(大黄酚)}$＝1 258 084；$A_{供1-2(大黄酚)}$＝1 259 511；$A_{供2-1(大黄酚)}$＝1 196 347；$A_{供2-2(大黄酚)}$＝1 197 460。

$A_{对(大黄素)-1}$＝393 597；$A_{对(大黄素)-2}$＝397 331；$\overline{A}_{对(大黄素)}$＝395 464。

$A_{对(大黄酚)-1}$＝744 102；$A_{对(大黄酚)-2}$＝743 034；$\overline{A}_{对(大黄酚)}$＝743 568。

大黄素对照品含量以 98.7% 计，大黄酚对照品含量以 99.4% 计。

$$含量=\frac{c_供\times V\times D}{W_供}\times\overline{W}=\frac{c_对\times\dfrac{A_供}{A_对}\times V\times D}{W_供}\times\overline{W}$$

$$含量_{供1-1(大黄素)}=\frac{\dfrac{0.010\,39\times98.7\%}{50}\times\dfrac{1}{20}\times\dfrac{151\,221}{395\,464}\times25\times\dfrac{25}{10}\times10^3}{0.268\,5}\times\frac{5.225\,2}{20}$$

$$=0.238\,(\text{mg}/\text{片})$$

$$含量_{供1-2(大黄素)}=\frac{\dfrac{0.010\,39\times98.7\%}{50}\times\dfrac{1}{20}\times\dfrac{152\,540}{395\,464}\times25\times\dfrac{25}{10}\times10^3}{0.268\,5}\times\frac{5.225\,2}{20}$$

$$=0.241\,(\text{mg}/\text{片})$$

$$含量_{供2-1(大黄素)}=\frac{\dfrac{0.010\,39\times98.7\%}{50}\times\dfrac{1}{20}\times\dfrac{145\,224}{395\,464}\times25\times\dfrac{25}{10}\times10^3}{0.261\,1}\times\frac{5.225\,2}{20}$$

$$=0.236\,(\text{mg}/\text{片})$$

$$含量_{供2-2(大黄素)}=\frac{\dfrac{0.010\,39\times98.7\%}{50}\times\dfrac{1}{20}\times\dfrac{145\,482}{395\,464}\times25\times\dfrac{25}{10}\times10^3}{0.261\,1}\times\frac{5.225\,2}{20}$$

$$=0.236\,(\text{mg}/\text{片})$$

$$含量_{供1-1(大黄酚)}=\frac{\dfrac{0.010\,25\times99.4\%}{20}\times\dfrac{1}{20}\times\dfrac{1\,258\,084}{743\,568}\times25\times\dfrac{25}{10}\times10^3}{0.268\,5}\times\frac{5.225\,2}{20}$$

$$=2.621\,(\text{mg}/\text{片})$$

$$含量_{供1-2(大黄酚)}=\frac{\dfrac{0.010\,25\times99.4\%}{20}\times\dfrac{1}{20}\times\dfrac{1\,259\,511}{743\,568}\times25\times\dfrac{25}{10}\times10^3}{0.268\,5}\times\frac{5.225\,2}{20}$$

$$=2.624\,(\text{mg}/\text{片})$$

$$含量_{供2-1(大黄酚)}=\frac{\dfrac{0.010\,25\times99.4\%}{20}\times\dfrac{1}{20}\times\dfrac{1\,196\,347}{743\,568}\times25\times\dfrac{25}{10}\times10^3}{0.261\,1}\times\frac{5.225\,2}{20}$$

$$=2.563\,(\text{mg}/\text{片})$$

$$含量_{供2-2(大黄酚)}=\frac{\dfrac{0.010\,25\times99.4\%}{20}\times\dfrac{1}{20}\times\dfrac{1\,197\,460}{743\,568}\times25\times\dfrac{25}{10}\times10^3}{0.261\,1}\times\frac{5.225\,2}{20}$$

$$=2.565\,(\text{mg}/\text{片})$$

含量$_{供1-1}$＝含量$_{供1-1(大黄素)}$＋含量$_{供1-1(大黄酚)}$＝0.238＋2.621＝2.859（mg/片）

含量$_{供1-2}$＝含量$_{供1-2(大黄素)}$＋含量$_{供1-2(大黄酚)}$＝0.241＋2.624＝2.865（mg/片）

含量$_{供2-1}$＝含量$_{供2-1(大黄素)}$＋含量$_{供2-1(大黄酚)}$＝0.236＋2.563＝2.799（mg/片）

含量$_{供2-2}$＝含量$_{供2-2(大黄素)}$＋含量$_{供2-2(大黄酚)}$＝0.236＋2.565＝2.801（mg/片）

$$\overline{含量}=\frac{2.859+2.865+2.799+2.801}{4}=2.831\,(\text{mg}/\text{片})$$

结果修约为 2.83（mg/片）。

（5）结果。本品每片含大黄以大黄素（$C_{15}H_{10}O_5$）和大黄酚（$C_{15}H_{10}O_4$）的总量计为 2.83 mg。

知识拓展：
泡腾片泡量
检查法

（6）结论。符合规定。

大黄素对照品、大黄酚对照品和三黄片供试品液相色谱图见图3-1-4。

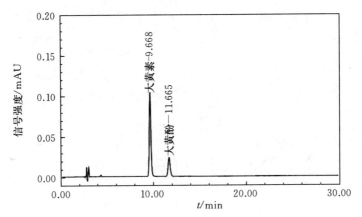

大黄素对照品和大黄酚对照品液相色谱图

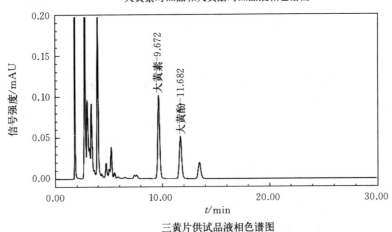

三黄片供试品液相色谱图

图3-1-4　大黄素对照品、大黄酚对照品和三黄片供试品液相色谱图

任务二　丸剂质量检测

任务导入

《中国药典》2020年版一部收载六味地黄丸的规格有：①大蜜丸每丸重9g；②水丸每袋装5g。

◆ 思考：

（1）大蜜丸检查溶散时限吗？

（2）大蜜丸每丸重9g，重量差异限度是多少？

（3）水丸检查重量差异还是装量差异？限度是多少？

丸剂是指原料药物或与适宜的辅料制成的球形或类球形固体制剂。《中国药典》2020年版一部收载丸剂 389 种，占全部成方制剂和单味制剂的 24.2%，为第一大类型。

一、丸剂类型

中药丸剂包括蜜丸、水蜜丸、水丸、糊丸、蜡丸、浓缩丸、滴丸和糖丸等。丸剂在体内溶散缓慢，作用持久，是常用的中药剂型之一。

二、丸剂常规检查

丸剂常规检查项目有性状、重量差异、装量差异、装量、水分、溶散时限。

（一）性状

丸剂外观应圆整，大小、色泽应均匀，无粘连现象。蜡丸表面应光滑无裂纹，丸内不得有蜡点和颗粒。滴丸表面应无冷凝介质黏附。

（二）重量差异、装量差异、装量

按丸、按重量服用的丸剂要进行重量差异检查；除糖丸外，单剂量包装的丸剂进行装量差异检查；以重量标示的多剂量包装的丸剂进行最低装量检查，以丸数标示的多剂量包装丸剂不检查装量。包糖衣丸剂应检查丸心的重量差异并应符合规定，包糖衣后不再检查重量差异，其他包衣丸剂应在包衣后检查重量差异并应符合规定。凡进行装量差异检查的单剂量包装丸剂及进行含量均匀度检查的丸剂，一般不再进行重量差异检查。

（三）水分

蜡丸不检查水分。除另有规定外，蜜丸和浓缩蜜丸中所含水分不得过 15.0%；水蜜丸和浓缩水蜜丸不得过 12.0%；水丸、糊丸、浓缩水丸不得过 9.0%。

（四）溶散时限

丸剂应做溶散时限检查（蜡丸照崩解时限检查法），小蜜丸、水蜜丸和水丸应在 1 h 内全部溶散；浓缩水丸、浓缩蜜丸、浓缩水蜜丸和糊丸应在 2 h 内全部溶散。滴丸不加挡板检查，应在 30 min 内全部溶散，包衣滴丸应在 1 h 内全部溶散。除另有规定外，大蜜丸及研碎、嚼碎后或用开水、黄酒等分散后服用的丸剂不检查溶散时限。

三、应用实例——葛根芩连丸理化质量分析

（一）检验依据

《中国药典》2020 年版一部第 1 712 页。

[处方] 葛根 1 000 g，黄芩 375 g，黄连 375 g，炙甘草 250 g。

[性状] 本品为深棕褐色至类褐色的浓缩水丸；气微，味苦。

[鉴别]（1）取本品 0.5 g，研细，加乙酸乙酯 20 ml，超声处理 30 min，滤过，滤液蒸干，残渣加甲醇 2 ml 使溶解，滤过，滤液作为供试品溶液。另取葛根对照药材 1 g，加乙酸乙酯 20 ml，同法制成对照药材溶液。再取葛根素对照品，加甲醇制成每 1 ml 含 1 mg 的溶液，作为对照品溶液。照薄层色谱法（通则 0502）试验，吸取供试品溶液及对照药材溶液各 10 μl、对照品溶液 2 μl，分别点于同一硅胶 G 薄层板上，以三氯甲烷-甲醇-水（20：5：0.5）为展开剂，展开，取出，晾干，置氨蒸气中熏 15 min，置紫外光灯（365 nm）下检视。供试品色谱中，在与对照药材色谱和对照品色谱相应的位置上，显相同颜色的荧光斑点。

（2）取本品 1 g，研细，加甲醇 40 ml，加热回流 30 min，滤过，滤液蒸干，残渣加水 15 ml 使溶解，滤过，滤液用稀盐酸调节 pH 至 3.0～3.5，用乙酸乙酯振摇提取 2 次，每次 20 ml，合并提取液，蒸干，残渣加无水乙醇 1 ml 使溶解，作为供试品溶液。另取黄芩对照药材 1 g，加水 50 ml 煎煮，滤过，滤液自"用稀盐酸调节 pH 至 3.0～3.5"起，同法制成对照药材溶液。再取黄芩苷对照品，加无水乙醇制成每 1 ml 含 1 mg 的溶液，作为对照品溶液。照薄层色谱法（通则 0502）试验，吸取上述三种溶液各 2～10 μl，分别点于同一硅胶 G 薄层板上，以乙酸乙酯-丁酮-冰醋酸-水（5：2：1：1）为展开剂，展开，取出，晾干，喷以 1％三氯化铁乙醇溶液，置日光下检视。供试品色谱中，在与对照药材色谱和对照品色谱相应的位置上，显相同颜色的斑点。

（3）取本品 1 g，研细，加甲醇 10 ml，超声处理 20 min，滤过，滤液作为供试品溶液。另取黄连对照药材 0.1 g，同法制成对照药材溶液。取盐酸小檗碱对照品，加甲醇制成每 1 ml 含 0.5 mg 的溶液，作为对照品溶液。按照薄层色谱法（通则 0502）试验，吸取上述三种溶液各 1～5 μl，分别点于同一硅胶 G 薄层板上，以甲苯-乙酸乙酯-异丙醇-甲醇-浓氨试液（12：6：3：3：1）为展开剂，置氨蒸气预平衡的展开缸内，展开，取出，晾干，置紫外光灯（365 nm）下检视。供试品色谱中，在与对照药材色谱和对照品色谱相应的位置上，显相同颜色的荧光斑点。

[检查] 应符合丸剂项下有关的各项规定（通则 0108）。

[含量测定] 葛根：照高效液相色谱法（通则 0512）测定。

色谱条件与系统适用性试验：以十八烷基硅烷键合硅胶为填充剂；以甲醇-乙腈-水（6：8：86）为流动相；检测波长为 250 nm。理论板数按葛根素峰计算应不低于 3 000。

对照品溶液的制备：取葛根素对照品适量，精密称定，加甲醇制成每 1 ml 含 60 μg 的溶液，即得。

供试品溶液的制备：取本品适量，研细，取约 0.3 g，精密称定，置具塞锥形瓶中，精密加入甲醇 50 ml，密塞，称定重量，加热回流 1 h，放冷，再称定重量，用甲醇补足减失的重量，摇匀，滤过，取续滤液，即得。

测定方法：分别精密吸取对照品溶液与供试品溶液各 5 μl，注入液相色谱仪，测定，即得。

本品每 1 g 含葛根以葛根素（$C_{21}H_{20}O_9$）计，不得少于 4.5 mg。

（二）操作方法

1. 性状 包括剂型、颜色、气味。取 1 袋，将内容物倒在白纸上，目视、鼻闻，本品为深棕褐色的浓缩水丸；气微。

2. 鉴别 薄层色谱鉴别葛根、黄芩和黄连。葛根的主要成分是葛根素，黄芩的主要成分是黄芩苷，黄连的主要成分是盐酸小檗碱，因此薄层色谱鉴别均采用对照药材和对照品的双对照法。

（1）葛根鉴别。

① 对照溶液的制备。取葛根对照药材 1.05 g，加乙酸乙酯 20 ml，同法制成对照药材溶液。再取葛根素对照品 1.08 mg，加甲醇 1 ml 制成每 1 ml 约含 1 mg 的溶液，作为对照品溶液。

② 供试品溶液的制备。取本品 0.52 g，依法操作。

③ 点样量。对照药材溶液 10 μl，对照品溶液 2 μl，供试品溶液 10 μl。

④ 薄层板。硅胶 G 薄层板。

⑤ 展开剂。三氯甲烷-甲醇-水（20∶5∶0.5）。

⑥ 检视。置氨蒸气中熏 15 min，置紫外光灯（365 nm）下检视。

⑦ 结果。记录薄层色谱图，标记溶剂前沿、对照品位置。葛根芩连丸薄层鉴别（葛根）色谱图见图 3-1-5。

图 3-1-5 葛根芩连丸薄层鉴别（葛根）色谱图

1、4. 葛根素对照品 3. 葛根对照药材 2、5. 葛根芩连丸

彩图：葛根芩连丸薄层鉴别（葛根）色谱图

⑧ 结论。符合规定。

（2）黄芩鉴别。

① 对照溶液的制备。取黄芩对照药材 1.00 g，加水 50 ml 煎煮，滤过，滤液自"用稀盐酸调节 pH 至 3.0～3.5"起，同法制成对照药材溶液。再取黄芩苷对照品 1.10 mg，加无水乙醇 1 ml 制成每 1 ml 约含 1 mg 的溶液，作为对照品溶液。

② 供试品溶液的制备。取本品 1.08 g，依法操作。

③ 点样量。对照药材溶液 5 μl，对照品溶液 2 μl，供试品溶液 5 μl。

④ 薄层板。硅胶 G 薄层板。

⑤ 展开剂。乙酸乙酯-丁酮-冰醋酸-水（5∶2∶1∶1）。

⑥ 检视。喷以 1% 三氯化铁乙醇溶液，置于日光下检视。

⑦ 结果。记录薄层色谱图，标记溶剂前沿、对照品位置。葛根芩连丸薄层鉴别（黄芩）色谱图见图 3-1-6。

⑧ 结论。符合规定。

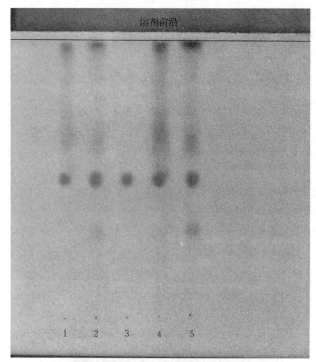

图 3-1-6　葛根芩连丸薄层鉴别（黄芩）色谱图
1、4. 黄芩对照药材　2、5. 葛根芩连丸　3. 黄芩苷对照品

左侧二维码：彩图：葛根芩连丸薄层鉴别（黄芩）色谱图

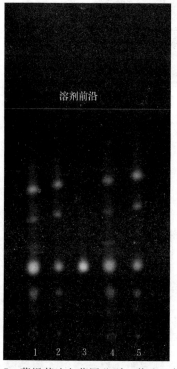

图 3-1-7　葛根芩连丸薄层鉴别（黄连）色谱图
1、4. 葛根芩连丸　2、5. 黄连对照药材
3. 盐酸小檗碱对照品

左侧二维码：彩图：葛根芩连丸薄层鉴别（黄连）色谱图

（3）黄连鉴别。

① 对照溶液的制备。取黄连对照药材 0.11 g，同法制成对照药材溶液。再取盐酸小檗碱对照品 1.06 mg，加甲醇 2 ml 制成每 1 ml 约含 0.5 mg 的溶液，作为对照品溶液。

② 供试品溶液的制备。取本品 1.10 g，依法操作。

③ 点样量。对照药材溶液 1 μl，对照品溶液 1 μl，供试品溶液 5 μl。

④ 薄层板。硅胶 G 薄层板。

⑤ 展开剂。甲苯-乙酸乙酯-异丙醇-甲醇-浓氨试液（12∶6∶3∶3∶1）。

⑥ 检视。置氨蒸气预平衡的展开缸内，展开，取出，晾干，置紫外光灯（365 nm）下检视。

⑦ 结果。记录薄层色谱图，标记溶剂前沿、对照品位置。葛根芩连丸薄层鉴别（黄连）色谱图见图 3-1-7。

⑧ 结论。符合规定。

3. 检查

（1）水分。

① 取扁形称量瓶于 105 ℃干燥 5 h，放冷 30 min，称重，$W_{1空瓶}＝41.259\,8\,g$，再在相同条件下干燥 1 h，放冷 30 min，称重，$W_{2空瓶}＝41.259\,7\,g$。

② 取供试品约 2 g（$W_{供试品}＝2.018\,3\,g$）置扁形称量瓶中，精密称定，于 105 ℃干燥 5 h，放冷 30 min，称重，$W_{1供试品＋空瓶}＝43.162\,6\,g$，再在相同条件下干燥 1 h，放冷 30 min，称重，$W_{2供试品＋空瓶}＝43.162\,4\,g$。

③ 结果。$\dfrac{41.259\,7＋2.018\,3－43.162\,4}{2.018\,3}×100\%＝5.73\%$

结果修约为 5.7%。

④ 标准规定：应不得过 9.0%。

⑤ 结论。符合规定。

（2）装量差异。

① 取供试品 10 袋，照《中国药典》2020 年版四部丸剂项下的方法操作，标示装量在 2 g 以上至 3 g，装量差异限度规定为±8%。10 袋的数据如下（单位为 g）：3.055 0；2.966 5；3.041 2；2.993 8；3.047 1；3.087 0；3.101 3；3.057 4；3.069 6；2.996 1。

标示装量为 3 g，限度范围为：2.76 g～3.24 g。

② 结果。10 袋均未超出限度范围。

③ 结论。符合规定。

（3）溶散时限。

① 取供试品 6 丸，照《中国药典》2020 年版四部丸剂溶散时限项下方法操作，各丸均应在 2 h 内全部溶散。

② 结果。6 丸的溶散时间均为 15 min。

③ 结论。符合规定。

4. 含量测定　葛根素是葛根的主要有效成分，因此采用高效液相色谱法测定葛根中葛根素的含量。

（1）对照品溶液的制备。精密称定葛根素对照品 10 mg，依法操作，即得。

（2）供试品溶液的制备。取本品适量，研细，取约 0.3 g，精密称定，依法操作，即得。

（3）测定。精密吸取对照品溶液与供试品溶液各 5 μl，注入液相色谱仪，测定，即得。

（4）计算。在运算过程中，计算结果保留四位有效数字，修约至三位有效数字。实验数据如下：

$W_{供1}＝0.301\,9\,g$；$W_{供2}＝0.303\,6\,g$；$W_{对}＝0.012\,45\,g$；

$A_{供1-1}＝7\,640$；$A_{供1-2}＝7\,590$；$A_{供2-1}＝7\,585$；$A_{供2-2}＝7\,595$；

$A_{对-1}＝2\,076$；$A_{对-2}＝2\,074$；$\overline{A}_{对}＝2\,075$；

葛根素对照品含量以 95.4% 计。

$$含量＝\dfrac{c_{供}×V×D}{W_{供}}＝\dfrac{c_{对}×\dfrac{A_{供}}{A_{对}}×V×D}{W_{供}}$$

$$含量_{供1-1}=\frac{\dfrac{0.012\,45\times95.4\%}{200}\times\dfrac{7\,640}{2\,075}\times50\times10^3}{0.301\,9}=36.21\ (\text{mg/g})$$

$$含量_{供1-2}=\frac{\dfrac{0.012\,45\times95.4\%}{200}\times\dfrac{7\,590}{2\,075}\times50\times10^3}{0.301\,9}=35.98\ (\text{mg/g})$$

$$含量_{供2-1}=\frac{\dfrac{0.012\,45\times95.4\%}{200}\times\dfrac{7\,585}{2\,075}\times50\times10^3}{0.336}=35.75\ (\text{mg/g})$$

$$含量_{供2-2}=\frac{\dfrac{0.012\,45\times95.4\%}{200}\times\dfrac{7\,595}{2\,075}\times50\times10^3}{0.303\,6}=35.80\ (\text{mg/g})$$

$$\overline{含量}=\frac{36.21+35.98+35.75+35.80}{4}=35.94\ (\text{mg/g})$$

结果修约为 35.9 (mg/g)。

(5) 结果。本品每 1 g 含葛根以葛根素 ($C_{21}H_{20}O_9$) 计为 35.9 mg。

(6) 结论。符合规定。

葛根素对照品及葛根芩连丸供试品液相色谱图见图 3-1-8。

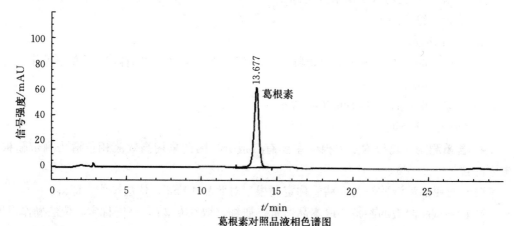

葛根素对照品液相色谱图

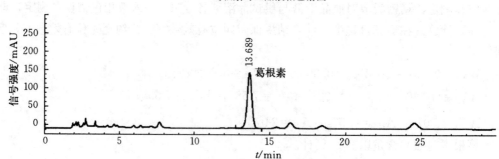

葛根芩连丸供试品液相色谱图

图 3-1-8 葛根素对照品及葛根芩连丸供试品液相色谱图

任务三　颗粒剂质量检测

任务导入

2020 年 9 月，国家药监局发布《关于 20 批次药品不符合规定的通告》，其中有 2 批次复方金银花颗粒装量差异不合格；广东省药品监督管理局 2020 年 3 月发布的药品抽查检验信息通告，1 批次复方板蓝根颗粒溶化性不合格。

◆ 思考：

1. 颗粒剂的常规检查项目有哪些？
2. 试分析复方板蓝根颗粒溶化性不合格的原因。

颗粒剂系指原料药物或与适宜的辅料混合制成的具有一定粒度的干燥颗粒状制剂。《中国药典》2020 年版一部收载颗粒剂 222 种，占全部成方制剂和单味制剂的 13.8%。

一、颗粒剂类型

颗粒剂可分为可溶颗粒（通称为颗粒）、混悬颗粒、泡腾颗粒、肠溶颗粒，根据释放特性不同还有缓释颗粒等。

二、颗粒剂常规检查

(一) 性状

颗粒均匀，色泽一致，无吸潮、软化、结块、潮解等现象。

(二) 粒度

除另有规定外，照粒度和粒度分布测定法（通则 0982 第二法双筛分法）测定，不能通过一号筛与能通过五号筛的总和不得超过 15%。

(三) 水分

照水分测定法（通则 0832）测定，除另有规定外，水分不得超过 8.0%。

(四) 溶化性

除另有规定外，颗粒剂照下述方法检查，溶化性应符合规定。

可溶颗粒检查法：取供试品 10 g（中药单剂量包装取 1 袋），加热水 200 ml，搅拌 5 min，立即观察，可溶颗粒应全部溶化或轻微浑浊。

泡腾颗粒检查法：取供试品 3 袋，将内容物分别转移至盛有 200 ml 水的烧杯中，水温为 15～25 ℃，应迅速产生气体而呈泡腾状，5 min 内颗粒均应完全分散或溶解在水中。

颗粒剂按上述方法检查，均不得有异物，中药颗粒还不得有焦屑。

含中药原粉的颗粒剂不进行溶化性检查。混悬颗粒以及已规定检查溶出度或释放度的颗粒剂可不进行溶化性检查。

(五) 装量差异或装量

单剂量包装的颗粒剂应做装量差异检查，多剂量包装的颗粒应做最低装量检查。

凡规定检查含量均匀度的颗粒剂，一般不再进行装量差异检查。

三、应用实例——西青果颗粒理化质量分析

（一）检验依据

《中国药典》2020年版一部876页。

[处方] 西青果333.3 g。

[性状] 本品为浅棕黄色至棕褐色颗粒；味甜，微酸涩。

[鉴别] 取本品5 g，研细，加丙酮20 ml，密塞，振摇1 min，滤过，滤液作为供试品溶液。另取西青果对照药材2 g，加丙酮20 ml，密塞，振摇5 min，滤过，滤液作为对照药材溶液。照薄层色谱法（通则0502）试验，吸取上述两种溶液各5 μl，分别点于同一硅胶G薄层板上，以三氯甲烷-乙酸乙酯-丙酮-冰醋酸（5∶2∶2∶1）为展开剂，展开，取出，晾干，喷以氨制硝酸银试液，在105 ℃加热至斑点显色清晰。供试品色谱中，在与对照药材色谱相应的位置上，显相同颜色的斑点。

[检查] 应符合颗粒剂项下有关的各项规定（通则0104）。

[含量测定] 照高效液相色谱法（通则0512）测定。

（1）色谱条件与系统适用性试验。以十八烷基硅烷键合硅胶为填充剂；以甲醇-水-磷酸（15∶85∶0.5）为流动相；检测波长为215 nm。理论板数按没食子酸峰计算应不低于2 500。

（2）对照品溶液的制备。取没食子酸对照品适量，精密称定，加50%甲醇制成每1 ml含50 μg的溶液，即得。

（3）供试品溶液的制备。取装量差异项下的本品，研细，取约0.3 g，精密称定，精密加入50%甲醇25 ml，称定重量，超声处理（功率250 W，频率40 kHz）20 min，放冷，再称定重量，用50%甲醇补足减失的重量，摇匀，滤过，取续滤液，即得。

（4）测定法。分别精密吸取对照品溶液与供试品溶液各20 μl，注入液相色谱仪，测定，即得。

本品每袋含西青果以没食子酸（$C_7H_6O_5$）计，不得少于40.0 mg。

（二）操作方法

1. 性状 包括剂型、颜色、气味。取1袋，将内容物倒在白纸上，目视、鼻闻，本品为浅棕黄色颗粒，味甜，微酸涩。

2. 鉴别 采用对照药材对照法对西青果药材进行薄层鉴别，增强了鉴别的信息量和专属性。

（1）对照药材溶液的制备。取西青果对照药材2.05 g，加丙酮20 ml，密塞，振摇5 min，滤过，滤液作为对照药材溶液。

（2）供试品溶液的制备。取本品5.09 g，依法操作。

（3）点样量。对照药材溶液5 μl，供试品溶液5 μl。

（4）薄层板。硅胶G薄层板。

（5）展开剂。三氯甲烷-乙酸乙酯-丙酮-冰醋酸（5∶2∶2∶1）。

（6）检视。喷以氨制硝酸银试液，在105 ℃加热至斑点显色清晰。

（7）结果。记录薄层色谱图，标记溶剂前沿、对照品位置。西青果颗粒薄层鉴别色谱图见图3-1-9。

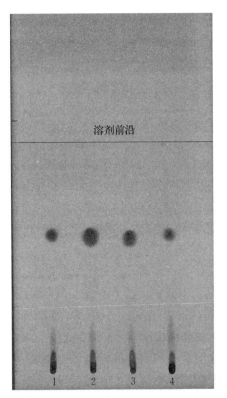

彩图：西青
果颗粒薄层
鉴别色谱图

图 3 - 1 - 9　西青果颗粒薄层鉴别色谱图

1、2、3. 西青果颗粒　4. 西青果对照药材

（8）结论。符合规定。

3. 检查

（1）粒度。

① 取供试品 5 袋，照《中国药典》2020 年版四部粒度和粒度分布测定法（第二法双筛分法）测定，规定不能通过一号筛与通过五号筛的总和不得超过 15%。实验数据如下：5 袋供试品的总重量为 49.546 7 g，不能通过一号筛与通过五号筛的颗粒总和为 0.889 9 g。

② 结果。粒度 $=\dfrac{0.889\ 9}{49.546\ 7}\times 100\% = 1.80\%$，修约为 2%。

③ 结论。符合规定。

（2）水分。

① 取扁形称量瓶于 105 ℃干燥 5 h，放冷 30 min，称重，$W_{1空瓶}=33.536\ 1\ \mathrm{g}$，再在相同条件下干燥 1 h，放冷 30 min，称重，$W_{2空瓶}=33.536\ 0\ \mathrm{g}$。

② 取供试品 2 g（实际取样量为 2.911 5 g）置扁形称量瓶中，精密称定，于 105 ℃干燥 5 h，放冷 30 min，称重，$W_{1供试品+空瓶}=36.436\ 8\ \mathrm{g}$，再在相同条件下干燥 1 h，放冷 30 min，称重，$W_{2供试品+空瓶}=36.435\ 2\ \mathrm{g}$。

③ 结果。水分 $=\dfrac{33.536\ 0+2.911\ 5-36.435\ 2}{2.911\ 5}\times 100\% = 0.42\%$，修约为 0.4%。

④ 标准规定。应不得过 6.0%。

⑤ 结论。符合规定。

（3）溶化性。

① 取供试品 1 袋，加热水 200 ml，搅拌 5 min，立即观察，可溶性颗粒应全部溶化或轻微浑浊，无焦屑。

② 结果。全部溶化，无焦屑。

③ 结论。符合规定。

（4）装量差异。

① 取供试品 10 袋，照《中国药典》2020 年版四部颗粒剂项下的方法操作，装量差异限度规定为±5%。10 袋的数据如下（单位为 g）：14.672 9；14.715 4；14.373 2；15.285 5；14.428 8；15.555 5；14.400 2；14.550 4；14.387 4；14.942 4。

标示装量为 15 g，限度范围为：14.25 g～15.75 g。

② 结果。10 袋均未超出限度范围。

③ 结论。符合规定。

4. 含量测定　没食子酸是西青果的主要有效成分，采用高效液相色谱法测定西青果中没食子酸的含量。

（1）对照品溶液的制备。精密称定没食子酸对照品 10 mg，置 20 ml 量瓶中，加 50%甲醇稀释至刻度，摇匀，制备成没食子酸对照品储备液。精密量取 1 ml 没食子酸对照品储备液置 10 ml 量瓶中，加 50%甲醇稀释至刻度，摇匀，即得。

（2）供试品溶液的制备。取装量差异项下的本品，研细，取约 0.3 g，精密称定，精密加入 50%甲醇 25 ml，称定重量，超声处理（功率 250 W，频率 40 kHz）20 min，放冷，再称定重量，用 50%甲醇补足减失的重量，摇匀，滤过，取续滤液，即得。

（3）测定。精密吸取对照品溶液与供试品溶液各 20 μl，注入液相色谱仪，测定，即得。

（4）计算。在运算过程中，计算结果保留四位有效数字，修约至三位有效数字。实验数据如下：

10 袋总重为 147.311 7 g；$W_{供1}=0.301\,8$ g；$W_{供2}=0.309\,7$ g；$W_{对}=0.011\,34$ g；

$A_{供1\text{-}1}=11\,554\,802$；$A_{供1\text{-}2}=11\,459\,986$；$A_{供2\text{-}1}=11\,937\,471$；$A_{供2\text{-}2}=11\,931\,272$

$A_{对\text{-}1}=9\,254\,712$；$A_{对\text{-}2}=9\,241\,190$；$\overline{A}_{对}=9\,247\,951$。

没食子酸对照品含量以 91.5%计。

$$含量=\frac{c_{供}\times V\times\overline{W}}{W_{供}}=\frac{c_{对}\times\dfrac{A_{供}}{A_{对}}\times V\times\overline{W}}{W_{供}}$$

$$含量_{供1\text{-}1}=\frac{\dfrac{0.011\,34\times91.5\%}{20}\times\dfrac{1}{10}\times\dfrac{11\,554\,802}{9\,247\,951}\times25\times\dfrac{147.311\,7}{10}\times10^{3}}{0.301\,8}=79.10\ （mg/袋）$$

$$含量_{供1\text{-}2}=\frac{\dfrac{0.011\,34\times91.5\%}{20}\times\dfrac{1}{10}\times\dfrac{11\,459\,986}{9\,247\,951}\times25\times\dfrac{147.311\,7}{10}\times10^{3}}{0.301\,8}=78.45\ （mg/袋）$$

$$含量_{供2-1}=\dfrac{\dfrac{0.011\,34\times91.5\%}{20}\times\dfrac{1}{10}\times\dfrac{11\,937\,471}{9\,247\,951}\times25\times\dfrac{147.311\,7}{10}\times10^3}{0.309\,7}=79.64（mg/袋）$$

$$含量_{供2-2}=\dfrac{\dfrac{0.011\,34\times91.5\%}{20}\times\dfrac{1}{10}\times\dfrac{11\,931\,272}{9\,247\,951}\times25\times\dfrac{147.311\,7}{10}\times10^3}{0.309\,7}=79.59（mg/袋）$$

$$\overline{含量}=\dfrac{79.10+78.45+79.64+79.59}{4}=79.20（mg/袋）$$

结果修约为 79.2（mg/袋）。

（5）结果。本品每袋含西青果以没食子酸（$C_7H_6O_5$）计为 79.2 mg。

（6）结论。符合规定。

没食子酸对照品及西青果颗粒供试品液相色谱图见图 3-1-10。

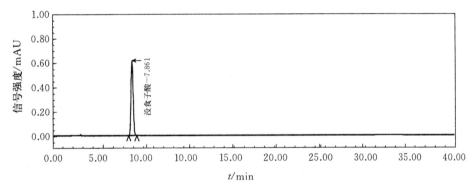

没食子酸对照品液相色谱图

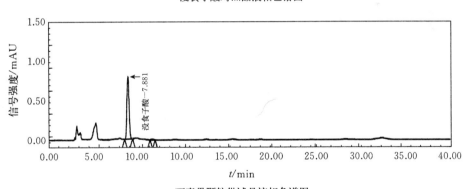

西青果颗粒供试品液相色谱图

图 3-1-10　没食子酸对照品及西青果颗粒供试品液相色谱图

拓展知识：
颗粒剂的
制备

任务四　糖浆剂质量检测

任务导入

《中国药典》2020 年版一部收载的强力枇杷露有以下四种规格：每瓶装①100 ml；②120 ml；③150 ml；④180 g。

◆ **思考：**

1. 规格④用什么方法检查装量？

2. 规格①、②、③用多大体积的量筒检查装量？

糖浆剂系指含有原料药物的浓蔗糖水溶液。糖浆剂中含有大量蜂蜜或蔗糖，较适合微生物生长繁殖，一旦染菌会长霉、发酵，不但严重影响其稳定性，甚至还会引起玻璃容器爆炸。因此，为了抑制微生物的生长，常加入一定量的抑菌剂，如山梨酸、苯甲酸和羟苯酯类等。

《中国药典》2020 年版一部收载糖浆剂 31 种，占全部成方制剂和单味制剂的 1.9%。

一、糖浆剂常规检查

（一）性状

除另有规定外，糖浆剂应澄清。在贮存期间不得有发霉、酸败、产生气体或其他变质现象，允许有少量摇之易散的沉淀。

（二）相对密度

糖浆剂一般应进行相对密度检查。如感冒止咳糖浆的相对密度应不低于 1.13。

（三）pH

糖浆剂的 pH 有时与制剂本身的稳定性及防腐剂的抑菌能力关系密切，因此，一般应对其做出规定，如强力枇杷露 pH 应为 4.0～6.0。

（四）装量差异或装量

单剂量灌装的糖浆剂应进行装量差异检查；多剂量灌装的糖浆剂应进行最低装量检查。

单剂量灌装的糖浆剂，照下述方法检查应符合规定：取供试品 5 支，将内容物分别倒入经标化的量入式量筒内，尽量倾净。在室温下检视，每支装量与标示装量相比较，少于标示装量的不得多于 1 支，并不得少于标示装量的 95%。

多剂量灌装的糖浆剂，照最低装量检查法的容量法进行检查应符合规定：除另有规定外，取供试品 5 个（50 ml 以上者 3 个），开启时注意避免损失，将内容物转移至预经标化的干燥量入式量筒中（量具的大小应使待测体积至少占其额定体积的 40%），黏稠液体倾出后，除另有规定外，将容器倒置 15 min，尽量倾净。2 ml 及以下者用预经标化的干燥量入式注射器抽尽。读出每个容器内容物的装量，并求其平均装量，均应符合表 3-1-2 的有关规定。如有 1 个容器装量不符合规定，则另取供试品 5 个（50 ml 以上者 3 个）复试，应全部符合规定。

表 3-1-2　最低装量检查法有关规定

标示装量	注射液及注射用浓溶液		口服及外用固体、半固体、液体、黏稠液体	
	平均装量	每个容器装量	平均装量	每个容器装量
20 g（ml）以下	/	/	不少于标示装量	不少于标示装量的 93%
20 g（ml）至 50 g（ml）	/	/	不少于标示装量	不少于标示装量的 95%
50 g（ml）以上	不少于标示装量	不少于标示装量的 97%	不少于标示装量	不少于标示装量的 97%

二、应用实例——感冒止咳糖浆理化质量分析

（一）检验依据

《中国药典》2020 年版一部第 1 791 页。

[**处方**] 柴胡 100 g，山银花 75 g，葛根 100 g，青蒿 75 g，连翘 75 g，黄芩 75 g，桔梗 50 g，苦杏仁 50 g，薄荷脑 0.15 g。

[**性状**] 本品为深棕色的澄清液体；味甜、微苦，具有清凉感。

[**鉴别**]（1）取本品 10 ml，加甲醇 10 ml，振摇，滤过，滤液蒸干，残渣加甲醇 2 ml 使溶解，离心，取上清液作为供试品溶液。另取葛根素对照品，加甲醇制成每 1 ml 含 1 mg 的溶液，作为对照品溶液。照薄层色谱法（通则 0502）试验，吸取供试品溶液 5～10 μl、对照品溶液 1～3 μl，分别点于同一硅胶 GF$_{254}$ 薄层板上，以三氯甲烷-甲醇（7∶3）为展开剂，展开，取出，晾干，置紫外光灯（254 nm）下检视。供试品色谱中，在与对照品色谱相应的位置上，显相同颜色的斑点。

（2）取本品 20 ml，用乙酸乙酯振摇提取 2 次，每次 20 ml，合并乙酸乙酯液，蒸干，残渣加甲醇 0.5 ml 使溶解，作为供试品溶液。另取黄芩苷对照品，加甲醇制成每 1 ml 含 1 mg 的溶液，作为对照品溶液。照薄层色谱法（通则 0502）试验，吸取上述两种溶液各 3～6 μl，分别点于同一硅胶 G 薄层板上，以乙酸乙酯-丁酮-甲酸-水（5∶3∶1∶1）为展开剂，展开，取出，晾干，喷以 1‰三氯化铁乙醇溶液。供试品色谱中，在与对照品色谱相应的位置上，显相同颜色的斑点。

（3）取本品 5 ml，用水饱和的正丁醇 5 ml 振摇提取，分取正丁醇液，用氨试液（取浓氨试液 1 ml 加水至 10 ml）5 ml 振摇提取，分取下层液，用稀盐酸溶液调节 pH 至 3，再用乙酸乙酯 10 ml 振摇提取，分取乙酸乙酯液，蒸干，残渣加甲醇 1 ml 使溶解，作为供试品溶液。另取绿原酸对照品，加甲醇制成每 1 ml 含 1 mg 的溶液，作为对照品溶液。照薄层色谱法（通则 0502）试验，吸取上述两种溶液各 1 μl，分别点于同一聚酰胺薄膜上，以醋酸为展开剂，展开，取出，晾干，置紫外光灯（365 nm）下检视。供试品色谱中，在与对照品色谱相应的位置上，显相同颜色的荧光斑点。

[**检查**] 相对密度：应不低于 1.13（通则 0601）。

其他：应符合糖浆剂项下有关的各项规定（通则 0116）。

[**含量测定**] 照高效液相色谱法（通则 0512）测定。

（1）色谱条件与系统适用性试验。以十八烷基硅烷键合硅胶为填充剂；以甲醇-水-磷酸（35∶65∶0.3）为流动相；检测波长为 280 nm。理论板数按黄芩苷峰计算应不低于 3 000。

（2）对照品溶液的制备。取黄芩苷对照品适量，精密称定，加 50%甲醇制成每 1 ml 含 15 μg 的溶液，即得。

（3）供试品溶液的制备。精密量取本品 1 ml，置 50 ml 量瓶中，加 50%甲醇至刻度，摇匀，滤过，取续滤液，即得。

（4）测定法。分别精密吸取对照品溶液与供试品溶液各 10 μl，注入液相色谱仪，测定，即得。本品每 1 ml 含黄芩以黄芩苷（$C_{21}H_{18}O_{11}$）计，不得少于 2.0 mg。

（二）操作方法

1. 性状　包括剂型、颜色、气味。取本品置无色透明烧杯内，目视、鼻闻，本品为深

棕色的澄清液体,味甜、微苦,具有清凉感。

2. 鉴别 薄层色谱鉴别葛根、黄芩和山银花。葛根的主要成分是葛根素,黄芩的主要成分是黄芩苷,山银花的主要成分是绿原酸,因此薄层色谱鉴别采用对照品对照法。

(1)葛根鉴别。

① 对照溶液的制备。取葛根素对照品 1.12 mg,加甲醇 1 ml 制成每 1 ml 约含 1 mg 的溶液,作为对照品溶液。

② 供试品溶液的制备。依法操作。

③ 点样量。对照品溶液 1 μl,供试品溶液 5 μl。

④ 薄层板。硅胶 G 薄层板。

⑤ 展开剂。三氯甲烷-甲醇(7:3)。

⑥ 检视。置紫外光灯(254 nm)下检视。

⑦ 结果。记录薄层色谱图,标记溶剂前沿、对照品位置。感冒止咳糖浆薄层鉴别(葛根)色谱图见图 3-1-11。

彩图:感冒止
咳糖浆薄层
鉴别(葛根)
色谱图

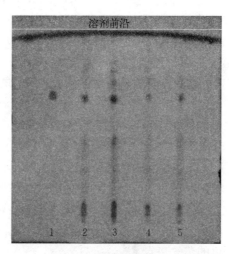

图 3-1-11 感冒止咳糖浆薄层鉴别(葛根)色谱图
1. 葛根素对照品 2、3、4、5. 感冒止咳糖浆

⑧ 结论。符合规定。

(2)黄芩鉴别。

① 对照溶液的制备。取黄芩苷对照品 1.04 mg,加甲醇 1 ml 制成每 1 ml 约含 1 mg 的溶液,作为对照品溶液。

② 供试品溶液的制备。依法操作。

③ 点样量。对照品溶液 3 μl,供试品溶液 3 μl。

④ 薄层板。硅胶 G 薄层板。

⑤ 展开剂。乙酸乙酯-丁酮-甲酸-水(5:3:1:1)。

⑥ 检视。喷以 1% 三氯化铁乙醇溶液。

⑦ 结果。记录薄层色谱图,标记溶剂前沿、对照品位置。感冒止咳糖浆薄层鉴别(黄芩)色谱图见图 3-1-12。

⑧ 结论。符合规定。

（3）山银花鉴别。

① 对照溶液的制备。取绿原酸对照品1.02 mg，加甲醇 1 ml 制成每 1 ml 约含1 mg 的溶液，作为对照品溶液。

② 供试品溶液的制备。依法操作。

③ 点样量。对照品溶液 1 μl，供试品溶液 1 μl。

④ 薄层板。聚酰胺薄膜。

⑤ 展开剂。醋酸。

⑥ 检视。置紫外光灯（365 nm）下检视。

⑦ 结果。记录薄层色谱图，标记溶剂前沿、对照品位置。感冒止咳糖浆薄层鉴别（山银花）色谱图见图 3 - 1 - 13。

⑧ 结论。符合规定。

3. 检查

（1）相对密度。

① 洁净、干燥的比重瓶重量 $W_0 =$ 9.461 1 g。

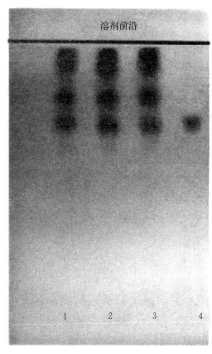

彩图：感冒止咳糖浆薄层鉴别（黄芩）色谱图

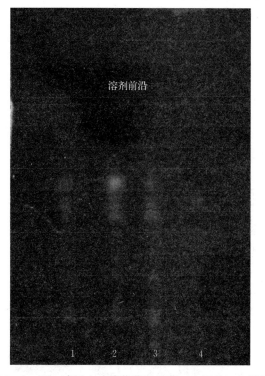

图 3 - 1 - 12　感冒止咳糖浆薄层鉴别（黄芩）色谱图
1、2、3. 感冒止咳糖浆　4. 黄芩苷对照品

图 3 - 1 - 13　感冒止咳糖浆薄层鉴别（山银花）色谱图
1、2、3. 感冒止咳糖浆　4. 绿原酸对照品

彩图：感冒止咳糖浆薄层鉴别（山银花）色谱图

② 比重瓶充满供试品后总重 $W_供 = 16.0543$ g。

③ 比重瓶充满水后总重 $W_水 = 15.0962$ g。

④ 供试品的相对密度：$\dfrac{16.0543 - 9.4611}{15.0962 - 9.4611} = 1.17$

⑤ 标准规定：应不低于 1.13。

⑥ 结论。符合规定。

（2）装量。

① 取供试品 3 瓶，将内容物分别转移至预经标化的 100 ml 干燥量入式量筒中，读数分别为 105 ml、104 ml、105 ml，平均装量为 104.67 ml。

② 标示装量：100 ml/瓶。

③ 装量要求：平均装量不少于标示装量，每个容器装量不少于标示装量的 97%。

④ 结论。符合规定。

4. 含量测定　黄芩苷是黄芩的主要有效成分，采用高效液相色谱法测定黄芩中黄芩苷的含量。

（1）对照品溶液的制备。精密称定黄芩苷对照品 10 mg，置 200 ml 量瓶中，加 50%甲醇稀释至刻度，摇匀，制备成黄芩苷对照品储备液。精密量取 3 ml 黄芩苷对照品储备液置 10 ml 量瓶中，加 50%甲醇稀释至刻度，摇匀，即得。

（2）供试品溶液的制备。精密量取本品 1 ml，置 50 ml 量瓶中，依法操作，即得。

（3）测定。精密吸取对照品溶液与供试品溶液各 10 μl，注入液相色谱仪，测定，即得。

（4）计算。在运算过程中，计算结果保留三位有效数字，修约至两位有效数字。实验数据如下：

$W_{供1} = 1.00$ ml；$W_{供2} = 1.00$ ml；$W_对 = 0.01035$ g。

$A_{供1-1} = 3\,914\,880$；$A_{供1-2} = 3\,920\,990$；$A_{供2-1} = 3\,913\,815$；$A_{供2-2} = 3\,949\,385$。

$A_{对-1} = 561\,642$；$A_{对-2} = 557\,386$；$\overline{A}_对 = 559\,514$。

黄芩苷对照品含量以 95.4% 计。

$$含量 = \frac{c_供 \times D}{V} = \frac{c_对 \times \dfrac{A_供}{A_对} \times D}{V}$$

$$含量_{供1-1} = \frac{\dfrac{0.01035 \times 95.4\%}{200} \times \dfrac{3}{10} \times \dfrac{3\,914\,880}{559\,514} \times 50 \times 10^3}{1} = 5.18 \ (mg/ml)$$

$$含量_{供1-2} = \frac{\dfrac{0.01035 \times 95.4\%}{200} \times \dfrac{3}{10} \times \dfrac{3\,920\,990}{559\,514} \times 50 \times 10^3}{1} = 5.19 \ (mg/ml)$$

$$含量_{供2-1} = \frac{\dfrac{0.01035 \times 95.4\%}{200} \times \dfrac{3}{10} \times \dfrac{3\,913\,815}{559\,514} \times 50 \times 10^3}{1} = 5.18 \ (mg/ml)$$

$$含量_{供2-2} = \frac{\dfrac{0.01035 \times 95.4\%}{200} \times \dfrac{3}{10} \times \dfrac{3\,949\,385}{559\,514} \times 50 \times 10^3}{1} = 5.23 \ (mg/ml)$$

$$\overline{含量} = \frac{5.18 + 5.19 + 5.18 + 5.23}{4} = 5.20 \ (mg/ml)$$

结果修约为 5.2（mg/ml）。

（5）结果。本品每 1 ml 含黄芩以黄芩苷（$C_{21}H_{18}O_{11}$）计为 5.2 mg。

（6）结论。符合规定。

黄芩苷对照品及感冒止咳糖浆供试品液相色谱图见图 3-1-14。

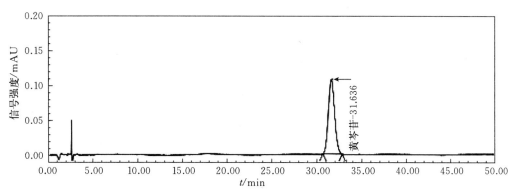

黄芩苷对照品液相色谱图

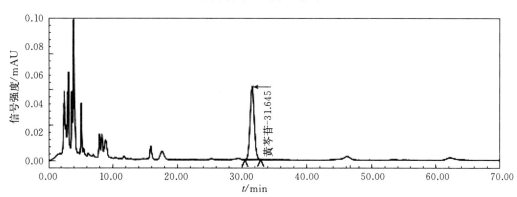

感冒止咳糖浆供试品液相色谱图

图 3-1-14　黄芩苷对照品及感冒止咳糖浆供试品液相色谱图

知识拓展：
糖浆制剂的
附加剂

技能实训一　黄连上清片理化质量分析

一、实训目的

（1）查询黄连上清片质量标准，设计黄连上清片质量分析方案。

（2）准备黄连上清片质量分析所需的仪器设备及药品试剂。

（3）正确对黄连上清片进行性状观察、鉴别、检查、含量测定操作。

（4）正确记录数据及分析处理。

（5）正确填写检测报告。

二、检测依据

（1）《中国药典》2020 年版一部第 1 595~1 596 页。

（2）《中国药典》2020 年版四部第 1 页（通则 0101——片剂通则）。

三、仪器与试药

1. 仪器 电子分析天平（感量0.1 mg，0.01 mg）、超声波提取仪、智能崩解仪、紫外光灯、高效液相色谱仪。

2. 试药 黄连上清片（规格：薄膜衣片，每片重0.31 g）、大黄对照药材、黄连对照药材、大黄素对照品（含量为98.7%）、盐酸小檗碱对照品（含量为99.4%）、栀子苷对照品。

四、操作方法

（一）性状观察

本品为薄膜衣片，除去包衣后显黄棕色至棕褐色；气香，味苦。

（二）鉴别

（1）取本品10片，除去包衣，研细，加甲醇30 ml，加热回流30 min，滤过，滤液蒸干，残渣加1%盐酸溶液25 ml，加热回流1 h，放冷，用乙醚振摇提取2次，每次20 ml，合并乙醚液，蒸干，残渣加甲醇2 ml使溶解，作为供试品溶液。另取大黄对照药材0.1 g，加甲醇10 ml，同法制成对照药材溶液。再取大黄素对照品，加甲醇制成每1 ml含1 mg的溶液，作为对照品溶液。照薄层色谱法（通则0502）试验，吸取上述三种溶液各2~4 μl，分别点于同一硅胶G薄层板上，以石油醚（30~60 ℃）-甲酸乙酯-甲酸（15:5:1）的上层溶液为展开剂，展开，取出，晾干，置紫外光灯（365 nm）下检视。供试品色谱中，在与对照药材和对照品色谱相应的位置上，显相同颜色的荧光斑点；置氨蒸气中熏后，斑点变为红色。

（2）取本品5片，除去包衣，研细，加甲醇10 ml，超声处理30 min，滤过，滤液作为供试品溶液。另取黄连对照药材0.1 g，同法制成对照药材溶液。再取盐酸小檗碱对照品，加甲醇制成每1 ml含0.2 mg的溶液，作为对照品溶液。照薄层色谱法（通则0502）试验，吸取上述三种溶液各2 μl，分别点于同一硅胶G薄层板上，以甲苯-异丙醇-乙酸乙酯-甲醇-水（6:1.5:3:1.5:0.3）为展开剂，置氨蒸气饱和的展开缸内，展开，取出，晾干，置紫外光灯（365 nm）下检视。供试品色谱中，在与对照药材和对照品色谱相应的位置上，显相同颜色的黄色荧光斑点。

（3）取本品10片，除去包衣，研细，加乙醚30 ml，超声处理10 min，滤过，弃去乙醚液，药渣挥干溶剂，加乙酸乙酯40 ml，加热回流1 h，滤过，滤液蒸干，残渣加甲醇1 ml使溶解，作为供试品溶液。另取栀子苷对照品，加甲醇制成每1 ml含1 mg的溶液，作为对照品溶液。照薄层色谱法（通则0502）试验，吸取上述两种溶液各2~4 μl，分别点于同一硅胶G薄层板上，以乙酸乙酯-丙酮-甲酸-水（10:6:2:0.5）为展开剂，展开，取出，晾干，喷以10%硫酸乙醇溶液，加热至斑点显色清晰。供试品色谱中，在与对照品色谱相应的位置上，显相同颜色的斑点。

（三）检查

1. 重量差异

（1）取供试品20片，照《中国药典》2020年版四部片剂项下的方法操作。

（2）结果判定：标示重量为0.31 g，重量差异限度规定为±7.5%。

2. 崩解时限

（1）取供试品 6 片，照《中国药典》2020 年版四部崩解时限检查法操作。

（2）结果判定：各片均应在 1 h 内全部崩解。

（四）含量测定

1. 色谱条件与系统适用性试验　以十八烷基硅烷键合硅胶为填充剂；以乙腈－0.033 mol/L 磷酸二氢钾溶液（35∶65）为流动相；检测波长为 345 nm。理论板数按盐酸小檗碱峰计算应不低于 4 000。

2. 对照品溶液的制备　取盐酸小檗碱对照品约 10 mg，精密称定，加甲醇制成每 1 ml 含 20 μg 的溶液，即得。

3. 供试品溶液的制备　取本品 10 片，除去包衣，精密称定，研细，取约 1 g，精密称定，置具塞锥形瓶中，精密加入盐酸－甲醇（1∶100）混合溶液 10 ml，称定重量，置 50 ℃水浴中加热 15 min，取出，放冷，超声处理（功率 250 W，频率 33 kHz）30 min，放冷，再称定重量，用甲醇补足减失的重量，摇匀，滤过，精密量取续滤液 2 ml，低温挥干溶剂，残渣用甲醇适量使溶解，加在碱性氧化铝柱（100～200 目，内径为 1 cm）上，用甲醇 35 ml 洗脱，收集洗脱液，蒸干，残渣加甲醇使溶解，并转移至 10 ml 量瓶中，加甲醇稀释至刻度，摇匀，即得。

4. 测定法　分别精密吸取对照品溶液与供试品溶液各 10 μl，注入液相色谱仪，测定，即得。

5. 标准规定　本品每片含黄连、黄柏以盐酸小檗碱（$C_{20}H_{17}NO_4 \cdot HCl$）计，不得少于 0.27 mg。

五、注意事项

（1）大黄薄层鉴别展开剂极性小，易挥发，展开缸可以置于冰箱中展开，展距为 8～9 cm，大黄对照药材出现五个斑点。

（2）为了减少供试品在蒸干过程中损失，含量测定项下供试品溶液制备的"蒸干"步骤均采用旋转蒸发仪将供试品蒸干，而不是将供试品放入蒸发皿蒸干。

（3）流动相中含有盐，实验完成后应使用与流动相相同比例不含盐的流动相进行清洗，防止盐析出，影响色谱柱和仪器的使用寿命。

六、原始数据与结果判定

黄连上清片原始数据记录见表 3-1-3。

表 3-1-3　黄连上清片原始数据记录

检品名称		检品编号		生产日期/有效期	
送检部门		批号		送检日期	
剂型/规格		检品数量		检验日期	
检验依据					
检验项目	性状				
结果					

（续）

结论	□符合规定		□不符合规定		
检验项目	薄层鉴别（1）				
检验方法	《中国药典》2020 年版通则 0502——薄层色谱法				
使用仪器	仪器编号		仪器名称		型号
对照药材信息	编号		中文名称		
	批号		生产商		
	用途		干燥条件		
	含量		有效期		
	取样量/g				
对照品信息	编号		中文名称		
	批号		生产商		
	用途		干燥条件		
	含量		有效期		
	取样量/g				
供试品取样量/g					
对照溶液的制备					
供试品溶液的制备					
点样量/μl	大黄对照药材				
	大黄素对照品				
	供试品溶液				
薄层板	来源		厂家/品牌		批号
	固定相				
	规格/cm				
实验条件	温度/℃				
	相对湿度/%				
	展开剂及其展开条件				
	展距/cm				

（续）

显色及检视				
标准规定				
结果				
结论	□符合规定		□不符合规定	
检验项目	薄层鉴别（2）			
检验方法	《中国药典》2020年版通则0502——薄层色谱法			

使用仪器	仪器编号	仪器名称		型号

对照药材信息	编号		中文名称	
	批号		生产商	
	用途		干燥条件	
	含量		有效期	
	取样量/g			

对照品信息	编号		中文名称	
	批号		生产商	
	用途		干燥条件	
	含量		有效期	
	取样量/g			

供试品取样量/g				
对照溶液的制备				
供试品溶液的制备				

点样量/μl	黄连对照药材			
	盐酸小檗碱对照品			
	供试品溶液			

薄层板	来源		厂家/品牌		批号	
	固定相					
	规格/cm					

实验条件	温度/℃				
	相对湿度/%				
	展开剂及其展开条件				
	展距/cm				

（续）

显色及检视					
标准规定					
结果					
结论	□符合规定		□不符合规定		
检验项目	薄层鉴别（3）				
检验方法	《中国药典》2020年版通则0502——薄层色谱法				
使用仪器	仪器编号		仪器名称		型号
对照品信息	编号		中文名称		
	批号		生产商		
	用途		干燥条件		
	含量		有效期		
	取样量/g				
供试品取样量/g					
对照溶液的制备					
供试品溶液的制备					
点样量/μl	栀子苷对照品				
	供试品溶液				
薄层板	来源		厂家/品牌		批号
	固定相				
	规格/cm				
实验条件	温度/℃				
	相对湿度/%				
	展开剂及其展开条件				
	展距/cm				
显色及检视					
标准规定					
结果					
结论	□符合规定		□不符合规定		
检验项目	重量差异				
检验依据	《中国药典》2020年版通则0101——片剂				

（续）

仪器	仪器编号		仪器名称			型号	

实验数据 单位：g	总重							
	序号	重量	序号	重量	序号	重量	序号	重量
	1		6		11		16	
	2		7		12		17	
	3		8		13		18	
	4		9		14		19	
	5		10		15		20	
	标示重量							

限度范围	限度（±%）范围	
	限度1倍的范围	

结果		____片均未超出限度范围
		____片超出限度范围，但未超出限度1倍
		____片超出限度范围，且有____片超出限度1倍

标准规定	

结论	□符合规定　　　　□不符合规定

计算公式	平均重量＝总重/20
	限度范围：（平均重量－平均重量×限度）～（平均重量＋平均重量×限度）
	限度1倍的范围：（平均重量－平均重量×限度×2）～（平均重量＋平均重量×限度×2）

检验项目	崩解时限

检验方法	《中国药典》2020年版通则0921——崩解时限检查法

使用仪器	仪器编号	仪器名称	型号

实验操作	介质	
	温度/℃	

实验结果	崩解时间/min	
	现象	

标准规定	应在____min内全部崩解

结论	□符合规定　　　　□不符合规定

检验项目	含量测定

检验方法	《中国药典》2020年版通则0512——高效液相色谱法

使用仪器	仪器编号	仪器名称	型号

（续）

对照品信息	编号		中文名称	
	批号		生产商	
	用途		干燥条件	
	含量		有效期	
色谱柱信息	编号		填料	
	品牌		粒径/μm	
	直径（mm）×长度（mm）		柱温/℃	
色谱条件	检测波长/nm			
	流动相			
	流速/(ml/min)			
	进样体积/μl	对照品____，供试品____		
系统适用性	标准规定			
	结果			
	结论	□符合规定　　　　　□不符合规定		
实验操作	对照品溶液的制备			
	供试品溶液的制备			

对照品计算	取样量 $W_{对}$/mg	峰面积 $A_{对}$	稀释倍数 $D_{对}$	含量/%	平均峰面积 $\overline{A}_{对}$	浓度 $c_{对}$/(μg/ml)

供试品取样	取样数/片	总重/g	平均片重 $\overline{W}$/g	取样量 $W_{供}$/g		容器＋样液重/g
				第1份		
				第2份		

供试品计算	序号	峰面积 $A_{供}$	固体药物由固态变成液态的体积 V	稀释倍数 D	浓度 $c_{供}$/(μg/ml)	含量/(mg/片)	平均含量/(mg/片)	修约/(mg/片)	RSD/%
	1								
	2								

计算公式	$c_{对}=\dfrac{W_{对}\times对照品含量}{A_{对}\times D_{对}}$ 供试品含量 $=\dfrac{A\times c_{对}\times V\times\overline{W}}{\overline{A}_{对}\times W_{供}}$
标准规定	
结论	□符合规定　　　　　□不符合规定

七、检验报告

黄连上清片检验报告见表 3-1-4。

表 3-1-4　黄连上清片检验报告

检品名称		检品编号		生产日期/有效期	
送检部门		批号		送检日期	
剂型/规格		检品数量		检验日期	
检验依据					
检验项目	标准规定		检验结果		
【性状】	应为糖衣片或薄膜衣片，除去包衣后显黄棕色至棕褐色；气香，味苦				
【鉴别】					
(1) 薄层鉴别	应检出与大黄对照药材、大黄素对照品相应的斑点				
(2) 薄层色谱	应检出与黄连对照药材、盐酸小檗碱对照品相应的斑点				
(3) 薄层色谱	应检出与栀子苷对照品相应的斑点				
【检查】					
重量差异	应符合规定				
崩解时限	应在 60 min 内				
【含量测定】					
盐酸小檗碱	每片含黄连、黄柏以盐酸小檗碱 ($C_{20}H_{17}NO_4 \cdot HCl$) 计，应不得少于 0.27 mg				
检验结论					

审核者：　　　　　　　复核者：　　　　　　　检验者：

八、实训考核

实训考核评价见表 3-1-5。

表 3-1-5　实训考核评价

序号	工作任务	评价指标	分值比例
1	检验标准的选择	选择正确的检验标准及检测方法	10%
2	供试品溶液的提取和对照品溶液的配制	(1) 选择合适的天平 (2) 正确使用天平 (3) 容量瓶和移液管的规范使用	10%

（续）

序号	工作任务	评价指标	分值比例
3	薄层鉴别	（1）正确选择薄层板 （2）展开剂配制准确 （3）点样、展开、显色操作规范 （4）正确使用紫外检视灯 （5）薄层板的观察判断	10%
4	重量差异	（1）正确使用天平 （2）正确选择重量差异范围	10%
5	崩解时限	（1）正确使用崩解时限仪 （2）正确判断崩解时间是否合格	10%
6	含量测定	正确使用高效液相色谱仪	20%
7	数据处理	（1）原始记录填写及时、准确、规范 （2）含量测定结果有效数字保留准确 （3）计算准确，测定结果准确，平行性好 （4）正确填写检测报告书	10%
8	其他操作	（1）及时清理实验桌面、玻璃器皿及仪器设备 （2）注意操作规范和操作安全	10%
9	综合素养	具有自主学习、融会贯通的学习能力，以科学的眼光解决问题	10%
合计			100%

技能实训二　小柴胡颗粒理化质量分析

一、实训目的

（1）查询小柴胡颗粒质量标准，设计小柴胡颗粒质量分析方案。

（2）准备小柴胡颗粒质量分析所需的仪器设备及药品试剂。

（3）正确对小柴胡颗粒进行性状观察、鉴别、检查、含量测定。

（4）正确记录数据及分析处理。

（5）正确填写检测报告。

二、检测依据

（1）《中国药典》2020年版一部第605～606页。

（2）《中国药典》2020年版四部第6页（通则0104——颗粒剂通则）。

三、仪器与试药

1. 仪器　电子分析天平（感量0.1 mg、0.01 mg）、超声波提取仪、智能崩解仪、紫外光灯、高效液相色谱仪。

2. 试药　小柴胡颗粒（规格：每袋装 10 g）、甘草对照药材、柴胡对照药材、黄芩苷对照品（含量为 95.4%）。

四、操作方法

（一）性状观察

本品为黄色至棕褐色的颗粒；味甜。

（二）鉴别

（1）取本品 6 g，研细，加乙醇 20 ml，超声处理 20 min，滤过，滤液蒸干，残渣用水 20 ml 溶解，用盐酸调节 pH 至 2～3，用乙酸乙酯振摇提取 2 次，每次 20 ml，合并乙酸乙酯液，蒸干，残渣加甲醇 1 ml 使溶解，作为供试品溶液。另取黄芩苷对照品适量，加甲醇制成每 1 ml 含 1 mg 的溶液，作为对照品溶液。照薄层色谱法（通则 0502）试验，吸取上述两种溶液各 10 μl，分别点于同一以含 4% 醋酸钠的羧甲基纤维素钠溶液为黏合剂的硅胶 G 薄层板上，以乙酸乙酯-丁酮-甲酸-水（5：3：1：1）为展开剂，展开，取出，晾干，喷以 1% 三氯化铁乙醇溶液。供试品色谱中，在与对照品色谱相应的位置上，显相同颜色的斑点。

（2）取甘草对照药材 1 g，加水适量，煎煮 30 min，放冷，滤过，滤液浓缩至 20 ml，用水饱和的正丁醇振摇提取 2 次，每次 20 ml，合并正丁醇提取液，用正丁醇饱和的水洗涤 2 次，每次 10 ml，正丁醇液蒸干，残渣加甲醇 1 ml 使溶解，作为对照药材溶液。照薄层色谱法（通则 0502）试验，吸取［鉴别］（1）项下的供试品溶液 10 μl 与上述对照药材溶液 5～10 μl，分别点于同一硅胶 G 薄层板上，以三氯甲烷-甲醇-水（40：10：1）为展开剂，展开，取出，晾干，喷以 5% 香草醛硫酸溶液，在 105 ℃ 加热至斑点显色清晰。供试品色谱中，在与对照药材色谱相应的位置上，显相同颜色的斑点。

（3）取本品 6 g，加水 20 ml，搅拌使溶解，离心，取上清液，加在聚酰胺柱（100～200 目，8 g，内径 2.5～3 cm，湿法装柱）上，分别用水、20% 乙醇和 50% 乙醇各 100 ml 洗脱，收集 50% 乙醇洗脱液，蒸干，残渣加甲醇 1 ml 使溶解，作为供试品溶液。另取柴胡对照药材 1 g，加水适量，煎煮 1.5 h，滤过，滤液浓缩至约 10 ml，加在聚酰胺柱（100～200 目，4 g，内径 2 cm，湿法装柱）上，分别用水 100 ml 和 50% 乙醇 150 ml 洗脱，收集 50% 乙醇洗脱液，蒸干，残渣加甲醇 1 ml 使溶解，作为对照药材溶液。照薄层色谱法（通则 0502）试验，吸取供试品溶液 2～10 μl 和对照药材溶液 2 μl，分别点于同一硅胶 G 薄层板上，以乙酸乙酯-乙醇-水（12：2：1）为展开剂，展开，取出，晾干，喷以 5% 对二甲氨基苯甲醛的 10% 硫酸乙醇溶液，热风吹至斑点显色清晰。供试品色谱中，在与对照药材色谱相应的位置上，显相同颜色的荧光斑点。

（三）检查

1. 粒度

（1）取供试品 5 袋，照《中国药典》2020 年版四部粒度和粒度分布测定法（第二法双筛分法）测定。

（2）结果判定：不能通过一号筛与通过五号筛的总和不得超过 15%。

2. 水分

（1）取供试品 2 g，照《中国药典》2020 年版四部水分测定法测定。

（2）结果判定：水分不得超过 8.0％。

3. 溶化性

（1）取供试品 1 袋，照《中国药典》2020 年版四部颗粒剂项下可溶性颗粒溶化性检查法检查。

（2）结果判定：可溶性颗粒应全部溶化或轻微浑浊，无焦屑。

4. 装量差异

（1）取供试品 10 袋，照《中国药典》2020 年版四部颗粒剂项下的方法操作。

（2）结果判定：标示重量为 10 g，装量差异限度规定为±5％。

（四）含量测定

1. 色谱条件与系统适用性试验　以十八烷基硅烷键合硅胶为填充剂；以甲醇-水-磷酸（47：53：0.2）为流动相；检测波长为 315 nm。理论板数按黄芩苷峰计算应不低于 3 000。

2. 对照品溶液的制备　取黄芩苷对照品约 10 mg，精密称定，加 70％乙醇制成每 1 ml 含 60 μg 的溶液，即得。

3. 供试品溶液的制备　取装量差异项下的本品，混匀，取适量，研细，取约 3 g，精密称定，置具塞锥形瓶中，精密加入 70％乙醇 50 ml，密塞，称定重量，超声处理（功率 250 W，频率 50 kHz）30 min，放冷，再称定重量，用 70％乙醇补足减失的重量，摇匀，滤过，取续滤液，即得。

4. 测定法　分别精密吸取对照品溶液与供试品溶液各 10 μl，注入液相色谱仪，测定，即得。

5. 标准规定　本品每袋含黄芩以黄芩苷（$C_{21}H_{18}O_{11}$）计，不得少于 20.0 mg。

五、注意事项

（1）黄芩苷薄层鉴别的显色剂为 1％三氯化铁乙醇溶液，乙醇未指明浓度时，是指 95％乙醇。

（2）水分含量结果计算中，$W_{空瓶}$和 $W_{供试品+空瓶}$的数据均取恒重数据中最小值。

（3）进行装量差异试验过程中应避免用手直接接触供试品的内容物，称定空袋前，内容物应清除完全。

（4）黄芩苷难溶于甲醇、乙醇，几乎不溶于水。

六、原始数据与结果判定

小柴胡颗粒原始数据记录见表 3-1-6。

表 3-1-6　小柴胡颗粒原始数据记录

检品名称		检品编号		生产日期/有效期	
送检部门		批号		送检日期	
剂型/规格		检品数量		检验日期	
检验依据					
检验项目	性状				
标准规定					
结果					

（续）

结论	□符合规定　　　　　□不符合规定				
检验项目	薄层鉴别（1）				
检验方法	《中国药典》2020 年版通则 0502——薄层色谱法				
使用仪器	仪器编号		仪器名称		型号
对照品信息	编号		中文名称		
	批号		生产商		
	用途		干燥条件		
	含量		有效期		
	取样量/g				
供试品取样量/g					
对照溶液的制备					
供试品溶液的制备					
点样量/μl	黄芩苷对照品				
	供试品溶液				
薄层板	来源		厂家/品牌		批号
	固定相				
	规格/cm				
实验条件	温度/℃				
	相对湿度/%				
	展开剂及其展开条件				
	展距/cm				
显色及检视					
标准规定					
结果					
结论	□符合规定　　　　　□不符合规定				
检验项目	薄层鉴别（2）				
检验方法	《中国药典》2020 年版通则 0502——薄层色谱法				
使用仪器	仪器编号		仪器名称		型号

（续）

对照药材信息	编号		中文名称	
	批号		生产商	
	用途		干燥条件	
	含量		有效期	
	取样量/g			

供试品取样量/g	

对照溶液的制备	

供试品溶液的制备	

点样量/μl	甘草对照药材	
	供试品溶液	

薄层板	来源		厂家/品牌		批号	
	固定相					
	规格/cm					

实验条件	温度/℃	
	相对湿度/%	
	展开剂及其展开条件	
	展距/cm	

显色及检视	

标准规定	

结果	

结论	□符合规定　　　　　□不符合规定

检验项目	薄层鉴别（3）

检验方法	《中国药典》2020年版通则0502——薄层色谱法

使用仪器	仪器编号	仪器名称	型号

对照药材信息	编号		中文名称	
	批号		生产商	
	用途		干燥条件	
	含量		有效期	
	取样量/g			

（续）

供试品取样量/g		
对照溶液的制备		
供试品溶液的制备		
点样量/μl	柴胡对照药材	
	供试品溶液	

薄层板	来源		厂家/品牌		批号	
	固定相					
	规格/cm					

实验条件	温度/℃	
	相对湿度/%	
	展开剂及其展开条件	
	展距/cm	

显色及检视	
标准规定	
结果	
结论	□符合规定　　　　□不符合规定
检验项目	粒度
检验方法	《中国药典》2020 年版通则 0982——粒度和粒度分布测定法　第二法

使用仪器	仪器编号	仪器名称	型号

实验操作	取本品____袋，依法测定			

实验结果	供试量 W_1/g	不能通过一号筛与能通过五号筛的总和 W_2/g	粒度/%	修约/%

标准规定	不能通过一号筛与通过五号筛的总和不得超过 15%
结论	□符合规定　　　　□不符合规定
公式	粒度（%）＝$\dfrac{W_2}{W_1}\times100\%$
检验项目	水分
检验方法	《中国药典》2020 年版通则 0832——水分测定法

（续）

使用仪器	仪器编号		仪器名称		型号		

测定法	烘干法

实验条件	干燥温度/℃

结果	时间/h	空瓶 W_0/g	供试品 $W_{供}$/g	时间/h	空瓶＋供试品 W/g	水分/％	修约/％

标准规定	

结果	

结论	□符合规定　　　　　□不符合规定

计算公式	水分（％）＝$(W_0+W_{供}-W)/W_{供}\times100\%$

备注	W_0、$W_{供}$ 数据均取恒重的数据中最小值

检验项目	溶化性

检验方法	《中国药典》2020 年版通则 0104——颗粒剂

实验操作	

标准规定	

结果	

结论	□符合规定　　　　　□不符合规定

检验项目	装量差异

检验依据	《中国药典》2020 年版通则 0104——颗粒剂

仪器	仪器编号		仪器名称		型号		

实验数据	总重/g							
	序号	重量/g	序号	重量/g	序号	重量/g	序号	重量/g
	1		4		7		10	
	2		5		8			
	3		6		9			
	标示重量/g							

限度范围	限度（±％）范围	
	限度 1 倍的范围	

结果		＿＿＿袋均未超出限度范围
		＿＿＿袋超出限度范围，但未超出限度 1 倍
		＿＿＿袋超出限度范围，且有＿＿＿袋超出限度 1 倍

（续）

标准规定						
结论	□符合规定　　　　　　□不符合规定					
计算公式	平均装量 ＝ 总重/10					
	限度范围：（平均装量－平均装量×限度）～（平均装量＋平均装量×限度）					
	限度1倍的范围：（平均装量－平均装量×限度×2）～（平均装量＋平均装量×限度×2）					
检验项目	含量测定					
检验方法	《中国药典》2020年版通则0512——高效液相色谱法					

使用仪器	仪器编号		仪器名称		型号	

对照品信息	编号		中文名称			
	批号		生产商			
	用途		干燥条件			
	含量		有效期			

色谱柱信息	编号		填料			
	品牌		粒径/μm			
	直径（mm）× 长度（mm）		柱温/℃			

色谱条件	检测波长/nm					
	流动相					
	流速/（ml/min）					
	进样体积/μl	对照品＿＿＿，供试品＿＿＿＿				

系统适用性	标准规定					
	结果					
	结论	□符合规定　　　　　　□不符合规定				

实验操作	对照品溶液的制备					
	供试品溶液的制备					

对照品计算	取样量W_r/mg	峰面积$A_{对}$	稀释倍数D	含量/%	平均峰面积$\overline{A}_{对}$	浓度$c_{对}$/（μg/ml）

供试品取样	取样数/袋	总重/g	平均装量 $\overline{W}$/g	取样量$W_{供}$/g		容器＋样液重/g
				第1份		
				第2份		

（续）

	序号	峰面积 $A_供$	固体药物由固态变成液态的体积 V	浓度 $c_供$/（μg/ml）	含量/（mg/片）	平均含量/（mg/片）	修约/（mg/片）	RSD/%
供试品计算	1							
	2							

计算公式	供试品含量 $= \dfrac{A_供 \times c_对 \times V \times \overline{W}}{A_对 \times W}$
标准规定	
结论	□符合规定　　　　　　□不符合规定

七、检验报告

小柴胡颗粒检验报告见表3-1-7。

表3-1-7　小柴胡颗粒检验报告

检品名称		检品编号		生产日期/有效期	
送检部门		批号		送检日期	
剂型/规格		检品数量		检验日期	
检验依据					
检验项目		标准规定		检验结果	
【性状】	应为黄色至棕褐色的颗粒；味甜				
【鉴别】					
（1）薄层鉴别	应检出与黄芩苷对照品相应的斑点				
（2）薄层色谱	应检出与甘草对照药材相应的斑点				
（3）薄层色谱	应检出与柴胡对照药材相应的斑点				
【检查】					
水分	应不得过8.0%				
粒度	不能通过一号筛与通过五号筛的总和不得超过15%				
溶化性	应符合规定				
装量差异	应符合规定				
【含量测定】					
黄芩苷	每袋含黄芩以黄芩苷（$C_{21}H_{18}O_{11}$）计，应不得少于20.0 mg				
检验结论					

审核者：　　　　　复核者：　　　　　检验者：

八、实训评价

实训评价见表 3-1-8。

表 3-1-8 实训评价

序号	工作任务	评价指标	分值比例
1	检验标准的选择	选择正确的检验标准及检测方法	5%
2	供试品溶液的提取和对照品溶液的配制	(1) 选择合适的天平 (2) 正确使用天平 (3) 容量瓶和移液管的规范使用	10%
3	薄层鉴别	(1) 正确选择薄层板 (2) 展开剂配制准确 (3) 点样、展开、显色操作规范 (4) 正确使用紫外检视灯 (5) 薄层板的观察判断	20%
4	装量差异	(1) 正确使用天平 (2) 正确选择装量差异范围	5%
5	粒度	选择正确的筛网号数，检查筛网是否经过检定	5%
6	水分	(1) 正确选择测定水分的方法 (2) 正确使用烘箱	5%
7	含量测定	正确使用高效液相色谱仪	20%
8	数据处理	(1) 原始记录填写及时、准确、规范 (2) 含量测定结果有效数字保留准确 (3) 计算准确，测定结果准确，平行性好 (4) 正确填写检测报告书	10%
9	其他操作	(1) 及时清理实验桌面、玻璃器皿及仪器设备 (2) 注意操作规范和操作安全	10%
10	综合素养	具有自主学习、融会贯通的学习能力，以科学的眼光解决问题	10%
合计			100%

目标检测

扫码看答案

一、单项选择题

1. 含片崩解时限规定为（　　）。

    A. 30 min

    B. 1 h

    C. 5 min

    D. 不应在 10 min 内全部崩解

2. 凡规定检查（　　）的片剂，一般不再进行重量差异检查。

A. 含量均匀度　　　B. 分散均匀性　　　C. 崩解时限　　　D. 发泡量

3. 按丸服用的丸剂，按重量服用的丸剂要做重量差异检查，装量以重量标示的多剂量包装要做（　　　）检查。

A. 平均装量　　　B. 最低装量　　　C. 最高装量　　　D. 总装量

4. 下面（　　　）丸剂，不需要检测水分。

A. 蜜丸　　　B. 水蜜丸　　　C. 蜡丸　　　D. 糊丸

5. 某检验员在检测葛根芩连丸的水分，需选用精度为（　　　）天平。

A. 0.1 g　　　B. 0.01 g　　　C. 0.1 mg　　　D. 0.01 mg

6. 颗粒剂的粒度检查常采用双筛分法测定，不能通过一号筛与能通过五号筛的总和不得超过（　　　）。

A. 8.0%　　　B. 10.0%　　　C. 12.0%　　　D. 15%

7. 颗粒剂中常用的黏合剂有（　　　）。

A. 糊精　　　B. 羧甲基淀粉钠　　　C. 硬脂酸镁　　　D. 枸橼酸

8. 鉴别某中药制剂是否含大黄，常用的检查方法是（　　　）法。

A. UV　　　B. GC　　　C. HPLC　　　D. TLC

9. 某检验员检查罗汉果止咳糖浆的装量，标示值为 120 ml，选用以下（　　　）检测器具。

A. 量杯　　　B. 量筒　　　C. 烧杯　　　D. 容量瓶

10. 丸剂样品提取，有时蜜丸需要加入一定量的（　　　）研磨直至均匀分散，再用溶剂提取，或干燥后用溶剂提取。

A. 滑石粉　　　B. 淀粉　　　C. 硅藻土　　　D. 糊精

二、多项选择题

1. 中药制剂是在中医药理论指导下，以中药为原料，按规定的处方和方法加工成一定的剂型，用于防病、治病的药品。常见的药品剂型有（　　　）。

A. 片剂　　　B. 颗粒剂　　　C. 糖浆剂　　　D. 丸剂

2. 板蓝根颗粒常规检查项目有（　　　）。

A. 粒度　　　B. 水分　　　C. 溶化性　　　D. 崩解时限

3. 糖浆剂常规检查，包括（　　　）。

A. 均匀性　　　B. 相对密度　　　C. pH　　　D. 装量

4. 胶囊剂的常规检查不包括（　　　）。

A. 均匀性　　　B. 重量差异　　　C. 溶散时限　　　D. pH

5. 下列剂型需要进行 pH 检测的有（　　　）。

A. 煎膏剂　　　B. 糖浆剂　　　C. 注射剂　　　D. 洗剂

三、判断题

1. 片剂是指原料药物或与适宜的辅料制成的圆形或异形的片状固体制剂。（　　　）

2. 检查含量均匀度的颗粒剂，还须进行装量差异检查。（　　　）

3. 咀嚼片不进行崩解时限检查。（　　　）

4. 颗粒剂采用双筛分法测定，不能通过一号筛与能通过五号筛的总和不得超过 10.0%。（　　　）

5. 糖浆剂的 pH 与制剂本身的稳定性及防腐剂的抑菌能力无任任何关系。　　（　　）

6. 含中药原粉的颗粒剂须进行溶化性检查。　　（　　）

7. 薄膜衣片应在包薄膜衣前素片检查重量差异并符合规定。　　（　　）

8. 片剂类型包括含片、咀嚼片、泡腾片、分散片、肠溶片等。　　（　　）

9. 糖衣片应在 30 min 内全部崩解。　　（　　）

四、简答题

1. 常见的片剂类型有哪些? 各举一个品种。

2. 某同学检测复方甘草片片重差异，标示重量为 0.12 g/片，重量差异限度规定为 $\pm 7.5\%$，20 片的数据如下（单位为 g）：0.113 4；0.120 5；0.125 1；0.128 6；0.117 5；0.119 8；0.125 7；0.110 2；0.126 3；0.118 6；0.110 0；0.127 1；0.119 4；0.123 2；0.130 6；0.122 1；0.120 8；0.125 0；0.120 9；0.121 0。

请分析结果是否符合规定。

五、计算题

复方金钱草颗粒中芒果苷（$C_{19}H_{18}O_{11}$）的含量测定。取装量差异项下的本品，混匀，取适量，研细，取约 2 g，精密称定，置 50 ml 量瓶中，加稀乙醇 40 ml，超声处理（功率 320 W，频率 40 kHz）5 min，加稀乙醇至刻度，摇匀，滤过，取续滤液，即得。取芒果苷对照品适量，置 50 mL 量瓶中，加稀乙醇至刻度，摇匀，精密量取 1 mL 置 10 mL 量瓶中，加稀乙醇至刻度，摇匀，即得。分别精密吸取对照品溶液与供试品溶液各 10 μl，注入液相色谱仪，测定。本品每袋含光石韦以芒果苷计，不得少于 1.2 mg。

实验数据如下：

10 袋总重为：99.774 1 g；$W_{供1}=2.002\ 0$ g；$W_{供2}=2.108\ 1$ g；$W_{芒果苷}=0.012\ 6$ g　$W_{对}=0.010\ 26$ g

$A_{供1-1}=1\ 094$；$A_{供1-2}=1\ 097$；$A_{供2-1}=1\ 170$；$A_{供2-2}=1\ 167$；

$A_{对-1}=471$；$A_{对-2}=475$；$\overline{A}_{对}=473$。

芒果苷对照品含量以 98.1% 计。

计算每袋芒果苷的含量，并判定结果是否符合规定。

项目二

药品标准的制定

知识目标

1. 掌握中药制剂、药品标准的定义及起草过程。
2. 熟悉中药制剂质量标准的要求及制定方法。
3. 了解中药制剂标准的现状和发展趋势。

能力目标

1. 熟练应用药品标准制定的项目要求及方法学要求。
2. 学会药品标准制定的编写要求，正确规范起草药品标准。

素养目标

能够按照药品处方去独立思考标准的规范性及合理性，培养学生为创新中国中医药制剂标准，提升制剂标准做出贡献。

任务导入

《中华人民共和国药品管理法》第二十八条规定药品应当符合国家药品标准。经国务院药品监督管理部门核准的药品质量标准高于国家药品标准的，按照经核准的药品质量标准执行；没有国家药品标准的，应当符合经核准的药品质量标准。国务院药品监督管理部门颁布的《中华人民共和国药典》和药品标准为国家药品标准。

◆ 思考：

1. 药品标准的制定意义是什么？
2. 试着描述药品标准起草制定的机构、有关部门及有关程序。

药品的质量研究和质量标准的制定是药品研发的主要内容之一。在药品的研发过程中需对其质量进行系统、深入的研究，制定出科学、合理、可行的质量标准，并不断地修订和完善，以控制药物的质量，保证其在有效期内安全有效。

一、药品标准制定的原则

制定药品标准必须坚持质量优先，坚持提高药品质量、维护公众健康的原则，药品标准应起到促进提高药品质量、提升生产技术的作用，药品检测方法和检测指标的制定要体现复杂体系整体控制的设计思想。

（一）安全有效

药品质量的优劣，主要表现在安全性和有效性两方面，凡影响药品安全性和有效性的因素，均应在制定质量标准时进行研究，除了对活性成分含量控制外，更应严格控制药物的自身毒性及引入杂质造成的毒性，并对药物化学组分的异构体、无效晶型等加以控制，以保证用药的有效。

（二）先进性

质量控制所采用的方法与技术，应尽可能采用较先进的方法与技术，要随着生产水平的提高和检测手段的改进不断修订和完善。

（三）针对性

制定药品标准时，应充分考虑源头、生产、流通、使用过程对药品质量的影响因素，有针对性地设置科学的检测项目。规定合理的判断标准及充分考虑使用要求，对不同剂型规定不同的检测项目和检测限并建立可靠的检测方法。一般而言，对注射用药需要特别关注其安全性的项目，从严掌握项目的制定及限度的要求。

（四）规范性

制定的药品标准应按照国家药品监督管理局制定的基本原则、基本要求和一般规则进行，国家药品标准依据《中华人民共和国药品管理法》组织制定和实施。

二、中药制剂质量标准的主要内容

中药制剂质量标准内容一般包括名称、处方、制法、性状、鉴别试验、检查、指纹图谱或特征图谱、浸出物、含量测定、功能与主治、用法与用量、注意、规格、贮藏等。

（一）名称

药品名称包括中文名和汉语拼音。其应符合《中成药通用名称命名技术指导原则》，名称应科学、明确、简短、不重复，应避免采用可能给患者以暗示的有关药理学、治疗学、病理学的药品名称，剂型需放在名称之后，字数一般不超过8个。

（二）处方

处方的内容应按照中医理论的"君、臣、佐、使"顺序排列，书写从左到右，从上到下。凡国家药品标准收载的中药，一律用最新版规定的名词。国家药品标准未收载的，采用地方标准收载的名词，并加以注明。应详细列出处方药味及用量，包括主要辅料，并对处方中药味排序进行说明；单味药制剂也应列处方项。

处方中药味的量应用法定计量单位，质量以"g"为单位，体积以"ml"为单位，处方中各药味的量通常以制成1 000个制剂单位的量为准。

（三）制法

制法是指处方中各药材按实际生产情况表述工艺流程中的主要步骤，如提取溶剂的名称和用量、提取方法、分离、浓缩、干燥等主要步骤，对影响质量的关键工艺需列出控制的技术条件和工艺参数（如时间、温度、压力、pH）及规定的制成量（以1 000为单位）。

（四）性状

性状项下包括品种的色泽、形状、形态、气、味、物理常数等。制剂性状应描述除去包装后的直观情况，有包衣的还应描述除去包衣后片心、丸心的颜色和气味，胶囊剂应写明除去胶囊壳后内容物的色泽，外用药及剧毒药不描述味。

（五）鉴别试验

鉴别试验应符合重现性、专属性和耐用性的验证要求，根据制剂的性质可分别采用显微鉴别、理化鉴别与薄层色谱鉴别等方法，制定的方法尽可能采用《中国药典》中收载的方法。

1. 显微鉴别　是利用显微镜对含有药材粉末的制剂进行观察，并根据组织、细胞或内含物等特征进行相应药材鉴别的一种方法。

显微鉴别应按照一定的收录原则、书写顺序和方法进行规范描述，以使标准简洁明了，可操作性强，选择处方中各味药显微特征时要考虑处方中的专属性及尽可能排除处方外的物质。

2. 理化鉴别　理化鉴别包括一般理化鉴别、荧光鉴别及光谱鉴别等方法，中药成分复杂，应根据所含成分的化学性质选择适宜的专属性方法。

3. 薄层色谱鉴别　薄层色谱具有专属性强、快速、经济、操作简便等优点，其可将中药制剂内含成分通过色谱分离，达到直观、可视化的效果，可作为中药制剂鉴别的首选方法。

（六）检查

检查包括安全性、有效性、均一性与纯度要求四个方面，应根据中药制剂的具体情况，研究建立合理的检查项目。

检查项目包括制剂通则检查和杂质检查，各品种需按照该制剂通则规定的检测项目进行检查；明确各品种需规定的杂质检查项目，如水分、炽灼残渣、重金属及有害元素、农药残留量、有毒有害物质、有机溶剂残留量检查等。制定各品种质量标准时，应考察每种方法对所测品种的适用性，一般应明确规定使用第几法。

（1）含有毒性药材的制剂，原则上应制定有关毒性成分的检查项目。

（2）生产过程可能造成重金属和砷盐污染的制剂，使用含有矿物药、海洋药物、地龙等动物药及可能被重金属和砷盐污染的中药材，应制定重金属和砷盐的限量检查。

（3）使用乙酸乙酯、甲醇、三氯甲烷等有机溶媒萃取、分离、重结晶等工艺的制剂应检查溶剂残留量并规定限量。

（七）指纹图谱或特征图谱

指纹图谱或特征图谱应通过比较试验，选取相对简单易行的方法和条件，获得能较全面反映制剂成分特征的指纹或特征图谱。方法和条件应通过方法学验证。

（八）浸出物

浸出物系根据药材、饮片中主要成分的理化性质，采用水、乙醇或其他适宜溶剂进行提取测定的检测方法，根据采用溶剂不同分为水溶性浸出物、酸溶性浸出物及挥发性醚浸出物等。浸出物测定适用于尚无法建立含量测定项目和虽建立含量测定，但所测含量值甚微的药材及制剂。浸出物是控制药品质量的指标之一。

浸出物可根据成方制剂中主要成分的理化性质选择合适的溶剂有针对性地对某一类成分

进行浸出物测定，达到质量控制的目的，应注意避免辅料的干扰。

（九）含量测定

含量测定是指用化学、物理或生物学的方法，对中药制剂处方中的有效成分进行测定，是评价药品质量的主要手段，也是药品标准的主要内容。

1. 测定药味的选择　在中医理论的指导下，根据制剂处方的"君、臣、佐、使"，以及贵细药、毒性药进行判断，优先选择药理作用与功能主治相适应的药味，以保证临床用药的有效性和安全性。

2. 测定成分的选择　一般应根据制剂的功能主治或活性试验结果来选择相应的专属性成分、活性成分作为含量测定的指标；避免选择无专属性的指标成分或低活性的微量成分，同时应首选样品中原含成分，避免选用水解成分作为测定指标；毒性药中的有效成分往往是毒性成分，应控制其在制剂中的含量范围。

当单一成分不能反映该药的整体活性时，应采用多成分或多组分的检测方法。

3. 供试品溶液制备方法选择

（1）提取条件的确定。应对不同溶剂、不同提取方式、不同时间及不同温度等条件进行比较，确定最佳条件，并提供研究数据。

（2）分离纯化条件的确定。根据被测成分的性质，对样品溶液可进行适当的分离纯化以排除干扰物质，如采用液-液萃取及聚酰胺、氧化铝、硅胶、大孔吸附树脂等色谱纯化方法，并提供方法选择的依据及相应的研究数据。

4. 含量测定方法的选择　含量测定方法应具有准确、灵敏、简便、快速的特点，如测定方法无法做到专属性而采用了某一种非专属性的方法，则应用其他的分析方法来达到总体的专属性。一般优先选择色谱法并进行方法学考察。

选用的分析方法应符合现行版《中国药典》一部附录中《中药质量标准分析方法验证指导原则》的要求。

（十）功能与主治

根据临床试验结果制定，应符合中医药理论或少数民族传统用药特点；属民族药制剂的，应符合民族医药理论并附相应的民族医药术语表述。

（十一）用法与用量

根据临床使用情况制定。

（十二）注意

说明主要的禁忌和不良反应。若为剧毒药，需注明。

（十三）规格

规格应规范合理。中药制剂的规格包括两种：一种为单位制剂的重量或装量规格，另一种为制剂的装量规格。

片剂（糖衣片规定片心重量）、胶囊、栓剂、口服液、大蜜丸等应规定每个制剂单位的重（装）量。

单剂量包装的制剂应规定每个包装单位的装量，如颗粒剂、丸剂等。

（十四）贮藏

贮藏是对中药制剂贮存与保管的基本要求，贮藏条件应根据稳定性考察情况进行制定。

三、分析方法的验证

分析方法验证的目的是证明建立的方法适合于相应检测要求。在建立药品标准、变更药品生产工艺或制剂组分、修订原分析方法时，需对分析方法进行验证。制定的检测方法应按现行版《中国药典》一部附录收载的《中药质量标准分析方法验证指导原则》的要求进行方法学验证。

验证的分析项目有鉴别试验、杂质测定（限度或定量分析）、含量测定。验证的指标有专属性、准确度、精密度（包括重复性、中间精密度和重现性）、检测限、定量限、线性范围和耐用性。验证的全部数据与照片及图谱应附在质量标准起草说明中，已进行研究但未列入标准的项目也应附有研究资料、照片和图谱。

在分析方法验证中，须用标准物质进行试验。由于分析方法具有各自的特点，并随分析对象而变化，因此需要视具体情况拟定验证的指标。

（一）线性

线性是指在设计的范围内，测试结果与试样中被测物质浓度直接成正比关系的程度。

应在设计的范围内测定线性关系。可用同一对照品贮备液经精密稀释，或分别精密称取对照品，制备一系列对照品溶液的方法进行测定，至少制备 5 个不同浓度水平。以测得的响应信号作为被测物浓度的函数作图，观察是否呈线性，再用最小二乘法进行线性回归。必要时，响应信号可经数学转换，再进行线性回归计算，或者可采用描述浓度-响应关系的非线性模型。

数据要求：应列出回归方程、相关系数、残差平方和、线性图（或其他数学模型）。

（二）专属性

专属性是指有其他成分（杂质、降解物、辅料等）可能存在情况下，采用的方法能准确测定出被测物的特性的能力。通常通过分析杂质、降解产物、有关化学物质或安慰剂成分的样品，将所获分析结果与未加前述成分之样品的测试结果进行比较，两组测试结果之差即为专属性。

1. 鉴别反应 应能区分可能共存的物质或结构相似的化合物。不含被测成分的供试品，以及结构相似或组分中的有关化合物，应均呈阴性反应。

2. 含量测定和杂质测定 色谱法和其他方法，应附代表性图谱，并说明专属性。图中应标明各组分的位置，色谱法中的分离度应符合要求。

在杂质可获得的情况下，对于含量测定，试样中可加入杂质或辅料，考察测试结果是否受干扰；对于杂质测定，可向试样中加入一定量的杂质，考察杂质间是否得到分离。

在杂质或降解物不能获得的情况下，可将含有杂质或降解产物的试样进行测定，与另一个经验证的方法或药典方法比较结果。也可用强光照射、高温、高湿、酸（碱）水解或氧化的方法进行强制破坏，以研究可能的降解产物、降解途径对含量测定和杂质测定的影响。含量测定方法应对比两种方法的结果。杂质检查应对比检出的杂质个数，必要时可采用光电二极管阵列检测和质谱检测，进行峰纯度检查。

（三）准确度

准确度是指用所建立方法测定的结果与真实值或参考值接近的程度，一般用回收率表示。

回收率可采用加样回收试验法来进行测定。在规定范围内，取同一浓度（相当于100％浓度水平）的供试品，用至少6份样品的测定结果进行评价；或设计至少3种不同浓度，每种浓度分别制备至少3份供试品溶液进行测定，用至少9份样品的测定结果进行评价，且浓度的设定应考虑样品的浓度范围，样品中待测成分含量和回收率限度见表3-2-1。

表3-2-1 样品中待测成分含量和回收率限度

待测成分含量			待测成分质量分数/	回收率限度/％
％	ppm 或 ppb	mg/g 或 μg/g	（g/g）	
100	—	1 000 mg/g	1	98～101
10	100 000 ppm	100 mg/g	0.1	95～102
1	10 000 ppm	10 mg/g	0.01	92～105
0.1	1 000 ppm	1 mg/g	0.001	90～108
0.01	100 ppm	100 μg/g	0.000 1	85～110
0.001	10 ppm	10 μg/g	0.000 01	80～115
0.000 1	1 ppm	1 μg/g	0.000 001	75～120
0.000 001	10 ppb	0.01 μg/g	0.000 000 01	70～125

（四）精密度

精密度是指在规定的测定条件下，同一份均匀供试品，经多次取样测定所得结果之间的接近程度。精密度一般用偏差、标准偏差或相对标准偏差表示。含量测定和杂质的定量测定应考察方法的精密度。

重复性是指在相同条件下由同一个分析人员测定所得结果的精密度；在同一实验室内的条件改变，如不同时间、不同分析人员、不同设备等测定结果之间的精密度，称为中间精密度；不同实验室测定结果之间的精密度，称为重现性。国家药品标准采用的分析方法，应进行重现性试验，如通过不同实验室协同检验获得重现性结果。协同检验的目的、过程和重现性结果均应记录在起草说明中，样品中待测成分含量与精密度可接受范围关系见表3-2-2。

表3-2-2 样品中待测成分含量与精密度可接受范围关系

待测成分含量			待测成分质量	重复性	重现性
％	ppm 或 ppb	mg/g 或 μg/g	分数/（g/g）	RSD％	RSD％
100	—	1 000 mg/g	1	1	2
10	100 000 ppm	100 mg/g	0.1	1.5	3
1	10 000 ppm	10 mg/g	0.01	2	4
0.1	1 000 ppm	1 mg/g	0.001	3	6
0.01	100 ppm	100 μg/g	0.000 1	4	8
0.001	10 ppm	10 μg/g	0.000 01	6	11
0.000 1	1 ppm	1 μg/g	0.000 001	8	16
0.000 001	10 ppb	0.01 μg/g	0.000 000 01	15	32

（五）检测限、定量限

1. 检测限　检测限是指试样在确定的实验条件下，被测物能被检测出的最低浓度或含量。它是限度检验效能指标，无须定量测定，只要指出高于或低于该规定浓度即可。

（1）非仪器分析目视法。是用已知浓度的被测物，试验出能被可靠地检测出的最低浓度或量的方法。

（2）信噪比法。用于能显示基线噪声的分析方法（仪器分析方法），把已知低浓度试样测出的信号与空白样品测出的信号进行比较，算出能被可靠地检测出的最低浓度或量。

一般以信噪比为 3∶1 或 2∶1 时的相应浓度或用注入仪器的量确定检测限。

2. 定量限　定量限是指样品中被测物能被定量测定的最低量，结果应具有一定准确度和精密度要求，常用信噪比法确定定量限，一般以信噪比（S/N）为 10∶1 时相应的浓度或注入仪器的量进行确定，也可用仪器所测空白背景响应标准差（SD）的 10 倍为估计值，再经试验确定方法的实际测定下限。

（六）范围和耐用性

1. 范围　范围是指能达到一定精密度、准确度和线性，测试方法适用的高低限浓度或量的区间。范围应根据分析方法的具体应用和线性、准确度、精密度结果及要求确定。对于有毒、具有特殊功效或药理作用的成分，其范围应大于被限定含量的区间，常见分析方法中常用的范围见表 3-2-3。

表 3-2-3　常见分析方法中常用的范围

分析方法	范围
原料药和制剂含量测定	80%～120%
制剂含量均匀度检查	70%～130%
杂质测定	±20%
溶出度或释放度中的溶出量测定	±30%

2. 耐用性　耐用性是指测定条件稍有变动时，结果不受影响的承受程度，为常规检验提供依据。耐用性是衡量实验室和工作人员之间在正常情况下实验结果重现性的尺度；如果方法易受到分析条件的影响，或要求苛刻，应注明。典型的色谱分析方法耐用性参数如下：

（1）HPLC 分析方法耐用性参数：流动相的组成、pH、不同品牌或不同批号的同类型色谱柱、柱温、流速等。

（2）GC 分析方法耐用性参数：不同品牌或批号的色谱柱、不同类型的担体、载气流速、柱温、进样口和检测器温度等。

目标检测

一、单项选择题

扫码看答案

1. 制定药品标准必须坚持（　　），坚持提高药品质量，维护公众健康的原则。

　　A. 简单方便　　　　B. 质量优先　　　　C. 顾客满意　　　　D. 安全有效

2. 处方中各药味的量通常以制成（　　）个制剂单位的量为准。

　　A. 10　　　　　　B. 100　　　　　　C. 1 000　　　　　D. 10 000

3. 含量测定一般优先选择（　　）并进行方法学考察。

    A. 鉴别法 　　　　　B. 重量法 　　　　　C. 色谱法 　　　　　D. 滴定法

4. 贮藏条件应根据（　　）考察情况进行制定。

    A. 耐用性 　　　　　B. 稳定性 　　　　　C. 专属性 　　　　　D. 线性

5. 下列不是专属性试验的是（　　）。

    A. 鉴别反应 　　　　B. 含量测定 　　　　C. 杂质测定 　　　　D. 外观性状

6. （　　）是指能达到一定精密度、准确度和线性，测试方法适用的高低限浓度或量的区间。

    A. 耐用性 　　　　　B. 范围 　　　　　　C. 限度 　　　　　　D. 专属性

7. 一般以信噪比（　　）的相应浓度或注入仪器的量确定检测限。

    A. 3∶1 　　　　　　B. 4∶1 　　　　　　C. 5∶1 　　　　　　D. 6∶1

8. （　　）是指用该方法测定的结果与真实值或参考值接近的程度，用百分回收率表示。

    A. 精密度 　　　　　B. 精确度 　　　　　C. 偏差 　　　　　　D. 准确度

9. 待测成分含量为 100 mg/kg 时，回收率限度为（　　）。

    A. 98％～101％ 　　B. 95％～102％ 　　C. 85％～110％ 　　D. 80％～115％

二、多项选择题

1. 药品标准制定的原则，包括（　　　　　）。

    A. 安全有效 　　　　B. 先进性 　　　　　C. 针对性 　　　　　D. 规范性

2. 根据中药制剂的具体情况，研究建立合理的检查项目。检查项主要包括（　　　　　）。

    A. 安全性 　　　　　B. 有效性 　　　　　C. 均一性 　　　　　D. 纯度要求

3. 《中国药典》性状项下包括（　　　　　）。

    A. 形状 　　　　　　B. 色 　　　　　　　C. 气 　　　　　　　D. 味

4. 以下哪些测定结果份数符合重复性试验评价要求？（　　　　　）

    A. 3 　　　　　　　B. 6 　　　　　　　C. 9 　　　　　　　D. 12

5. 含量测定方法应具有（　　　　　）的特点。

    A. 准确 　　　　　　B. 灵敏 　　　　　　C. 简便 　　　　　　D. 快速

6. 精密度一般用（　　　　　）表示。

    A. 偏差 　　　　　　B. 标准偏差 　　　　　C. 绝对误差 　　　　　D. 误差

三、简答题

1. 中药制剂质量标准内容包括哪些？

2. 在建立药品标准、变更药品生产工艺或制剂组分、修订原分析方法时，需对分析方法进行验证。验证的分析项目包括哪些？

3. 简述重复性与重现性的区别。

参 考 文 献

杜学勤，高秀蕊，于勇，2021. 仪器分析技术 ［M］. 3 版. 北京：中国医药科技出版社.

国家药典委员会，2019. 中国药典分析检测技术指南 ［M］. 北京：中国医药科技出版社.

国家药典委员会，2019. 中国药品检验标准操作规范 ［M］. 北京：中国医药科技出版社.

国家药典委员会，2020. 中华人民共和国药典 ［M］. 北京：中国医药科技出版社.

杭太俊，2016. 药物分析 ［M］. 8 版. 北京：人民卫生出版社.

田友清，张钦德，2018. 中药制剂检测技术 ［M］. 3 版. 北京：人民卫生出版社.

卓菊，宋金玉，2021. 中药制剂检测技术 ［M］. 3 版. 北京：中国医药科技出版社.

附录　数字资源列表

	一、视频	
序　号	名　称	页　码
1	中药制剂检测基本知识	3
2	药品标准	5
3	检验程序	19
4	性状	24
5	薄层色谱鉴别	35
6	水分测定（烘干法）	45
7	水分测定（甲苯法）	46
8	崩解时限检查法	48
9	相对密度测定（比重瓶法）	56
10	相对密度测定（韦氏比重秤法）	58
11	pH 测定法	61、78
12	乙醇量测定法	63
13	甲醇量检查法	67
14	杂质与杂质限量	83
15	炽灼残渣检查法	84
16	灰分测定法	87
17	重金属检查法	89
18	砷盐检查法	94
19	可见异物检查法	98
20	紫外—可见分光光度计的操作	157
21	薄层色谱扫描法	161
22	高效液相色谱仪的操作	166
23	气相色谱法	169
24	气相色谱仪的操作	170
25	片剂质量检测	193
26	糖浆剂质量检测	212

（续）

（续）

图书在版编目（CIP）数据

中药制剂检测技术 / 莫迎，孙良广主编 . —北京：
中国农业出版社，2023.12
ISBN 978 - 7 - 109 - 31292 - 0

Ⅰ.①中… Ⅱ.①莫… ②孙… Ⅲ.①中药制剂学—
检验—高等学校—教材 Ⅳ.①R283

中国国家版本馆 CIP 数据核字（2023）第 203159 号

中国农业出版社出版

地址：北京市朝阳区麦子店街 18 号楼
邮编：100125
责任编辑：彭振雪　　文字编辑：徐志平
版式设计：王　晨　　责任校对：张雯婷
印刷：中农印务有限公司
版次：2023 年 12 月第 1 版
印次：2023 年 12 月北京第 1 次印刷
发行：新华书店北京发行所
开本：787mm×1092mm　1/16
印张：16.25
字数：405 千字
定价：44.00 元